门诊外科疾病
健康教育与心理疏导

蔡佳佳　吴斯杰　马彩莉　主编

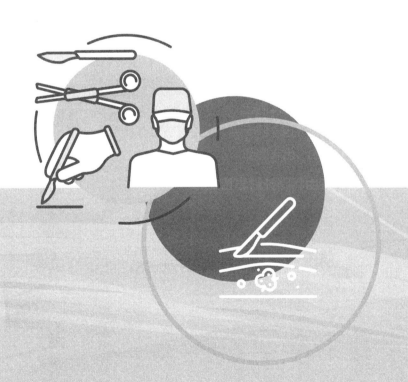

化学工业出版社

·北京·

内容简介

本书由中南大学湘雅二医院、湘雅医院、湘雅三医院合力编写，全面介绍了 38 种外科常见疾病的相关知识，通过案例的导入生动形象地介绍了患者及家属就诊前、就诊中和就诊后可能存在的心理问题，并给予相应的应对措施，还列举了在外科门诊就诊过程中可能出现的问题，旨在最大限度地帮助外科门诊就诊的患者及家属提高对疾病的正确认识，在就诊过程中配合医务人员进行疾病的检查、治疗，节约患者就诊时间，提升其就诊满意度。

本书适合门诊护士尤其是外科护士阅读参考。

图书在版编目（CIP）数据

门诊外科疾病健康教育与心理疏导 / 蔡佳佳，吴斯杰，马彩莉主编. -- 北京：化学工业出版社，2024.9.
ISBN 978-7-122-46571-9

Ⅰ．R395.1

中国国家版本馆CIP数据核字第20246H30Q4号

责任编辑：戴小玲　　　　　　　　　　文字编辑：李志英
责任校对：李雨晴　　　　　　　　　　装帧设计：张　辉

出版发行：化学工业出版社（北京市东城区青年湖南街 13 号　邮政编码 100011）
印　　装：大厂回族自治县聚鑫印刷有限责任公司
710mm×1000mm　1/16　印张 23½　字数 501 千字
2025 年 3 月北京第 1 版第 1 次印刷

购书咨询：010-64518888　　　　　　　售后服务：010-64518899
网　　址：http://www.cip.com.cn

定　　价：98.00 元　　　　　　　　　　　　　　　　版权所有　违者必究

编写人员名单

主　编　蔡佳佳　吴斯杰　马彩莉

副主编　刘　雁　何　莉　杨　丽　徐　蓉　陈一川

　　　　杨　姣

编　者（以姓氏笔画为序）

于微微	马彩莉	王　菲	王　蓉	王　鑫	王彩琼
王煜祺	左梅琳	石理红	伍彩红	刘　晓	刘　娟
刘　雁	刘建红	苏颖华	李永英	杨　丽	杨　林
杨　姣	杨亚雄	杨思思	肖　霞	吴　鸿	吴斯杰
邱华丽	何　莉	何汶徽	张宁雅	张旭芬	陆　珊
陈　娟	陈　萱	陈一川	陈瑞欣	易利丹	周珺妮
赵启明	娄　艳	袁　敏	袁　晥	徐　蓉	高　阳
唐怡晖	唐懿芳	黄　蓉	曹　丹	曹宇辉	盛丽娟
梁飚绵	彭伟莲	彭德珍	董阿兰	程顺花	曾湘菊
蔡佳佳	谭金花				

· 前　言 ·

　　"门诊看病难"一直以来都是老百姓在看病就医过程中普遍反映的问题，作为医务工作者，我们常常思考："怎样才能有效解决老百姓看病难的问题？""如何让老百姓方便快捷地知晓门诊流程，在节约他们时间成本和经济成本的同时，也减轻我们医务工作者的工作量？"因此，本书应运而生。

　　在本书中，我们将外科门诊工作中所遇到的各种情况加以梳理，把几十种外科常见病的疾病知识、治疗手段、检查方式以问答形式呈现给大家。我们依照外科门诊就诊的整个流程，通过图文并茂的形式，详尽地为大家说明就诊前、就诊中以及就诊后需要进行的准备工作，可能面临的问题，以及怎样能够快速、有效地看病。实际上，我们发现，倘若广大患者朋友在看病就诊前就能知晓就诊流程、检查注意事项等与看病相关的信息，便能有效减轻大家看病时的焦虑情绪，在获得更优就医体验的同时，大幅节省时间成本和精力成本，让看病不再艰难。在聚焦疾病本身之余，我们同样关注大家的心理问题。不少患者，特别是老年人，在外科门诊就诊期间或多或少都存有一定的顾虑。我们详细列举了外科门诊中的案例，并提供了相应的自我筛查工具和具体的解决办法，以供护理人员对患者及其家属开展健康教育时参考。

　　因为眼科多数疾病的治疗与手术相关，故本书将眼科也纳入外科，并在第十六章中进行介绍。

　　本书主题突出，力求内容翔实、通俗易懂、简明顺畅、结构严谨。为了让本书更贴近大众需求，我们着重在体验感和实用性方面下功夫，让读者通过阅读本书，可以更好地掌握知识，学以致用。

　　特感谢在专业领域临床一线工作多年的门诊管理专家在本书初创中的支持，感谢专家们以丰富的门诊就诊经验、扎实的医学理论功底和高超的学术水平在本书创作中给予的指导与帮助。本书获得湖南省重点领域研发项目 [2022SK2123]、湖南省社会科学成果评审委员会课题 [XSP2023GLC129]、2024 年度湖南省自然科学基金项目

[S2024JJYWLH0428]、创新型省份建设专项科普专题项目 [S2023ZCKPZT0109]、创新型省份建设专项科普专题项目 [2023ZK4090] 支持，在此表示感谢！

　　本书为首次出版，编写过程中难免有不足，真诚期待广大读者朋友的批评指正。

编　者

2024 年 7 月

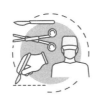

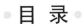 目 录

第一篇　门诊常见外科疾病健康教育

第二篇　外科门诊患者心理疏导案例

第三篇　外科门诊就诊须知

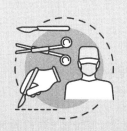

第一篇

门诊常见外科疾病健康教育

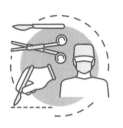

第一章
心血管外科常见疾病

第一节　冠状动脉粥样硬化性心脏病

一、什么是冠状动脉?

　　人体需要维持正常的生命活动，需要心脏不停地搏动，以保证重要脏器，如脑、肾脏、肝脏、脾脏等的营养供给。而心脏泵血做功时，本身也需要足够的营养和能量，供给心脏营养的血管系统就是冠状动脉和静脉（图 1-1-1），也称冠脉循环。虽然人的心脏仅占体重的约 0.5%，但总的冠状动脉血流量占心排血量的 4%～5%。综合以上，冠状动脉具有十分重要的地位。

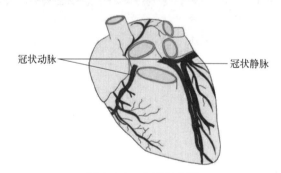

冠状动脉　　　　　　　　　　　　冠状静脉

图 1-1-1　心脏和血管

　　冠状动脉是供给心脏血液的动脉，起于主动脉根部，分左右两支，行于心脏表面，几乎环绕心脏一周，恰似一顶王冠，所以称为冠状动脉。

二、什么是动脉粥样硬化?

　　动脉粥样硬化是一组动脉硬化的血管病中常见的最重要的一种。其特征是受累动脉病变从内膜开始，一般先有脂质和复合糖类的沉积、纤维组织增生和钙质沉着，并有动脉中层的逐渐退变和钙化，在此基础上继发斑块内出血、斑块破裂及血栓形成，导致动脉壁增厚变硬、血管管腔狭窄。这就好比河水奔腾而下，河床上多少会有些泥沙沉淀，随着年龄增长，"河水"不断地冲刷，这种沉淀物越积越多，"河道"越来越窄，最后血管弹性就会越来越差。血管内出现的沉积物垃圾，就像粥一样黏稠，所以称为粥样硬化（图1-1-2）。动脉粥样硬化可以发生在冠脉多个分支，是冠心病、脑梗死、外周血管病变的主要原因。

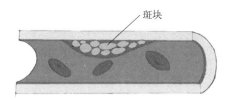

图 1-1-2　动脉粥样硬化示意

三、什么是冠状动脉粥样硬化性心脏病？

冠状动脉粥样硬化性心脏病就是冠状动脉血管发生粥样硬化病变而引起血管管腔狭窄或阻塞，造成心肌缺血、缺氧或坏死而导致的心脏病，简称冠心病。然而严格意义上来说，冠心病并不等同于冠状动脉粥样硬化性心脏病。只有当冠状动脉粥样硬化导致血管狭窄大于50%时才可以诊断为冠状动脉粥样硬化性心脏病。

近年来，随着生活水平的提高，生活方式和饮食习惯发生了显著变化，冠心病患病率及死亡率也不断攀升，因此冠心病被称为"威胁人类健康的头号杀手"。

四、冠心病的危险因素有哪些？

冠心病的主要病因是冠状动脉粥样硬化，但动脉粥样硬化的发病原因尚未完全明确，可能与多种因素有关。

1. 不可改变因素

（1）年龄：无论男性或女性，冠心病患病率在35岁后均增加。男性和女性在40岁以后罹患冠心病的风险分别为49%和32%。其实，我们出生时，血管都非常光滑，但随着年龄的增长，冠状动脉也慢慢老化、硬化，血管弹性降低，血管内产生垃圾增多，患病率也随之升高。

（2）性别：男性比女性更容易患冠心病，男女比例约为2：1。然而绝经后的女性，冠状动脉粥样硬化加重，冠心病的发病率明显提高，这主要与绝经后妇女雌激素水平降低有关。雌激素可以降低绝经前妇女的血浆总胆固醇、甘油三酯、低密度脂蛋白胆固醇，使高密度脂蛋白胆固醇升高。

（3）性格：A 型性格的人，生活节奏快，做事匆忙，往往一事未干完，又去干另一件事，或几件事一起干。这种人好胜，竞争心强，不怕困难，勇于进取。A 型性格的人，性格外向，锋芒毕露，说话急速有力，易急躁，易怒，好激动，不能容忍自己看不惯的事情。这种人，对自己漠不关心，不知道休息和照料自己，不会享受生活的乐趣，整天使自己处于紧张状态。而 B 型性格的人恰恰相反，他们不争强好斗，没有竞争的压力，办事往往慢条斯理，不慌不忙，工作有主见，不易受外界的干扰，紧张工作后能愉快地休息，拿得起放得下，能自己宽慰自己，消除各种烦恼。而冠心病偏爱 A 型性格的人。研究显示，A 型性格者冠心病的发病率是 B 型性格者的 2 倍，占冠心病总人数的 70.9%。A 型性格的人对周围充满敌意、脾气火暴、好斗、不善克制、有闯劲等。这类性格容易刺激大脑中枢，催使大量分泌儿茶酚胺等刺激基础代谢因子进入血液，从而导致冠心病患病概率上升。

（4）家族史：也是重要的危险因素。有早发（年龄小于 50 岁）冠心病家族史的患者冠心病死亡风险增高。父亲或兄弟在 55 岁之前诊断为冠心病，母亲或姐妹在 65 岁之前诊断为冠心病，都被认为是冠心病的危险因素。

2. 可变因素

（1）高血压：对血管壁的氧化应激和机械应激是导致动脉粥样硬化的重要原因。血压高时，血管内皮细胞更容易因为血流原因造成摩擦损伤，血管的压力也更容易让脂肪进入到动脉血管内壁，形成血栓或者导致血管内壁的平滑肌出现异常增生，因而更容易出现粥样硬化。

（2）高脂血症：被认为是缺血性心脏病的第二大常见危险因素。总胆固醇、甘油三酯、低密度脂蛋白胆固醇、高密度脂蛋白胆固醇都与冠心病的发生有关。比如低密度脂蛋白胆固醇升高容易促使动脉粥样硬化产生，而高密度脂蛋白胆固醇升高反而会使冠心病的发生率下降。

（3）糖尿病：有研究显示与非糖尿病患者相比，患糖尿病的成年男性心脏病发病率高 2.5 倍，女性高 2.4 倍。反过来，心脏疾病也是糖尿病发病和死亡的原因，两者相辅相成。此外，糖尿病容易并发高脂血症、高血压，更容易加速冠心病进展。

（4）肥胖：也是冠心病的危险因素。肥胖亦可增加冠心病及其他疾病的患病风险，如高血压、高脂血症和糖尿病等。

（5）吸烟：是引发心律不齐、加速动脉粥样硬化的发生和发展及诱发心肌梗死的因素之一。因为尼古丁会增加心肌的应激性和加快心率，造成血管收缩、血压升高，降低高密度脂蛋白胆固醇。

（6）酗酒：中、少量饮酒对冠心病的威胁作用不明朗。甚至有人认为每日饮用乙醇量在 50g 以下，反而可以促使血管内皮细胞分泌组织型纤溶酶原激活剂或抑制血小板聚集等，从而保护血管。但是，酗酒对心血管系统的损害是显而易见的。切记"小酌怡情，大饮伤身"。

（7）久坐：不爱运动，长期久坐的人，冠心病的发生率和死亡率将增加 1 倍。

对于不可变的因素，应做到高度警惕，定期随访检查。而对于可变因素，需积极调整，控制饮食，规律锻炼，戒除不良嗜好，以实现"血压好""血糖好""血脂好""心脏更好"。

五、如何自查冠心病？

冠心病是一种常见的疾病，易发人群较广，但常见于中老年人。冠心病早期症状不明显，可以通过干预有效延缓病情的发展；但严重时冠状动脉堵塞难以逆转，可能会因此而丧命。提高冠心病警惕意识，早期自我识别冠心病，及时就医，对疾病的控制十分重要。

1. 高风险因素

冠心病存在多项高危因素，如家族史、高血压、肥胖等。高风险患者应定期体检筛查冠心病。

2. 疼痛

疼痛是冠心病发作最常见、最显著的症状，也是明显的征兆之一。

（1）部位：为胸骨体上段或中段之后或心前区。疼痛可放射至左肩、左臂内侧达环指和小指，有时放射至颈部、下颌及咽部，有时也可放射至左肩胛区或上腹部。

（2）持续时间：疼痛常在第 1 次出现后逐步加重，重者常表现为急性面容，如焦虑、面色苍白，甚至出汗，但 3～5min 内逐渐消失，偶尔持续 15min，一般经休息、舌下含服硝酸甘油可缓解。发作频率为数天或数周发作一次，随着疾病进展，发作频率增加，也可出现一日内多次发生。

（3）性质：疼痛性质因人而异。多为发闷、紧缩、压迫感，也可有烧灼感或濒死感，但不像针刺或刀扎样疼痛。

（4）诱因：冠心病发作有诱因，常因体力劳动、情绪激动而诱发，但饱餐、寒冷、吸烟等也有诱发。随着病情的发展，休息时或周围环境改变都有可能诱发冠心病。生活中，常见的可能诱发冠心病的场景提示如下：

① 饱餐、寒冷或看惊险影片时出现胸痛、心悸。

② 性生活或用力排便时出现胸闷、心慌、气急或胸痛不适。

③ 体力活动或精神紧张时出现胸骨后或心前区闷痛，或紧缩样疼痛，心悸、气短，休息时自行缓解。

④ 夜晚睡眠枕头低，胸闷憋气，高枕卧位方感舒适；熟睡或白天平卧时突然胸痛、心悸、呼吸困难，立即坐起或站立方能缓解。

⑤ 反复出现心律不齐、不明原因的心跳过速或过缓者。

⑥ 听到周围的锣鼓声或其他噪声便引起心慌、胸闷者。

存在多种冠心病高风险因素，在生活中偶尔发生胸痛，尤其疼痛发生频率、程度、性质发生显著改变时，切莫粗心大意，这些可能是冠心病的征兆。"忍忍就过去了"的态度绝不可取，请一定要到专业正规医院检查，及早就医，及时干预。

六、怀疑冠心病的患者，是否必须做冠状动脉造影术？

冠状动脉造影术是明确冠心病的"金标准"，通俗地说，就是最准确的方法。除了可以明确冠状动脉的解剖畸形及阻塞性病变的位置、程度与范围外，还可指导进一步治疗。

冠状动脉造影相当于一个介入手术，患者必须住院，完善一些必要的检查，符合标准才可以开展。冠状动脉造影术过程：患者被带入介入手术室，一般选择手腕处桡动脉或大腿处股动脉穿刺，穿刺前局部麻醉，先后用两根特制的不同弯曲的导管，从穿刺点插入，推送至主动脉根部，置于冠状动脉口，选择性地将造影剂注入冠状动脉，进行摄影或快速连续摄片记录显影（就相当于给冠状动脉拍X线片），从而显示整个左或右冠状动脉的主干及其分支的血管管腔和病变的情况。检查一般只需要 15～30min，做完造影需在穿刺处加压包扎，防止出血，术后患者就可下地活动，但术侧上肢需制动。冠状动脉造影现已逐渐成为一项较常规的检查手段，然而不是所有的患者都需要或都能做冠状动脉造影术。

（1）需要做冠状动脉造影术的情况如下：

① 不明原因的胸痛，临床怀疑是冠心病，但无创性检查不能确诊的患者，需要做冠脉造影进一步确诊。

② 不明原因的心律失常，如顽固的室性心律失常及传导阻滞。

③ 不明原因的左心功能不全，主要是为了区别扩张型心肌病或缺血性心肌病。

④ 无症状但可疑冠心病的高危职业人员如飞行员、汽车司机、警察、运动员、消防队员等或医疗保险需要。

⑤ 经皮冠状动脉介入治疗（percutaneous coronary intervention，PCI）或冠状动脉旁路移植术（coronary artery bypass grafting，CABG，简称冠状动脉搭桥术）后复发心绞痛的患者。

（2）冠状动脉造影术尽管作为诊断"金标准"，但存在禁忌证。冠状动脉造影禁忌证如下：

① 碘过敏或造影剂过敏。

② 有严重的心肺功能不全，不能耐受手术者。

③ 未控制的严重心律失常，如室性心律失常、快速型心房颤动及室上性心动过速等。

④ 未纠正的低钾血症，洋地黄中毒及电解质紊乱和酸碱平衡失调等。

⑤ 严重肝肾功能不全者。

⑥ 出血性疾病，如出血和凝血功能障碍患者。

⑦ 患者身体状况不能接受和耐受该项检查者。

⑧ 发热及重度感染性疾病。

尽管冠状动脉造影术是确诊冠心病的最直接、最准确的检查方法，但造影术存在风险。基于冠脉造影的风险和获益比，临床上一般采取其他检测方法，如超声心动图、24h心电图、运动负荷试验、心脏影像学检查方法。

七、冠心病如何分类?

根据冠状动脉病变的部位、范围、血管阻塞程度和心肌供血不足的发展速度、范围和程度的不同，分为五种临床类型：无症状型、心绞痛型、心肌梗死型、缺血性心肌病型、猝死型，其症状有各自特点。

1. 无症状型

平时可无表现，而心电图检查或血管造影检查可发现血管狭窄，即有心肌缺血的客观证据，但缺乏主观症状。这种情况一般在体检或因其他疾病查体时才发现，患病比较隐匿，但更应该加以注意，以防错过最佳治疗时期。

2. 心绞痛型

这种类型常因冠状动脉供血不足，心肌暂时缺血、血氧，引起一过性的胸闷、胸痛，大约持续3～5min，休息或及时舌下含服硝酸甘油或者速效救心丸能很快缓解。

3. 心肌梗死型

最严重的类型，是冠状动脉内膜上的斑块破裂，迅速形成血栓，导致冠状动脉血流急剧减少或中断，使相应的心肌出现严重而持久的缺血、缺氧，胸闷、胸痛症状常达半小时以上，甚至出现休克，舌下含服救心丸或硝酸甘油不缓解。

4. 缺血性心肌病型

由于长期心肌缺血导致心肌局限性或弥漫性纤维化，引发心脏僵硬或扩大，从而使心脏收缩和（或）舒张功能受损，引起充血性心力衰竭、心律失常等一系列临床表现。治疗时需同时服用改善心肌缺血的药物和治疗抗心律失常或心力衰竭的药物。

5. 猝死型

这是恶性心律失常导致心搏骤停的表现。目前认为是在冠状动脉粥样硬化的基础上，因冠状动脉痉挛或微循环栓塞导致心肌急性缺血，造成局部电生理紊乱引起的心律失常。这种类型平常无任何症状，一旦发生，几乎没有抢救时间。

以上较轻类型的患者，可以通过休息或舌下含服硝酸甘油自救，而对于严重类型的，一旦发作，死亡率极高。冠心病患者一定及时明辨自己的疾病进展，尽快就医，及时阻止冠状动脉进一步堵塞。

八、得了冠心病如何治疗？

一旦确诊冠心病，医务人员通常会对患者开展健康教育，指导其合理饮食，养成健康生活方式，管控血糖、血压，降低血液黏滞度，达到减少或防止冠状动脉痉挛，改善冠状动脉循环、改善心肌缺血、延缓冠状动脉进一步堵塞的目的。药物治疗、支架植入手术和冠状动脉搭桥术是目前主要的治疗手段。

1. 药物治疗

药物治疗是最基本的治疗手段，在冠状动脉粥样硬化的早期，主要采取药物治疗，常用的药物包括他汀类降血脂药、β 受体阻滞剂和钙通道阻滞剂。药物治疗需要维持终身，必须规范化服药，即便在支架植入或冠状动脉搭桥术后也不可随意停药。药物治疗可以形象地理解为疏通堵塞的"水管"，减少"水管"内"垃圾"的产生或避免弹性的"水管"过度收缩。药物治疗效果欠佳或无效时，如疼痛间隔时间缩短、程度加强等，应尽早到医院接受冠状动脉造影检查。若冠状动脉阻塞严重，血液无法正常流动时，那么放支架撑起"水管"或另外搭建一条"水管"便是解决的办法。

2. 支架植入手术

放支架撑起"水管"属于介入治疗，目前最常用的技术有经皮腔内冠状动脉球囊扩张成形术和冠状动脉内支架置入术。介入治疗不是外科开胸手术，而是一种心脏导管技术，不需全身麻醉。在 X 线片的帮助下，常通过大腿根部的股动脉或手腕上的桡动脉，把一些特制的导管和器械送达狭窄的冠状动脉处，达到解除冠状动脉狭窄的目的。介入治疗创伤小，效果确切。心脏支架属性也影响支架使用时间，目前市场上有金属支架、金属药物支架和生物可降解支架。普通金属支架的再狭窄率为 15%～30%。药物涂层支架的应用进一步改善了支架术的长期疗效，一般人群再狭窄率为 3%，其效果可与冠状动脉搭桥手术相媲美。而生物可降解支架独具可吸收性，不像金属支架植入后会永久存留在体内，生物可降解支架在植入体内 3 年左右可被人体自动吸收。

3. 冠状动脉搭桥术

另外搭建一条"水管"即为冠状动脉搭桥术。冠状动脉搭桥术适用于冠状动脉堵塞更严重或多支血管狭窄等疑难冠脉病变等情况。从患者自身其他部位取一段血管，将其两端分别接在狭窄或堵塞的冠状动脉两端，通过狭窄的动脉两端搭桥，实现冠状动脉内的血液绕"桥"而行，使得"桥"那端缺血的心肌恢复血供，从而缓解心肌缺血的症状。

以上三种治疗方式并无好坏之分，医生会根据患者冠状动脉狭窄的程度采取最适合的治疗方式。

九、心脏支架手术可以一劳永逸？

支架确实有用，当患者进行支架术后，支架被植入到狭窄堵塞的血管，在支架内球囊的扩张下，紧紧贴牢在血管壁上，血管重新扩张，恢复血运，患者会明显感到自身症状有所缓解，甚至消失，这样看支架还是有效的（图 1-1-3）。

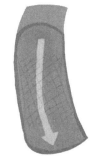

图 1-1-3　心脏支架示意

然而，支架植入手术对于冠心病患者来说，只能称为"急救措施"，是一种暂时开通血液循环的手段，但由于导致冠心病形成的基础病因还存在，随着时间的推移，后期患者还会慢慢感受到胸痛、胸闷等症状的出现，发生二次、三次支架。因而，支架植入术并非"一劳永逸"。

此外，冠状动脉有很多分支，支架植入术并不能阻止其他血管堵塞。如果其他分支发生多处血管堵塞，患者仍会出现相应临床症状。而原植入的支架并不能解决问题，可能需再次植入多根支架。植入支架的患者必须明确一点：病因没有根除，随着时间的推移，迟早会发生二次或多处堵塞。

十、如何延长支架的使用时间，防止支架早期堵塞？

1. 正规用药是基础

基础药物是阿司匹林、氯吡格雷和他汀类药物，前两者抗血小板凝聚和活化、后者调节血脂稳定斑块，同时还需要根据有无糖尿病、高血压、心律失常等进行增减药物。治疗过程中需维持良好的服药依从性，切勿自行减药、停药。

2. 习惯改变是过程

多吃蔬菜、水果，少吃高脂肪、高糖食物。避免久坐，适度锻炼。健康饮食和适量运动是最经济最便利的治疗方式。

3. 定期复查是重点

冠心病的严重性与冠状动脉堵塞程度有关。随着疾病的发展，冠状动脉堵塞越来越严重，即便放入支架，也存在堵塞的风险，因而定期复查有助于了解病情、早期发现支架内再狭窄的苗头，给予积极干预。此外，长期服用阿司匹林，有可能导致大便变黑等不良反应，定期复查可以指导医生调整治疗方案。

十一、支架寿命有多久？

冠状动脉支架为金属支架，不像别的医疗器械那样存在磨损和消耗、使用"寿命"一到需要更换的问题。冠状动脉支架一旦植入狭窄的冠状动脉，便紧贴血管平滑肌，随着血管内皮的生长，而逐渐被血管内皮包围，跑步、大笑、咳嗽时都不会掉出来,也不会生锈。单从支架本身考虑,其寿命远远高于生命本身。而保持血管"通畅"时间,即支架使用时间才是医务人员和患者更需要关注的问题。支架使用时间没有固定值,这与患者血管的狭窄程度、狭窄数量和术后的"保养"有关。在疾病严重程度相同的情况下,定期服用预防血管狭窄的药物,规律作息,饮食健康,可将血管二次狭窄的时间往后推移。总而言之,只要支架术后"保养"好,没有出现血栓和再狭窄,它的使用寿命可达终身。

十二、安装支架后会影响性生活吗?

冠状动脉狭窄严重的患者,支架植入前,常在性生活时出现一定程度的心绞痛,甚至诱发急性心肌梗死。植入支架后,理论上3个月后可有性生活,但性生活的具体开始时间和频次、强度等需要根据个人病情和身体恢复情况而定,遵循频率适度合理、循序渐进、体位舒适等原则,强度不宜过大,防止出现心慌、心前区疼痛、疲劳等不适症状。若有异常,及时就医。

十三、女性支架植入术后能生育吗?

年轻女性冠状动脉支架植入术后,若心功能恢复良好者,最好在术后2～3年妊娠。过早妊娠会增加母体的负担,还会使母体血液处于高凝状态,产生血栓栓塞,影响手术效果。

(1)术后心脏功能不全患者,首先应判断心功能等级:

① 心功能Ⅰ级:患有心脏病,但日常活动量不受限,一般体力活动不引起过度疲劳、心悸、气喘和心绞痛。

② 心功能Ⅱ级:心脏病患者的体力活动轻度受限,休息时无自觉症状,一般体力活动可引起疲劳、心悸、气喘等。

③ 心功能Ⅲ级:患者有心脏病,以致体力活动明显受限。休息时无症状,但小于一般体力活动即可诱发疲劳、心悸、气喘等表现。

④ 心功能Ⅳ级:心脏病患者不能从事任何体力活动,休息状态下也可出现胸闷、心悸、疲劳等症状,体力活动后加重。

(2)患者根据心功能情况,采取对应措施:

① 心功能Ⅰ级:可以妊娠。

② 心功能Ⅱ级:慎重考虑是否妊娠。一旦妊娠,需密切观察有无心脏负担过重的现象,一旦出现心力衰竭情况,应立即终止妊娠。

③ 心功能Ⅲ级和Ⅳ级:不适宜妊娠,建议采取避孕或绝育措施。

十四、支架植入术后还可以坐飞机吗?

能否坐飞机需参考患者术后身体情况。支架术后仍然有严重心绞痛发作的或还患有其他严重的心脑血管疾病者，如严重高血压、脑血管病、心功能不全的患者，不要轻易坐飞机。

如果术后身体没有特别不适，可以坐飞机。能否坐飞机与支架本身无关，而是与坐飞机引发疾病相关的不适症状有关。

第二节　瓣膜性心脏病

一、什么是心脏瓣膜？

正常情况下心脏总共有四个瓣膜，包括二尖瓣、三尖瓣、主动脉瓣、肺动脉瓣，这四个瓣膜把心脏内部分为了左右心房和左右心室四个心腔（图 1-2-1）。

（1）二尖瓣：位于左心房与左心室之间的瓣膜称之为二尖瓣，由两片瓣膜组成。

（2）三尖瓣：位于右心房与右心室之间，由三片瓣膜组成。

（3）主动脉瓣：位于左心室与主动脉之间，由三片瓣膜组成。

（4）肺动脉瓣：位于在右心室与肺动脉之间，由三片瓣膜组成。

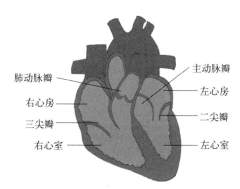

图 1-2-1　心脏心腔及瓣膜

如果把心脏瓣膜比作门，瓣叶就是门扇，瓣环就是门框，腱索和乳头肌就是拴着门的绳子或弹簧，防止门关上后开向另一个方向，其作用就是只允许血液朝向一个方向流动。比如二尖瓣，正常情况下只允许血液从左心房到左心室，心室舒张期打开，收缩期关闭，保证血液单向流动。只有当各瓣膜功能良好，血液在人体内循环流动，左心房→左心室→主动脉→全身器官→静脉→右心房→右心室→肺动脉→肺→肺静脉→左心房（图 1-2-2），人体才得以维持正常的基础生命活动。

二、什么是瓣膜性心脏病？

由于先天或后天原因造成心脏瓣膜瓣环扩大或缩小，瓣膜粘连、增厚、钙化、

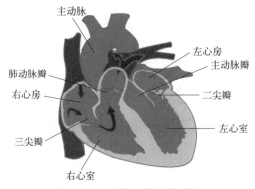

图 1-2-2　正常心脏血液方向

变形和破裂，或瓣下的乳头肌和腱索过短、过长、断裂、粘连等，这些心脏瓣膜解剖和（或）功能异常引起心脏功能损害的疾病，称为瓣膜性心脏病。临床上瓣膜性心脏病分 2 种：瓣膜狭窄和瓣膜闭锁不全。

1. 瓣膜狭窄

瓣膜张开幅度有限，就像是门卡住推不开，引起血流受阻。血液"憋"在心脏里面，长此以往心脏会慢慢变大，心肌变得肥厚，影响心功能；血"憋"久了还可能导致血液凝固，形成血栓。

2. 瓣膜闭锁不全

瓣膜闭锁不全就如同门坏掉了关不紧，导致血液回流。血液回流会增加心脏的工作量，迫使心脏通过加倍收缩或增大容积来完成这些额外的工作。然而，心肌肥厚或容积过大，最终都会导致心脏不可逆损伤，出现心脏功能不全，甚至心脏衰竭而死亡。

三、瓣膜性心脏病的常见病因包括哪些？

导致心脏瓣膜病的病因包括风湿性、先天性、缺血性、退行性变（老年钙化性）等因素。以下主要介绍风湿性、先天性和退行性 3 种常见因素。

1. 风湿性

风湿性心脏瓣膜病是风湿热引起的瓣膜性心脏病，占我国人群心脏瓣膜病的首位（约 60%），女性多于男性，多见于 20～40 岁中青年人群。常好发于儿童和青少年时期，疾病发展较慢，累及心脏。随着时间的推移，二尖瓣叶增厚，交界粘连、黏合，腱索痉挛，致二尖瓣口开放幅度变小、开放受限。一旦出现风湿热症状，要积极治疗，定期随访，及时发现风湿性心脏瓣膜病。青少年患链球菌感染性咽炎时，及时使用青霉素治疗可以预防风湿热的发生。

2. 先天性

先天性心脏瓣膜病在我国心脏瓣膜病变人群中约占 20%。先天性心脏瓣膜病是在胚胎发育时期由于心脏及大血管的形成障碍或发育异常而引起的解剖结构异常，或出生后应自动关闭的通道未能闭合导致的。如果不及时治疗会影响正常发育，因而孕期妈妈需要注意防止病毒感染，避免某些可能导致胎儿先天性心脏病的药物或放射线。

3.退行性（老年钙化性）

老年钙化性心脏瓣膜病也称为老年退行性瓣膜病。随着年龄的增长，心脏瓣膜会出现退行性变，导致瓣膜钙化，常累及主动脉瓣或二尖瓣，导致主动脉瓣或二尖瓣关闭不全或狭窄，引起心律失常甚至猝死。此病进展缓慢，相当长的时间内没有症状，因而容易忽视。随着我国人口老龄化，老年钙化性瓣膜病变发病率不断增高。动脉粥样硬化、高血脂、糖尿病、高血压等可加速钙化，因而具有这些高危因素的老年患者要警惕心脏瓣膜病的发生。

四、哪些症状提示可能存在瓣膜病变？

四个瓣膜都有可能发生病变，尽管瓣膜结构和解剖位置不同，发生病变时，因心脏负担加重、心脏射血下降，可表现出相同的症状。

（1）呼吸困难：轻度的瓣膜病变多无自觉症状，或仅有气促，或在劳累后出现气喘。随着疾病进展，活动后呼吸困难明显加重，甚至发展为休息时或夜间需端坐，才得以缓解。

（2）胸闷：在活动或运动时感到心绞痛。

（3）乏力：心排血量降低，患者经常感到乏力。

（4）头晕：当心脏射血不足时，脑部供血也会受影响，出现头晕。心脏瓣膜严重受损的患者更有可能发生一过性晕厥。

（5）心悸：感觉到心跳加快、心跳不规则、漏跳。

（6）水肿：脚踝、小腿、腹部出现肿胀，当水肿很快形成，体重则迅速增加，有可能增加 0.9～1.35kg。

部分患者有咯血、声音沙哑、吞咽困难等其他症状。

* **需要注意的是**：心脏瓣膜病症状并不与病情严重程度完全对等。有些人可能没有任何症状却患有严重的瓣膜疾病；而少部分患者某些症状可能会很明显，但体检表明瓣膜渗漏不明显。因而，出现以上症状时，请及时到医院就诊，筛查有无瓣膜病变。

五、怀疑心脏瓣膜受损，需要做哪些检查？

和大多数心脏疾病一样，心脏瓣膜病的诊断首先也是通过询问病情后进行初步体格检查，听诊是最常用的检查方法。随后，医生会根据患者病情安排超声心动图、心电图、X 线片等其他检查。

1. 听诊检查

使用听诊器听诊是最简单、实用的方法。大部分心脏瓣膜病都有心脏杂音，心脏瓣膜开闭产生的声音传到体表最清晰的部位叫心脏瓣膜听诊区，和瓣膜位置不一样。通过听诊可以了解心脏杂音的性质、强度、频率等，能大概确定瓣膜受损的位置和程度等。

2. 心电图检查

心电图是利用心电图机从体表记录心脏每一心动周期所产生电活动变化的曲线图形。心电图可以辅助医生了解心率、心律、心脏有无增大及增大的部位、心肌有无缺血及缺血的部位等，进一步判定瓣膜病变程度。

3. X 线片检查

X 线片检查是利用 X 线的穿透作用，对人体内部结构和器官进行透视或者摄影从而了解人体解剖与生理功能及病理变化的检查方法。心脏瓣膜病术前检查的患者，需要拍摄胸部正位（后前位）、左斜和右前斜位 X 线片。

4. 超声心动图检查

听诊有心脏杂音的患者有必要接受超声心动图检查。超声心动图是通过反射和雷达扫描成像技术观察心脏的血流方向、结构和心肌运动等，无创、简单、直观、结论明确。超声心动图不仅能有确诊意义，还能定量评估瓣膜及瓣下结构病变程度、心脏功能和心腔大小，有无合并肺动脉高压和心脏血栓，为确定治疗方案提供可靠的依据。近年来，超声心动图方法成为十分常见的检测手段。

六、确诊后如何治疗?

1. 药物治疗

药物治疗的目的是消除病因和改善症状。如利尿药缓解水钠潴留，治疗心力衰竭；地高辛应用于快速房颤患者；β 受体阻滞剂、非二氢吡啶类钙通道阻滞剂控制心室率；华法林可防止血栓产生。

药物治疗适合以下几种情况：

（1）心脏瓣膜病变较轻或年龄较小，可以先采用药物治疗控制症状。

（2）病情重，引起严重心力衰竭或有其他严重并发症不适合手术的患者。

（3）出现风湿活动或感染性心内膜炎等，需先经过药物治疗控制症状才能接受下一步治疗的患者。

（4）外科手术或介入术后，需要结合药物治疗。

2. 外科手术

药物治疗只能临时缓解症状，不能解决根本问题。外科手术是目前治疗瓣膜性心脏病应用最多的方法，同时也是最成熟、效果最好的治疗技术。手术在全身麻醉和低温情况下开展，借助体外循环，打开胸腔，切开心脏后进行瓣膜修复成形术或人工瓣膜置换术。采取瓣膜修复术还是瓣膜置换术取决于瓣膜本身病变性质和病变程度，同时还与术者的经验和技术有关，能修复尽量修复，如若不能修复，就必须采取心脏瓣膜置换术。外科手术创伤大，术后伤口疼痛，恢复时间较长。

3. 介入治疗

传统外科手术需要开胸、体外循环等，对于高龄、有开胸病史、心肺功能差等患者来说手术风险高，许多患者无法接受手术。介入治疗作为一种微创手术，因创伤小、并发症少、恢复快，已从早年的心脏血流动力学检查手段演变为微创治疗技术，并获得井喷式发展，取得了重大突破。目前比较常见的介入手术包括经导管主动脉瓣置换术、二尖瓣修复术、心脏瓣周漏封堵术、肺动脉瓣及三尖瓣置换术以及经皮球囊肺动脉瓣成形术和经皮球囊二尖瓣成形术等。

七、什么是瓣膜修复成形术、瓣膜置换术？

1. 瓣膜修复术

瓣膜修复手术是外科医生通过外科手术来清除或重塑瓣膜组织，修复瓣膜的缺损，或者分离粘连的瓣叶。通俗地说就是把坏的"门"修理一下再用，"门"还是自己的"门"。

（1）瓣膜修复术是比较理想的治疗手段，相比瓣膜置换术，有独特的优势：

① 瓣膜修复术最大限度地保留了瓣膜和瓣膜的附属自然结构，不需要终身服用抗凝药。

② 手术风险小，可避免瓣膜置换术后的后遗症，如血栓、出血等。

③ 心功能、远期疗效和生活质量都得到很大程度提高。

（2）瓣膜修复术也存在局限：

① 瓣膜病变程度不同，病因不同，修复成功的可能性也不同。

② 部分患者因瓣膜成形手术效果不好，或因病情进一步恶化，需要二次手术。

③ 瓣膜病变严重者也不适宜采用此方法，需要置换人工瓣膜。

2. 瓣膜置换术

瓣膜置换术是使用人工瓣膜替换病变严重的瓣膜。通俗地说就是把原来的"门"卸掉，重新换一个人造的"门"。理想的瓣膜是经久耐用，且不会给患者带来其他麻烦的，但目前任何人工瓣膜都达不到这一点。机械瓣膜和生物瓣膜有各自的特点。需终身服用抗凝药是机械瓣膜最大的问题；生物瓣膜易磨损，不耐用也是急需解决的问题。

总之，当瓣膜损坏不严重时，建议首先考虑瓣膜修复术，若瓣膜受损严重，则采取瓣膜置换术，即能修则修，不修则换。

八、如何选择瓣膜？

人工瓣膜根据制造材料分为机械瓣膜和生物瓣膜，二者各有其特点。

1. 机械瓣膜

机械瓣膜是由碳材料、金属及人造织物制造的，可持久使用，体外试验时机械瓣可以承受超过 100 年的磨损。机械瓣膜主要优点在于体积较小、术中安全性高，术后很少出现瓣膜退化或机械故障等问题。但机械瓣设计出现的流体力学缺陷会导致血液回流，影响机械瓣的耐用性；安装机械瓣膜者需要终身服用抗凝药物，对患者的生活造成不便。机械瓣膜的优势存在争议，有待进一步研究。

2. 生物瓣膜

生物瓣膜是用其他动物的心包或主动脉瓣，如猪瓣膜或牛心包瓣膜加上一些人工支架和织物制成。生物瓣植入人体半年左右，瓣膜表面会被沉积的纤维蛋白和血管内皮等组织覆盖，如同在它的上面刷了一层油漆，与心脏内流动的血液隔开，避免激活凝血反应，因而只需要抗凝治疗半年即可，而非长期抗凝治疗。但生物瓣膜可因瓣膜压力、心率快慢、血钙代谢等情况出现磨损；生物瓣膜体积大、质软，对术中操作要求更高；术后的使用年限平均只有 10～15 年，寿命一到，需接受二次手术。所以，对于 60 岁以上的患者、希望妊娠的育龄妇女、不愿或不能接受长期抗凝治疗的患者，建议考虑采用生物瓣膜。

现如今欧美各国瓣膜置换术多采用生物瓣膜，其占比已超 80%。国内机械瓣膜的使用量有所下降，生物瓣膜的使用量也在持续增加。对于拟行瓣膜置换术的患者，应认真评估生物瓣膜和机械瓣膜的优缺点，根据患者自身的具体情况酌情选择，以便带来最大的效益。

九、术后如何进行抗凝药物管理？

抗凝药物管理是术后管理最重要的内容。机械瓣膜置换术患者，无特殊情况，需终身服用华法林；生物瓣膜置换术患者需接受抗凝治疗 3～6 个月，若合并其他情况，如心房颤动、深静脉血栓、肺栓塞，抗凝药物需延长至 1 年。在使用抗凝药物的过程中，如何避免出现血栓、栓塞并发症，成为了患者术后管理的重点和难点。

出院前，医生会根据患者的身高、体重，有无血流动力学异常相关的疾病，凝血指标摸索出适合患者的抗凝药物剂量。最理想的剂量为最小而又足够有效。出院后患者遵医嘱服药，定期到医院复查凝血指标，监测抗凝效果。

生活中出现以下情况时提示抗凝剂量需调整：

（1）眩晕、头晕、血压下降。

（2）剧烈的长时间头痛、头胀。

（3）脑出血。

（4）无明显诱因的淤血、咯血。

（5）长时间或频繁的鼻出血。

（6）刷牙后牙龈严重出血。

（7）月经量超过正常量的 2 倍。

（8）肿胀，触痛，腹部疼痛。

（9）呕吐鲜红色血或咖啡色呕吐物。

（10）大便呈鲜红色或黑色。

（11）尿液呈红色或酱油色。

（12）小伤口止血时间延长。

出现以上症状的患者必须到就近医院紧急治疗，主动告知服药情况和疾病史。对于心脏瓣膜置换手术的患者，术后前两年，尤其是术后第一年，是血栓和栓塞的高危时期，患者一定要把握随访时间，根据医生的专业指导，合理调整华法林用量。

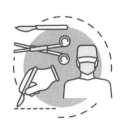

第二章
胸外科常见疾病

第一节 纵隔肿块

一、什么是纵隔?

纵隔不是器官,实际上是一个解剖区域,前为胸骨,后为胸椎,左右两肺之间,向上达胸廓上口,向下达膈肌,通俗地讲就是胸口中间的区域。纵隔内有心脏、食管、气管、神经、大血管、胸腺、胸导管、丰富的淋巴组织和脂肪结缔组织。

二、什么是纵隔肿物?

纵隔内组织和器官较多,因胎身结构来源复杂,所以纵隔内可长出新生的多种多样的软组织肿物,称为纵隔肿瘤。纵隔肿瘤种类复杂,根据解剖位置可以分为上、前、中、后纵隔肿瘤,根据恶性程度可分为良性、恶性和交界恶性,根据肿瘤细胞来源,分为原发性和转移性。

1. **根据解剖位置**

(1)上纵隔肿瘤:支气管囊肿、甲状腺瘤、胸腺瘤等。

(2)前纵隔肿瘤:胸腺瘤或癌、胸骨后甲状腺肿、生殖细胞肿瘤以及间叶组织肿瘤等。

(3)中纵隔肿瘤:恶性淋巴瘤、淋巴转移癌及间叶组织来源肿瘤等。

(4)后纵隔肿瘤:多见的有神经源性肿瘤,少见间叶组织来源肿瘤。

2. **根据恶性程度**

(1)良性纵隔肿瘤:胸骨后甲状腺肿、纵隔囊肿、良性胸腺瘤、神经源性肿瘤、良性畸胎瘤、纵隔脂肪瘤、纵隔淋巴管瘤等,良性居多。

（2）恶性纵隔肿瘤：恶性胸腺瘤、胸腺癌、神经母细胞瘤、精原细胞瘤、恶性畸胎瘤、绒毛膜癌、平滑肌肉瘤、骨骼肌肉瘤、淋巴瘤等。恶性肿瘤可能累积纵隔的重要脏器，比如心脏、大血管、气管、食管，严重时可危及患者生命。

（3）交界性纵隔肿瘤：其恶性程度介于良性和恶性之间。

3. 根据肿瘤细胞来源

（1）原发性肿瘤：包括位于纵隔内各种组织结构所产生的肿瘤和囊肿，如胸腺瘤、胸内甲状腺肿、支气管囊肿、神经源性肿瘤、食管囊肿等，良性者居多，也有一部分是恶性的。

（2）转移性肿瘤：多数为淋巴结的转移，例如肺癌、食管癌、乳腺癌等。

三、纵隔肿瘤的症状有哪些？

纵隔肿瘤表现多样：无症状、与侵袭和压迫相关的症状、全身性症状。这些症状的出现与肿瘤大小、部位、生长方向和速度、质地、性质等都有关。良性肿瘤生长缓慢，早期无症状或症状轻微容易忽略；轻微恶性肿瘤侵蚀程度高，进展迅速，容易压迫或侵及周围的脏器，较早出现症状。肿瘤发展到晚期，均会引起全身不适。

1. 压迫或侵及周围的脏器出现的症状

（1）胸闷、胸痛是纵隔肿瘤较常见的症状。

（2）吞咽困难。

（3）呼吸道症状：当肿瘤压迫或侵犯肺、支气管时，常出现咳嗽、气短，严重时发生呼吸困难。肿瘤溃破还会导致肺内感染等。

（4）神经受压症状：喉返神经受压表现为声音嘶哑；交感神经受压表现为眼睑下垂、瞳孔缩小、眼球内陷等；累及膈神经引起呃逆、膈肌麻痹。

（5）迷走神经受压引起心率慢、恶心、呕吐等。

（6）心血管症状：心慌，心律不齐，面部、颈部水肿等。

（7）特异性症状：患者咳嗽咳出毛发或豆渣状皮脂物，提示皮样囊肿或畸胎瘤破裂，与支气管相通引起；肿块随吞咽上下运动提示多为胸骨后甲状腺肿等。

2. 全身症状

（1）非特异性症状：肿瘤是高代谢疾病，几乎所有晚期患者均会出现减重、发热、盗汗、疲劳等症状。

（2）某些纵隔肿瘤治疗时或治疗后均可出现：重症肌无力、单纯红细胞再生障碍性贫血、低丙种球蛋白血症、胸腺外恶性肿瘤等。

四、纵隔肿瘤有哪些检查？

X线片检查是诊断纵隔肿瘤及囊肿非常重要的手段。往往无症状的纵隔肿瘤是在体检时或因其他疾病做胸透时发现,但随着影像学的发展,CT、MRI、超声波等检查在纵隔肿瘤诊断方面发挥着越来越重要的作用,甚至超过 X 线片检查。

1. X 线片

从不同角度透视纵隔肿物部位、大小、密度、活动度等,减少肿瘤"漏检"率。随着技术改良,断层摄片可判定淋巴结有无肿大或转移及数字化 X 线片的应用带来了更清晰的图像处理技术,更有利于疾病诊断。

2. CT

绝大多数纵隔肿瘤需要做 CT 检查,以了解肿瘤确切大小、实性或是囊性、与邻近结构的关系。与传统 X 线片比较,可清楚地显示解剖结构、确定病灶的存在,特别是胸部 X 线片的"盲区"。

3. MRI

对疑为恶性肿瘤的患者是必要的检查,无需造影剂即可清楚地分辨肿块和淋巴结,显示肿瘤与脊髓、血管和心包的关系,行冠状、矢状和横断成像。

4. 超声波

可以发现囊性肿块、明确肿块与心脏大血管的关系、鉴别动脉瘤。

5. 细胞学及病理学检查

几乎所有的肿瘤都需要依赖病理的诊断才能确定。通过纵隔镜、穿刺活检、胸腔镜和开胸活检获取肿瘤切片,进行染色后在 40 倍或 100 倍的显微镜下观察肿瘤的形态、样貌等,通过组织学诊断,鉴别肿瘤良、恶性。

6. 特异诊断

β-绒毛膜促性腺激素(β-HCG)和甲胎蛋白(AFP)对生殖细胞瘤的诊断有重要意义,阳性结果提示非精原细胞瘤性生殖细胞肿瘤;^{131}I 扫描可提示胸内甲状腺;肌电图检查和新斯的明试验可提示胸腺瘤;有高血压或高代谢病史者,检查尿中的香草杏仁酸与儿茶酚胺,阳性结果提示嗜酸细胞瘤或副神经节瘤或神经母细胞瘤。

五、纵隔肿瘤手术治疗方法有哪些?

除了恶性淋巴瘤外,对于绝大多数原发性纵隔肿瘤,无论是良性还是恶性,只要没有其他禁忌证,都可以考虑手术切除。肿瘤切除可以阻止肿瘤进一步长大,解除或预防纵隔内重要器官的压迫和疾病恶化。手术之前,医生先根据患者的临床症状、体格检查,结合 CT、细胞学检查等进行综合分析,大致判断患者的纵隔瘤的起源、良恶性,再制订手术方案。根据手术是否需要开胸,分为传统开胸手术和微创手术。

1. 传统开胸手术

传统开胸手术通常是在全麻下,需要锯开胸骨或是咬断肋骨,完整地暴露纵隔肿瘤后切除整个肿瘤，进行病理学检查。手术创伤大，伤口一般 20cm 以上；手术创伤恢复慢，术后疼痛感更强烈，并发症发生率高；术后康复较慢且伤口瘢痕影响美观。

2. 微创手术

微创手术是指经肋间胸腔镜纵隔肿瘤切除手术、剑突下胸腔镜纵隔肿瘤切除术、机器人胸腔镜纵隔肿瘤切除术等手术。只需在全身麻醉后，在胸壁上打开 1～3 个 1～3cm 的小口，通过伸进小口的镜头将胸腔内的情况在电视屏幕上清晰地显示，然后通过专用器械分离切除肿瘤，具有定位准确、操作灵便的特点。由于胸腔镜的放大作用，比传统的手术清扫更彻底。微创术后患者恢复快、疼痛轻、生活质量明显提升，疗效确切。对于肿瘤直径小于 5cm，无纵隔内重要组织结构如气管、食管、重要神经及大血管侵犯的病例，手术安全可靠，等同于传统开胸术式。

六、纵隔肿瘤患者如何选择手术?

纵隔肿瘤患者选择哪种手术取决于患者的病情。

1. 病情简单

如果患者没有明显症状，或肿瘤对周围器官没有明显侵犯时，可以通过胸腔镜或纵隔镜进行手术治疗。

2. 病情复杂

如果纵隔肿瘤侵犯范围广，可能会侵犯腔静脉，甚至需要更换腔静脉，或者一些非常复杂的纵隔肿瘤，微创手术视野有限，需要进行传统开胸手术。

七、为什么不建议纵隔淋巴瘤采用手术?

临床上，不建议纵隔淋巴瘤采用手术治疗，常采取化学治疗（化疗）或放射治疗（放疗）。这是因为纵隔淋巴瘤侵袭力强，常累及周围重要脏器，且容易侵袭全身多处，外科手术容易清扫不彻底，因而纵隔淋巴瘤不适合手术切除。

八、什么是纵隔肿瘤放射治疗?

肿瘤放射治疗是通过利用一种或多种电离辐射杀死肿瘤细胞或抑制肿瘤细胞的增殖来达到治疗肿瘤的目的。

1. 纵隔肿瘤常用放射治疗的情况

（1）恶性淋巴瘤。

（2）恶性肿瘤术后。

（3）恶性纵隔肿瘤已侵入邻近器官无法切除。

（4）恶性肿瘤已有远处转移的情况。

（5）良性肿瘤切除不干净，还有复发的可能。

2. 避免出现放射性肺炎及皮炎的注意事项

（1）保持多汗区皮肤清洁、干燥，如两侧腋窝。

（2）局部皮肤禁用酒精、碘酒等刺激性消毒液，用温水和柔软毛巾轻轻沾洗。

（3）外出时，防止日光直接照射皮肤。

（4）选用全棉柔软内衣，避免粗糙衣物摩擦。

（5）照射区皮肤禁止剃毛发。

（6）皮肤瘙痒时或脱屑时，禁用手抓或撕。

（7）避免摄入刺激性食物及烟酒。

（8）饮食宜清淡，进食后喝适量温开水，冲洗食管。

（9）出现干咳、胸闷、喘憋、呛咳或痰中带血时及时就医。

九、什么是靶向治疗？

靶向治疗，顾名思义，就是指在细胞分子水平上，针对肿瘤的某一个靶点或者多个靶点，设计相应的靶向药物，靶向药物注入体内，会针对性地与致癌位点相结合，通过干扰和参与癌细胞生长、发展和传播，使肿瘤细胞特异性死亡。这些靶点可能是肿瘤细胞的特异性受体，某个特异性的酶、基因等。

1. 靶向治疗的优势

相比化疗，靶向治疗有其独特的优势。化疗是作用于所有细胞，包括正常细胞和肿瘤细胞，以期通过细胞毒性，直接杀死肿瘤细胞。所以，化疗药物作用时，常常出现"敌我不分"，导致正常细胞受到化疗药物毒害，可谓"杀敌一千，自损三百"。而靶向药物只作用于与肿瘤相关的特定分子靶点，抑制肿瘤细胞分裂，阻断肿瘤细胞增殖。由于正常细胞没有靶点，所以靶向治疗不对正常组织产生伤害。

2. 靶向治疗的局限

（1）不是所有的患者都适合：靶向治疗仅限于具有明确靶标的特定基因突变的肿瘤患者。若肿瘤细胞没有突变，未出现区别于正常细胞的靶点时，不适合采用靶向治疗。有意愿接受靶向药物治疗的所有患者，在治疗前，患者的肿瘤组织必须进行基因检测，确定是否存在合适的靶点。

（2）不能杀灭肿瘤细胞：靶向治疗不能根除肿瘤细胞，对于已经出现全身多脏器远处转移的患者，绝大部分靶向治疗也只能通过抑制肿瘤细胞的生长，延长寿命。有时靶向治疗作为在放疗、化疗或（和）手术治疗无效后的最后尝试。

3. 靶向药物耐药

虽然靶向药物疗效好，但长时间来看，会不可避免地产生耐药。这是因为肿瘤是一个混杂的细胞群体，并非所有的肿瘤细胞都存在这个药物相对的靶点基因，有些肿瘤细胞是没有靶点基因的，没有靶点的肿瘤细胞没有受到外界的抑制，或当有靶点的肿瘤细胞被靶向药物杀伤时，没有靶点的肿瘤细胞受到的抑制会减轻，因而会生长增殖。

4. 靶向药物治疗昂贵

靶向药物治疗昂贵，患者需要自费，花费不仅包括靶向药物本身，还包括治疗前的基因检测。

5. 靶向药物也有不良反应

如痤疮、皮疹、皮肤干燥、异常血液凝固、伤口愈合延迟、高血压等。

十、纵隔肿瘤的预后如何？

纵隔肿瘤的预后差别较大，主要和临床病理类型有关。

1. 良性肿瘤

常呈压迫性生长，一经发现，若无手术禁忌证，可给予单纯的手术切除。手术对周围正常组织损伤比较小，术后并发症较少，凡能完全切除者多能治愈。比如良性胸腺瘤以及神经纤维瘤，术后预后较好，对患者生存期影响很小。

2. 恶性肿瘤

肿瘤的预后与其恶性程度、临床分期有关。一般的恶性肿瘤因呈浸润性生长，与周围正常组织很难分辨，手术切除部位常需扩大到正常组织，对机体损伤大，而且术后常出现很多并发症，如损伤神经，出现声音嘶哑、膈肌麻痹、胸痛等症状，因而预后差。而早期低度恶性纵隔肿瘤预后好，如侵袭性胸腺瘤，10年生存率达 70%～90%。临床分期越早，术后局部复发、远处转移的概率越小。部分恶性肿瘤，如恶性胸腺瘤，术后仍需要配合放射治疗，巩固疗效。

此外，肿瘤大小、肿瘤类型、诊疗技术、患者身体状况等都会影响预后。整体而言，随着肿瘤治疗方案不断成熟，良性肿瘤和恶性肿瘤的预后都有提高。无论哪种类型，肿瘤患者均需定期随访。随访的目的是观察局部是否存在复发、远处转移等情况。

十一、纵隔肿瘤患者饮食注意事项有哪些？

1. 谈到饮食，肿瘤患者存在几点误区

（1）肿瘤是消耗性疾病，容易发生营养不良，需大补以弥补营养丢失。

（2）摄入高营养的食物会促进肿瘤成长，不进食或少进食使肿瘤细胞"挨饿"，降低肿瘤的生长速度。

其实，大补并不利于控制肿瘤细胞生长扩散，多饿无益于肿瘤细胞消亡，反而会削弱抗癌作战能力。

2. 正确的饮食

（1）膳食平衡：普通食物是机体营养素的最好来源，多样化搭配都能满足人

体所需的各种营养物质。对于存在营养不良或有其他疾病需要特殊饮食的患者，应进行个体化的营养。如肿瘤合并冠心病患者，需降低盐的摄入。

（2）适宜忌口：高温油炸、高糖、烟熏烧烤、辛辣刺激、油腻生硬等食物都不适合肿瘤患者，建议少食。

（3）少量多餐、清淡、易消化：肿瘤患者接受放疗或化疗的过程中，会产生一些不良反应，如消化道黏膜受损、吞咽困难、消化不良等，导致饮食受限。少食多餐、吃易消化的食物可以减轻消化道负担，增加肠道对营养物质的摄入量。

（4）多选择具有抗癌功效的食物：没有一种食物可以单独保护患者免受癌症侵害，整体饮食中化合物的协同作用可提供最强的癌症保护作用。富含各种蔬菜、水果、全谷类、豆类和其他植物性食物的饮食有助于降低罹患多种癌症的风险。全谷物和豆类富含纤维，还可通过控制体重，间接降低患癌风险。苹果、蓝莓、西兰花、胡萝卜、樱桃等都是抗癌食物的优良选择。

（5）多选择可以提高人体免疫力的食物：免疫力处于低下状态会助力癌症病情发展，也影响癌症患者治疗，所以癌症治疗期间提高患者免疫力很重要。蛋白是构成白细胞和抗体的主要成分，缺乏蛋白，人体淋巴细胞数目大减，造成严重免疫功能下降。因而摄入优质的蛋白质有利于增加机体抵抗力。此外，维生素 C、维生素 B_6、β- 胡萝卜素和维生素 E 均与免疫力关系密切。如维生素 C 能够刺激身体，使其制造干扰素以破坏病毒，从而减少白细胞与病毒的结合，保持白细胞的数目。

十二、术前患者需做哪些准备？

无论是传统开胸手术或是微创手术，胸部手术对患者的呼吸系统都有一定的影响，防止术后出现肺部感染或肺不张是术后要重点管理内容。而充分的术前准备能够最大限度地减少对呼吸功能的影响。

1. 戒烟

吸烟会刺激呼吸道黏膜，痰液分泌增多。而吸烟者呼吸道纤毛运动显著下降，纤毛对黏液的清除能力减弱，影响排痰。术后痰液过多，容易阻塞气管，引起肺不张、肺部感染等。而早期戒烟的患者，呼吸痰液量明显降低，咳嗽减轻，有利于微创术后快速康复。

2. 加强口腔卫生

术前需加强个人卫生，勤漱口。改善患者的口腔卫生是预防可能由口腔和咽部分泌物吸入引起的术后肺炎的方法。

3. 练习有效咳嗽

术后有效咳嗽有助于排出呼吸道阻塞物，保持肺部清洁；而无效咳嗽不仅消耗患者体力，还会因加剧疼痛而拒绝有效咳嗽。正确的咳嗽方法：先用力深吸气，屏气 3s，然后张口，使用腹肌用力做爆破性咳嗽 2～3 声，使痰液到达咽部，再用力咳出；停止咳嗽后，缩唇将余气尽量呼出；再缓慢深吸气，重复以上动作。

4.肺活量锻炼

术前呼吸功能锻炼可以改善肺活量，减少术后并发症。吹气球是最简单的锻炼肺活量的方法，建议每日 4～5 次，每次大约 8min。

5.锻炼腹式呼吸

先吸气后呼气。把一只手放在腹部脐处，放松全身。用鼻深吸气，最大限度地向外扩张腹部，使腹部鼓起，胸部保持不动；呼气时，用口缓慢呼出，最大限度地向内收缩腹部，胸部保持不动，把所有废气从肺部呼出去，循环往复。保持 7～8 次 / 分，15 分钟 / 次，2～3 次 / 天。

第二节 肺部结节

一、什么是肺？

肺位于脊椎、肋骨和胸骨所包裹的胸廓中，人体有两个肺，分别位于胸部左右两边，即左肺和右肺。左肺有上叶和下叶两片肺叶；右肺有上叶、中叶、下叶三片肺叶。两肺之间有心脏、大血管、气管、食管等器官，向下通过横膈膜将肺与腹腔脏器隔开，向上由支气管管道和气管相连。

肺是呼吸系统的主要器官，正常肺组织密度低、均匀，有微小的气囊和血管，类似于海绵，支持肺部气体（二氧化碳）和外部气体（氧气）交换。各个肺叶的功能容量不同，左上肺占近 30%，左下肺约 20%，右上肺约 20%，右中叶约 10%，右下肺约 20%。

二、什么是肺结节？

肺结节就像是一个镶嵌在海绵中的大理石状的圆形或椭圆形的异常组织，肺结节比正常肺组织更坚硬，阻碍了肺部气体交换。肺结节大时，可以压迫周围的心脏、气管等重要脏器，影响人的正常生命活动。

肺部结节不是一个单独的疾病，而是影像学上的一个概念，即影像学表现为直径 ≤ 3cm 的局灶性、类圆形、密度增高的实性或亚实性肺部阴影，有时只有一个出现，有时多发，一般不伴有肺不张、胸腔积液等情况。

CT 检查时，CT 机发出来的 X 线可以穿透密度低、含有大量气体的正常肺组织，在底片上呈现黑色。而当 X 线照射高密度的圆形或椭圆形的异常组织时，大部分 X 线被吸收，透过的 X 线少，因而留下白影。由于正常的肺组织和结节存在着密度和厚度的差异，从而黑色底片上形成"斑点"或"阴影"。

三、肺结节是肺癌吗?

肺结节与肺癌有着密切的联系，但肺结节并不一定是肺癌，90%以上的肺结节都是良性的。

四、肺结节离肺癌有多远?

尽管大多数的肺结节是良性的，但仍有30%～40%的小部分肺结节可能发展为肺癌。因此，一旦被确诊肺结节也不可掉以轻心。年龄越大，结节直径越大，边缘不规则，合并吸烟、酗酒等多种高危因素，其癌变的风险越大，而越小的肺结节恶性概率越低。

五、恶性肺部结节的高危人群有哪些?

我国肺癌高危人群为年龄≥40岁且具有以下任一危险因素者：

（1）有环境或高危职业暴露史，如石棉、铍、铀、氡等接触者。

（2）吸烟指数≥20包年（或400支年）（比如说每天抽1包烟，烟龄大于20年），或曾经吸烟≥20包年（或400年支）而戒烟时间＜15年者。

（3）合并慢性阻塞性肺疾病（慢阻肺）、弥漫性肺纤维化，或有肺结核病史者。

（4）既往患恶性肿瘤或有肺癌家族史者。

值得注意的是，有研究表明，在肺癌众多风险预测因子中，结节大小和年龄是预测癌变的最重要因素。建议高危人群，尤其是长期吸烟和年龄大的人群定期体检、早期筛查。

六、肺结节的分类标准有哪些?

按照结节的大小、性质和不同的表现，有不同的分类方式。

1. 根据结节大小

直径＜5mm者定义为微小结节，5～10mm者为小结节。

2. 根据结节密度

可分为实性结节、磨玻璃结节和部分实性结节。

（1）实性结节长得很结实，密度高，可能是钙化形成。

（2）磨玻璃结节外观像玻璃上磨花了或者起了一层淡淡的薄雾。

（3）部分实性结节外观像个荷包蛋，周围颜色淡，中间实心，密度介于实性结节和磨玻璃结节之间。

3. 根据结节的个数

单发性结节和多发性结节。

4. 根据结节有无癌变

良性结节（非癌性结节）和恶性结节（癌性结节）。

七、哪种结节危险？

一般来说，医生可以根据患者的 CT 上结节的大小、形态特征、生长速度，初步判断出结节的危险程度。

1. 从结节大小判断

孤立性的结节个头越大，越可能是恶性。如果结节直径小于 5mm，一般是良性。结节直径越大，恶变的可能性越大。

2. 从结节性质判断

（1）部分实性结节恶性程度最高，阴影中间实心部分越多，侵袭性越大，恶性程度越高。

（2）磨玻璃结节恶性程度次之，这种结节可在肺内局灶性生长，也可弥漫性散在生长，也可聚集在局部。一般来说，局灶性生长的肺结节恶性程度更大，相对比较危险。

（3）实性结节恶性程度最低。

3. 从肺结节的形态判断

CT 报告单上常有边缘光滑、分叶、毛刺、胸膜凹陷、血管集束、空泡等特征描述，其中边缘光滑往往表示结节良性，毛刺越少则良性程度越高，分叶征、胸膜凹陷、空泡以及血管束往往预示恶性结果。简单点说，长得越漂亮的结节越安全，长得越丑的结节越危险。

4. 从结节生长速度判断

良性结节生长速度较慢，外观变化不大，而癌细胞具有无限增殖的特点，因而当影像学检查不能确定结节性质时，可以通过随访定期观察结节大小、密度、内部成分的变化来判断结节的良、恶性。临床上，医生可根据结节体积倍增时间的计算来判定结节性质。需要注意的是，在随访复查过程中，有的恶性结节会突然变小，随后又逐渐变大。因而，对于变小的结节不能疏忽大意，仍需关注体内结节的变化。

5. 从结节数目判断

一般来说，同时发现 5 个以上的肺结节，在排除其他部位的肿瘤转移到肺引起结节的情况下，很大可能是良性疾病导致的，比如炎症、结核或者肉芽肿。

6. 从结节生长的位置判断

恶性肿瘤常好发于右肺上叶，恶性可能性比中部或下叶的结节要高。

每一个肺部结节，都可以从以上几个方面考虑，但需要注意的是，这些判断并不是 100% 准确。临床也会遇到影像学资料考虑恶性，手术切下来却发现是肺结核或者隐球菌感染。判断肺结节是恶性还是良性，最终还是需穿刺活检。

八、引起肺部结节的病因有哪些?

肺内出现结节，可能由多种因素造成，如环境因素、生活习惯、疾病因素等。

1. 环境因素

空气质量的急剧下降，长期暴露于粉尘中及充满氯乙烯、氡等化学污染物的工作环境中，厨房炒菜时的刺激性油烟，室内装修涂料等，种种有害物质通过呼吸道进入肺部，使肺部产生免疫反应，引起炎症，炎症反应通过包裹机化或者形成肉芽肿的方式形成结节。

2. 生活习惯

生活中，家长经常大量使用爽身粉治疗小孩湿疹。少女们出门前，脸蛋上常铺满了的厚厚的定妆蜜粉。殊不知，市面上很多劣质的产品用含有"石棉"等杂质的滑石粉充当其主要原料，易导致癌症或结节的生成。强生爽身粉致癌案件，就与其中的滑石粉含有石棉有关。长期大量吸烟会使多种致癌物质刺激呼吸道导致慢性支气管炎、肺气肿、慢性阻塞性肺疾病，也有可能导致肺结节。

3. 疾病因素

许多肺结节是由于体内感染或其他疾病产生的炎症所致。约80%的良性结节是由感染性肉芽肿导致的。当致病菌入侵呼吸系统时，致病菌就如敌人，免疫细胞就如防御部队，防御部队围剿敌人，敌人被剿灭后，防御部队可能会同敌人残骸一起留在战场，永不离去，于是就形成了"感染性肉芽肿"。随着时间的推移，钙倾向于在愈合的组织中聚积，肉芽肿便会钙化，在胸部CT上表现出"肺结节"的模样。部分炎症感染引起肺结节，抗炎治疗后会消失。

此外，肉芽肿血管炎、类风湿结节等自身免疫性疾病，纤维瘤、错构瘤、脂肪瘤、腺癌、小细胞肺癌等良、恶性肿瘤，海绵血管瘤、肺动脉畸形、肺毛细血管扩张等肺血管异常，结核、蛔虫、真菌、细菌、丝虫病等，均有可能导致肺部结节。

九、什么是肺结节活检?

尽管大部分的肺结节可以通过影像学资料得到较为准确的诊断，然而仍有"误判"或"漏判"的可能。对于CT或者胸部X线片怀疑恶变的结节，需要穿刺活检确诊。穿刺活检是诊断肺结节良、恶性的"金标准"。

肺活检就是肺活体组织检查，活检针经过皮肤（或经支气管镜），通过胸壁、胸膜腔脏层胸膜刺入到肺结节，用穿刺针（抽吸针或切割针），从肿块上取得一些组织或一团细胞，送至病理科，病理科医生在显微镜下观察是否存在癌细胞。优点是操作简单、手术时间短、成功率高、费用低廉，但也存在风险或技术局限。须医生在评估患者后，根据具体情况判断是否可以做穿刺活检。

十、不建议穿刺活检的情况有哪些?

（1）临床已经诊断为肺癌或者未排除肺癌者，应当尽量不做或者少做肺部穿刺活检。

（2）结节很小时活检可能会造成伤害，例如肺功能衰竭、出血或感染。

（3）肿瘤距脏层胸膜较远，距离＞4cm时，穿刺相关并发症发生率明显增高。

（4）肿瘤靠近心脏大血管，穿刺可能导致致死性大出血。

（5）穿刺路径可能因肩胛骨、肋骨等阻挡者。

十一、初次发现肺部结节该如何处理?

CT扫描发现肺部结节，切莫慌张地在网上找资料进行自我诊断，或草率地要求手术切除。有些肺部结节可以完全被机体吸收；有些结节尽管长期存在，但生长速度缓慢或无变化，可以定期随访观察；只有极少数的需警惕癌变的可能。发现结节后要及时找专业的有经验的医生进行诊断和诊疗。

2016年版《中国肺部结节分类、诊断与治疗指南》根据结节的风险评估，制订了相应的干预措施（图2-2-1）。

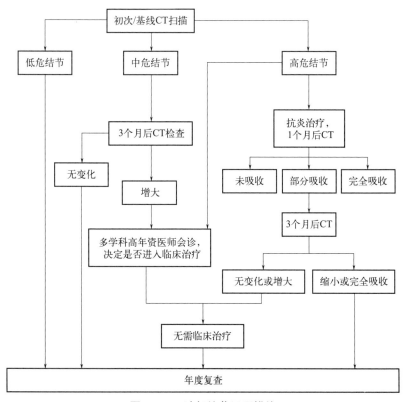

图 2-2-1 肺部结节干预措施

处理措施——指南中尽管不同性质的结节处理策略有细微变化，整体可概括为以下几点：

1. 低危结节患者

纳入长期随访，年度 CT 复查观察结节有无生长。

2. 中危结节患者

增加随访频率。3 个月后若复查结节无增长，继续随访；若结节增大，纳入高危结节或外科手术治疗，具体采取哪种措施，需要多学科高年资医师会诊，根据肿瘤的性质等其他状况决定。

3. 高危结节患者

应由胸外科、肿瘤科、呼吸科和影像医学科医师集体会诊，决定是否需要进行进一步检查明确诊断、手术切除或抗炎治疗。采取抗炎治疗的患者 1 个月后进行 CT 复查。若结节 1 个月后变小，但未完全吸收，3 个月后再次复查 CT；若没有缩小或增大时，考虑可能为恶性，建议手术切除。

临床实践中，具体采取何种治疗措施，还需结合患者的个体差异性和特定需求、临床医生诊疗技术等。

十二、什么是肺结节胸腔镜手术?

对于恶性肺结节或高度怀疑肺恶性肿瘤的患者，建议手术治疗。传统开胸手术由于创伤较大，已经很少使用。而胸腔镜手术因具备创伤小、术后疼痛明显减轻、术后肺功能影响小、恢复快等优点，肺结节胸腔镜手术已经成为目前的潮流。

胸腔镜手术是患者在全身麻醉的情况下，在患者的胸壁上打 1～3 个小洞，特殊的器械以及胸腔镜设备通过洞口进入胸腔，胸腔镜把整个胸腔的情况放大，投射到高清屏幕上，外科医生看着屏幕，通过患者胸壁上的微小操作路径，切除相应病变组织。根据术中快速病理检测结果，决定是否需要行肺叶切除及淋巴结清扫。若病理检测为原位腺癌或微浸润腺癌，则进行肺段或者楔形切除，患者预后较好；浸润性肺癌患者一般采取肺叶切除加淋巴结清扫术。

根据胸腔镜手术开孔数量分为单孔、两孔和三孔手术。单孔手术切口最少，创伤小，术中更美观，但对术者水平要求最高。根据切除肺组织多少分为肺的楔形切除术、肺段切除术和肺叶切除术。具体采用哪种胸腔镜手术，切除多大范围的肺组织，是根据术者诊疗技术及其熟练程度，以及肺结节的大小、数量、部位和性质来决定的。

胸腔镜下切除术作为当下被推广的热门手术方式，也有其对应的适应证和禁忌证。

（1）适应证：主要为＜ 3cm Ⅰ 期周围型肺癌及部分 Ⅱa 期肺癌、胸腔无严重粘连、肺裂发育较完整者。

（2）禁忌证：肿瘤较大，中央型肺癌，纵隔淋巴结转移，不能耐受单肺通气下全肺切除麻醉，严重胸腔粘连者。

十三、肺结节胸腔镜术后遗症有哪些？

肺虽然是不可再生的器官，但具有强大的代偿能力。因而，总的来说，绝大多数接受肺结节胸腔镜手术的患者，远期生活质量受影响较小，但在修复手术创伤、重塑身体功能的过程中，仍会出现身体不适，尤其是对年纪大、既往长期抽烟、有基础性疾病、心肺功能不佳或者既往有肺部手术史的人。

1. 胸痛、麻木感

有些肺结节术后患者反映，手术伤口附近痛，并且深呼吸时或活动时加重。这有可能是手术损伤壁层胸膜及肋间神经导致的。肋间神经受损还会导致受损肋间神经远端的部分神经功能障碍，表现为局部皮肤麻木感，像戴了橡胶手套一样。一般术后 3～6 个月，肋间神经有一定程度的自我修复，胸痛、麻木感会逐渐减轻。

2. 咳嗽

很多肺结节患者术前往往没有任何主观症状，但却在术后较长时间咳嗽，这可能是术中淋巴结的清扫、全麻患者气管插管等对气道的刺激引起。此外，切除肺叶残留的断端，也会诱发咳嗽。这是由于胸腔镜术中通常使用一次性切割闭合器，在切断组织后，为防止出血，闭合器两侧的钉子把切断的组织钉紧。术后早期，钉子异物会持续地刺激细小支气管而诱发刺激性咳嗽，随着时间推移，局部炎症出现钙化，咳嗽也逐渐停止，这个过程需要 3～6 个月。有的患者咳嗽会持续半年甚至更长时间。

3. 咯血

术后的 2 周内，患者可能出现咳嗽伴有小量咯血，咳黑色或暗红色血块。这种现象通常是手术造成的肺损伤引起咳嗽，而支气管的黏膜充血、水肿导致咳嗽时充血的毛细血管破裂。如果数月后仍有痰中带血，一定要及时到医院复查 CT，以防出现其他问题。

4. 呼吸不顺畅

呼吸不顺畅，甚至胸闷、气促是胸腔镜术后最常见的症状。一般术后 3 个月左右，在其他肺组织代偿功能下，肺部功能逐渐恢复，胸闷、气促的症状消失。肺功能的恢复，取决于残存肺组织的代偿能力和后续的锻炼。正常情况下，接受肺叶切除手术半年后的成年人，其活动耐量能恢复到术前 80% 以上。而年龄大、既往长期抽烟、不爱锻炼等本身肺活量低的患者，需要循序渐进地锻炼，提高术后肺功能。

十四、肺结节术后会复发吗?

有研究表明，原位癌及微浸润癌术后治愈率为 100%，而恶性早期的浸润癌治愈率也能接近 90%，这提示针对恶性的磨玻璃结节，及时手术治疗可以治愈并获得长期生存。然而，在临床上见到很多患者做完结节切除手术以后，CT 扫描又发现一个新的肺结节，是不是结节又复发了?

从理论上说，直径小于 30mm 的结节，手术切除后，复发、转移的概率比较低。术后出现新的结节，须分析结节的来源，可能是原有的微小的肺结节长大后形成的，或是新长出来的结节，或是恶性肿瘤的转移。

若是新长出来的结节，建议患者自查诱发结节生成的不良生活习惯或周围的刺激因素有没有消除，如吸烟、长期在充满粉尘的环境中工作。持续存在的病因可以再次刺激肺部组织发生肺结节改变。这种改变在 X 线片下面观察，和原来的肺结节往往有所区别。若是转移的恶性肿瘤，则需切除原发灶，否则转移灶会源源不断地出现。

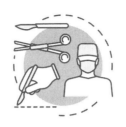

第三章
神经外科常见疾病

第一节　颅内占位性病变

一、什么是颅内占位性病变?

正常人颅腔内主要有脑组织、脑脊液、脑血管及其管腔内流动着的血液。所谓颅内占位性病变,是指颅腔内一定空间被局灶性病变所占据,引起临床局灶性神经症状、体征和颅内压增高。

二、颅内占位性病变的临床表现有哪些?

脑占位性病变的占位症状与病变的大小、是否位于重要脑功能区有关。

(1)病变较小,且位于非重要功能区:危害小,临床上可无症状。

(2)病变范围大或病变位于重要的脑功能区:危害较大,常出现颅内压增高的症状和局灶性的神经体征。压迫脑组织,可造成肢体瘫痪,乃至形成脑疝。脑疝是危及患者生命的征象,也是颅内占位性病变最严重的后果。

三、颅内占位性病变能治好吗?

颅内占位性病变是很多类疾病的统称。良性的病灶有些本身不需要处理,有些处理后可以治愈;恶性的病灶差别较大,多数难以治愈。

1. 无须处理,预后较好

如蛛网膜囊肿,蛛网膜局部包裹了脑脊液形成占位性病灶,多数为先天性而且一般不生长,因此不会对脑组织产生影响,也不影响正常生活。

2. 处理后,预后较好

如良性肿瘤和颅内小血肿等。颅内良性肿瘤因生长缓慢且多数位于脑组织表面，便于手术切除，术后基本可以恢复正常生活。颅内小面积的、未病发于脑内关键位置的颅内血肿，患者接受半个月至一个月的止血、消除血肿、脱水降颅压以及营养神经等治疗后，颅内血肿可被机体吸收，不影响患者正常生活。

3. 处理后，预后较差

常见于恶性肿瘤。因手术切除后常容易复发，最终会因颅内高压引起脑疝致死。恶性肿瘤生存时间根据恶性程度不同从数月到数年不等。

由此可见，肿瘤是颅内占位性病变最主要的一类疾病，从预后来说，恶性肿瘤也是很严重的。如何攻克肿瘤，也是现在和未来医学研究的重点方向。

四、颅内肿瘤的病因有哪些?

颅内肿瘤近年来发病率逐渐增高，每年约（2～10）/10 万，是脑占位性病变的主要疾病。颅内肿瘤可发生在任何年龄段，以 20～50 岁年龄段居多。肿瘤发病可能与多种因素相关，有些已经肯定，有些并未受到广泛认可。

1. 遗传因素

研究表明，肿瘤的发生与和遗传物质有关。肿瘤存在单基因遗传和多基因遗传两种方式。单基因遗传的肿瘤较少，常常是以常染色体显性遗传方式遗传，如遗传性视网膜母细胞瘤患者后代可能也会出现同样的肿瘤。多基因遗传的肿瘤不符合常染色体显性遗传和隐性遗传，虽不直接导致发生脑肿瘤，但在环境因素的作用下，常容易发生家庭聚集现象。

2. 生活方式

喜食油炸的咸肉、腌渍的泡菜等富含亚硝酸盐食物已被证实能增加成人脑胶质瘤的风险，烟草中含有的一些亚硝基化合物也可以透过血脑屏障，吸烟被认为是胶质瘤的一个潜在的危险因素。由于饮酒剂量不方便测量，脑肿瘤与饮酒的剂量效应关系不明确，但有研究认为大量饮酒会增加胶质瘤的发病风险。

3. 职业因素和环境致癌物

流行病学研究显示某些职业的确可以增加脑瘤的发病风险，如大量接触杀虫剂、除草剂的农民，暴露于砷或汞以及石油产品的男性，长期接触塑料、橡胶制品的人群。此外，有研究表明，父母的职业可能对小儿脑胶质瘤有很大的影响，从事化工业的父母其子女患星形细胞瘤的风险增高。

4. 感染

病毒感染可诱发肿瘤。实验证明猴空泡病毒 (SV40)、腺病毒等病毒感染均可诱发禽类及脊椎动物的脑肿瘤。病毒插入细胞的染色体上，改变了染色体基因的特性，使细胞原有增殖的特性发生改变。这是引起脑肿瘤的病因之一。

5. 物理因素

某些脑部创伤或者射线照射等有可能引发脑瘤。小剂量电离辐射可能增加肿瘤的风险，而高剂量的电离辐射明显增加原发性脑肿瘤发病率。长期暴露在有辐射的环境中，如 X 线、γ 射线、核辐射等，患脑胶质瘤的概率就会提高。

五、颅内压增高有哪些表现？

头痛、呕吐、视盘水肿是颅内压增高的三大主征。

1. 头痛

颅内压增高以头痛最常见，部位多在额部及颞部，可从颈枕部向前方放射至眼眶。疼痛性质常为胀痛和撕裂痛，疼痛程度随颅内压增高而进行性加重。咳嗽、打喷嚏、用力、弯腰低头时头痛也可加重。清晨或睡眠为重。

2. 呕吐

呕吐常出现于剧烈头痛时，易在早上发生，不同于其他消化道、泌尿系等腹腔、盆腔脏器不适引发的呕吐。颅内压增高引起的呕吐较为突然，常没有恶心、干呕等前驱症状，与不良饮食无关且不伴腹部其他不适。

3. 视盘水肿

视盘水肿为颅内压增高的客观体征。表现为视乳头充血，边缘模糊不清，中央凹消失，视盘隆起，静脉怒张。若视乳头水肿长期存在，则视盘颜色苍白，视力减退，视野向心缩小，称为视神经继发性萎缩。

4. 生命体征改变

颅内肿瘤常导致颅内压升高，中度与重度急性颅内压增高时，常引起呼吸、脉搏减慢，血压升高。

5. 精神及意识障碍等症状

头晕、猝倒、意识模糊、精神不安或淡漠，甚至出现昏迷和脑疝等。

六、颅内肿瘤的局灶性受压体征有哪些？

颅内肿瘤局部症状与体征则主要取决于肿瘤生长的部位，不同部位的脑组织有不同的功能，因而不同位置的肿瘤表现会有不同。但常见的有以下几种症状：

1. 精神症状

出现精神异常，除了患精神病之外，不能排除颅内肿瘤的存在。颅内肿瘤的精神症状有表现形式和程度的不同，如情感淡漠、精神迟钝、思维迟缓、语言增多、少语或说话颠三倒四、欣快感或抑郁症状等。额、颞、胼胝体等部位生长的肿瘤较多产生精神症状。如脑额叶肿瘤时，可有精神症状，性格改变尤为突出；颞叶肿瘤会出现精神运动性发作、幻嗅、幻视等。这可能是颅内压高和脑水肿等损害了高级神经活动，或肿瘤本身刺激，或破坏了这些精神功能区。

2. 癫痫发作

癫痫常表现为抽搐、痉挛、昏厥、两眼发直、凝视等，民间俗称抽疯。在脑肿瘤疾病中，癫痫的发生率约为30%。成人无外伤及其他诱因而出现的局限性癫痫发作或癫痫发作后出现持续数分钟乃至数天一侧肢体瘫痪都要高度怀疑脑肿瘤。

3. 感官障碍

（1）视觉：大脑枕叶肿瘤可出现视觉认识不能、视物变形、视野缺损、对侧同向性偏盲。颞叶肿瘤也可出现偏盲。松果体肿瘤时，因瞳孔对光反射和调节反应障碍也会影响视觉。蝶鞍区肿瘤压迫视交叉引起视力减退及视野缺损，常是患者前来就诊的主要原因，眼底检查可发现原发性视神经萎缩。

（2）感觉障碍：如果脑部的肿瘤影响到感觉区，可能会导致患者出现偏身感觉障碍、麻木，或是面部感觉障碍等症状。

4. 内分泌功能紊乱

蝶鞍区肿瘤早期就出现内分泌功能紊乱。性腺功能低下，男性表现为阳痿、性欲减退，女性表现为月经期延长或闭经。生长激素分泌过盛在发育成熟前可导致巨人症，发育成熟后表现为肢端肥大症。

七、颅内肿瘤的手术治疗方法有哪些？

颅内肿瘤由于发生在人的中枢神经系统，且随着肿瘤不断生长，对周围脑组织、神经、血管等受压迫越来越重，对患者的生命也会造成严重威胁。美国《中枢神经系统肿瘤临床实践指南》指出，所有中枢神经系统肿瘤均首选手术切除，术后放疗为主，可在放疗同时化疗或辅助化疗。

手术切除是脑瘤的主要治疗方式。手术的目的是在充分保护脑组织、脑神经及颅底重要血管的前提下竭力争取全切肿瘤，同时必须恢复和重建颅底的正常生理密闭性。手术治疗前，医生会评估患者的身体状况，如有无严重的心肺基础疾病，是否存在手术禁忌证。肿瘤病灶小或是良性肿瘤，患者身体状况好，无禁忌证，可以通过手术达到相对临床治愈。肿瘤非常弥散或者已经有多发转移，处于肿瘤晚期时，则不适合手术切除。

恶性肿瘤存在浸润性，理论上不可能完全切除。在手术过程中，为了判断肿瘤边界，会最大限度地提高肿瘤的切除范围，最大程度保护正常神经功能。

八、什么是放射治疗？

放射治疗是利用高强度射线聚焦病灶靶点，杀死癌细胞，使肿瘤缩小或消失。放疗是颅内肿瘤常用方法，可以单独用来杀灭肿瘤细胞，也可与手术、化疗联合使用，尤其脑部肿瘤不能全切或不能切的情况。

有效且副作用小的放射治疗需做到三精：精确定位、精确计划、精确治疗。

九、什么是化疗？化疗的原则是什么？

1. 化疗的定义

作为颅内肿瘤的重要辅助治疗之一，化疗原则上是用于恶性肿瘤的术后治疗或者是复发恶性颅内肿瘤治疗，可以与放疗协同进行。但对于大脑尚未发育的婴幼儿，因放疗对大脑有严重副作用，因而多采用化疗甚至取代放疗。

2. 化疗的原则

（1）肿瘤体积小，化疗效果好：绝大多数化疗药物作用于增殖活跃的肿瘤细胞，并不能杀死所有的肿瘤细胞。当肿瘤体积较小时，增殖细胞比例最大，因而化疗效果最好。术后尽早开始化疗，以取得较好的肿瘤控制结果。

（2）联合多种药物化疗：由于部分肿瘤存在瘤内异质性，实体病灶中含有药物敏感性不同的亚克隆。因此，选择作用机制不同及毒性不重叠的药物进行联合化疗，可提高疗效。对于脑转移瘤，应选择对原发癌最敏感的药物。

（3）选择化疗敏感的药物：化疗药物有很多，应根据病理学诊断和分子标志物检查结果，选择化疗药物。理想的化疗药物要能顺利通过血脑屏障，且能做到对中枢神经无毒性，在血液和脑脊液中维持较长时间的高浓度，最大程度发挥药效。

（4）充分化疗，疗程合理：采用最大耐受化疗剂量并以尽可能短的间歇期获得最佳的治疗效果。化疗疗程需合理，注意保护患者免疫力，出现明显的副作用时，应处理并发症并停止用药。使用多种药物时，注意药物间的相互影响。

十、什么是免疫治疗？

免疫治疗也是肿瘤的重要辅助治疗之一。免疫治疗是通过生物技术在高标准的实验室内培养出可杀伤肿瘤的自体免疫细胞回输体内。是直接杀伤癌细胞的治疗方法。

第二节　癫痫

一、什么是癫痫？

癫痫，俗称羊癫疯、羊角风，中医称为癫疾、痫证。癫痫是一种由多种病因引起的，具有持久性致癫倾向为特征的脑部疾病。

国际抗癫痫联盟和国际癫痫病友协会于 2005 年联合发布了癫痫的概念性定义，2014 年国际抗癫痫联盟提出了临床实用性定义：

（1）至少 2 次非诱发性或非反射性发作，2 次发作的时间间隔大于 24h。

（2）1 次非诱发性或非反射性癫痫发作，并且在未来 10 年再发风险与 2 次非诱发性发作后的再发风险相当（至少大于 60%）。

（3）诊断某种癫痫综合征。

二、什么是癫痫发作？

癫痫发作是脑神经元异常和过度的超同步化放电，引起的短暂性、重复性、发作性的脑部功能障碍症状，可表现出运动、感觉或自主神经功能的表现，伴或者不伴有意识或警觉程度的变化。

1.增加癫痫发作概率的证据

（1）脑电图提示癫痫样异常。

（2）头颅影像提示结构性损害。

（3）先前的脑损伤。

（4）夜间发作。

2.癫痫发作的三要素

（1）临床表现：包括感觉性发作、运动性发作、认知功能障碍等各种发作类型。

（2）发作起始和终止特点：一般是突发突止、短暂性、一过性。如果是持续的时间比较长，那是一种特殊形式，称为癫痫持续状态。

（3）脑电图检查：通过进行长程的脑电图检查，可以对诊断的癫痫进行分类，以便指导药物的选择。

三、为什么会发生癫痫？

癫痫发病因素复杂多样，包括遗传因素、脑部疾病、全身疾病等，年龄也是癫痫发作的相关因素。

1.遗传因素

基因是导致癫痫的重要原因，基因解码研究发现的癫痫致病基因有近千种，这些基因与突触发生、离子通道、神经递质合成、膜受体及转运体的结构与功能等有关。对于患有癫痫的育龄女性，建议在备孕前咨询专科医生，癫痫是否会遗传给下一代。越来越多癫痫患者在就医时，会被推荐进行癫痫的基因检测。

2.脑部疾病

脑部疾病能损害脑神经，造成脑神经异常放电，从而导致癫痫。引起癫痫的脑部因素有很多：

（1）颅内感染，如各种脑炎、脑膜炎、炎性水肿、脑部寄生虫病等。

（2）颅内肿瘤。

（3）大量饮酒损伤到脑组织。

（4）头部受伤，如脑挫裂伤后引起癫痫。

（5）先天性脑发育异常，如大脑灰质异位症、结节性硬化症等。

（6）脑血管病：蛛网膜下隙出血、脑出血、脑梗死和脑动脉瘤等。

（7）脑变性疾病：多发性硬化、阿尔茨海默病等。

3. 全身或系统性疾病

（1）代谢性疾病：如低血糖、低血钙、苯丙酮尿症、尿毒症等。

（2）心血管疾病：阿 - 斯综合征、高血压脑病等。

（3）内分泌疾病：甲状旁腺功能减退、胰岛素瘤等。

（4）中毒性疾病：有机磷中毒、某些重金属中毒等。

（5）缺氧：如窒息、一氧化碳中毒等。

（6）其他疾病：如风湿性疾病、血液系统疾病、子痫等。

4. 年龄因素

癫痫与年龄的关系较为密切，不同的年龄组往往有不同的病因范围。儿童早期发生癫痫常由先天性疾病或围生期疾病引起，成年期癫痫更可能是由于非遗传性的外部因素导致。有些病因作用于人体后，需要很长时间才表现出症状，如儿童时期的脑部受损，可能要成年后才有症状出现。

四、癫痫发作类型有哪些？

癫痫发作方式多种多样，临床表现迥异。对癫痫发作进行正确分类是临床用药的重要依据。一般是根据临床表现和脑电图特征对癫痫进行分类。

（1）全身强直 - 阵挛发作：又称大发作，突然意识丧失，继之先强直后阵挛性痉挛，常伴尖叫、面色发绀、舌咬伤、尿失禁、口吐白沫或血沫、瞳孔散大，持续数十秒或数分钟后痉挛发作自然停止，进入昏睡状态，醒后有短时间的头昏，对发作过程不能回忆。若发作持续不断，一直处于昏迷状态的称大发作持续状态，常危及生命。

（2）失神发作：又称小发作，表现为突发的精神活动中断，意识丧失，可伴肌阵挛或自动症，一次发作仅持续数秒至十余秒，脑电图上出现 3 次 / 秒棘慢或尖慢波综合。

（3）单纯部分性发作：起始于一侧脑部，发作呈局灶性或局限性，可扩展至两侧，发作时某一局部或一侧肢体的强直、阵挛性发作，或感觉性发作，历时短暂，意识清楚。若发作范围沿运动区扩展及其他肢体或全身时可伴意识丧失，称为杰克逊发作，发作后患肢可有暂时性瘫痪，称 Todd 麻痹。

（4）复杂部分性发作：又称精神运动性发作，表现为精神感觉性、精神运动性及混合性发作，多有不同程度的意识障碍及明显的思维、知觉、情感和精神运动障碍，可有神游症、夜游症等自动症表现，有时在幻觉、妄想的支配下可发生伤人、自伤等暴力行为。

（5）自主神经性发作：可有头痛型、腹痛型、肢痛型、晕厥型或心血管性发作。

五、怎么诊断癫痫?

诊断时一定要结合病史、体征、脑电图和其他方面的内容进行综合分析。

1. 病史资料

就诊时医生通常要患者或其家属回忆发病时的确切情况。全身性发作，尤其是强直-阵挛发作，症状较明显，详细询问病史后不难诊断。而对于简单性发作，由于症状不明显，相同形式的重复小动作不容易引起旁人注意，因而病史资料不丰富。

此外，家中有无癫痫患者，脑部有无受过伤，有无中毒等病史也是问诊内容。医生还会查看患者有无皮下结节、皮肤色素斑、神经系统局部体征等。

2. 脑电图

根据异常放电的部位、形式、频率等特征，来帮助诊断癫痫发作类型。如在癫痫发作时用脑电图记录到发作或发作间期放电，一般可作出诊断。脑电图是诊断癫痫非常有价值的辅助手段。

3. 其他检查

生化检查、脑脊液穿刺检查、核磁检查、脑血管造影、CT 等，可以辅助癫痫诊断，排除其他发作性疾病。

六、脑电图异常能否和“癫痫”画等号?

癫痫的临床表现非常复杂，特别是对儿童患者来讲，症状千变万化。有的患者具备明确的四肢抽搐发作、愣神发作，成串的痉挛发作；而有的患者只有轻微眨眼、眼球向一侧歪斜，肢体轻微抖动或晃动、噘嘴、四肢乱蹬，甚至更奇怪的表现如打人、说脏话、大笑、哭泣等。虽然临床症状是癫痫诊断的基础，但部分患者症状不明显，仅凭临床表现，不能百分之分确诊，因而常需要借助脑电图。

脑电图是通过安置在头皮或颅内的电极记录大脑皮质神经元的自发性、节律性电活动。脑电图对癫痫的诊断和鉴别诊断具有十分重要的意义。然而，脑电图异常不一定是癫痫，脑电图结果正常也并非意味着没有癫痫。

脑电图异常不一定是癫痫——除了癫痫发作期能记录到发作波，发作间歇期也可记录到发作波；癫痫患者会表现为脑电图异常，但正常人也有出现脑电图异常结果的可能。

脑电图正常并非没有患癫痫——临床上，有 10%～20% 确诊的癫痫患者从未监测到癫痫样放电，同样，据统计也只有 80% 的患者脑电图能够监测到发作间歇期的异常脑电波。这可能与头皮常规脑电图只能反应脑表面的情况，深部电极也只能显示有限区域，由于部分病灶小或病灶包埋在脑回内，因而仍然有部分局部发作可能探测不出脑电波改变。

长程视频脑电图可以提高检出率，除了可以观察发作间歇期的脑电图特征，还可以记录睡眠时期脑电图的特征，是目前监测癫痫发作最可靠的方法之一。

七、癫痫治疗的目的是什么？

癫痫治疗的最终目的是：确保癫痫患者拥有尽可能好的生活质量，使癫痫患者能够和癫痫以及相关的精神和身体障碍和谐共处。

为达到目的，在癫痫治疗的过程中，需满足以下几个条件。

（1）完全控制癫痫发作：是主要治疗的目标，这是因为大量研究表明，完全控制癫痫发作的患者生活质量显著优于长期控制癫痫发作的患者。

（2）减少恶性癫痫发作：并非所有的患者治疗后都能达到完全控制癫痫发作，对于那些即便接受了最大剂量的正规用药后仍难完全控制癫痫发作的患者，治疗的主要目标变为尽可能减少或抑制对生活质量产生严重影响的恶性癫痫发作。

（3）避免药物不良反应：理想的治疗目标是在无明显不良反应的情况下完全控制癫痫。因而临床诊疗中，尽量合理把握用药剂量和禁忌证，尽量减少药物的不良反应。

（4）控制临床下癫痫样放电：获得正常的脑电图是很难达到的，也不是主要目的；但是在一些特定的情况下，如严重脑电图异常，且同时伴有脑功能障碍的婴儿和儿童患者，控制脑电图癫痫样放电则成为必要。

（5）降低癫痫患者死亡率：癫痫发作严重时，若没有其他人在身旁，患者无法得到及时有效的救助时，可能导致意外死亡。死亡的原因可能与癫痫本身有关，也有可能因癫痫出现的意识丧失间接引发车祸、溺水等意外事故有关。有效的药物治疗可以明显降低癫痫的死亡率。

（6）避免药物不良反应：当单药治疗不能控制癫痫发作时，可能会采取联合用药。选择药物时，尽量选择药物作用机制不同、相互作用小或没有的药品。此外，抗癫痫药物可能和其他药物之间存在相互作用，如抗肿瘤药和抗癫痫药物。

（7）避免妨碍患者生活：癫痫患者不能预知发作，癫痫的发作的时间、地点、环境都不能得到自我控制（如突然发作倒地），给患者就业、婚姻、家庭和生活都带来了影响，身体和精神遭受双重的折磨。治疗过程中，尽量减少药物治疗对其日常生活的干扰。

八、癫痫的治疗原则有哪些？

1. 有明确病因的

控制症状的同时，积极针对病因治疗。如脑炎患者进行抗炎治疗、脑部寄生虫感染的患者驱虫治疗，脑肿瘤患者手术切除病灶。

2. 病因不明的

以药物治疗为主。专业医生根据发作类型和综合征选择药物，如：丙戊酸钠、苯巴比妥用于部分性发作的单药治疗；拉莫三嗪、托吡酯用于各种类型的全面性发作的单药治疗。

3. 药物难治性癫痫

药物难治性癫痫，必要时根据患者的情况选择手术治疗。

九、抗癫痫药物治疗

药物治疗是癫痫治疗的首选方法，也是主要的治疗手段，常用于病因不明确或尽管病因明确但暂且不能针对病因的抗癫痫药物治疗。

癫痫患者中大约 80% 可以通过药物控制。其中约有 50% 患者在接受第一种单药治疗后，癫痫发作即可得到缓解或控制；另有 30% 患者在服用一种单药无效后，改用另一种单药或采取联合用药的方法，症状也能得到控制。

药物治疗原则：

（1）确诊后及早治疗。

（2）合理选择抗癫痫药：应该根据癫痫的发作类型或癫痫综合征选用药物。

（3）尽量单药治疗，单药治疗确实无效时，可考虑更换另一种药，或联合用药。

（4）药物治疗从小剂量开始，根据治疗效果，逐渐调整剂量。

（5）抗癫痫药物血液浓度测定：根据药动学参数和临床效应调整剂量。

（6）简化服药方法：根据药物半衰期给药，分配好服药间隔。

（7）长期规律服药：绝不可自行减药、停药和滥用药物。

（8）定期随诊，注意药物不良反应对肝肾功能的影响。

（9）新型抗癫痫药物的合理应用。

（10）始终突出治疗的个体化原则。

十、药物治疗的常见误区和解答

误区一：药物不良反应大，会导致肝肾功能损害，导致变傻、变笨。

解答：专业医生会结合患者身体情况，合理、系统地给予药物治疗，只要积极配合医生治疗，定期随访，监测肝肾功能等可能的不良反应，药物不良反应是可以得到很好控制的。相反，若不按时服药，任由疾病发展，癫痫发作反而会影响大脑功能，出现认知障碍和情感障碍等，不受控制的发作甚至会导致社恐、自闭。

误区二：不发作了，就可以停药

解答：癫痫不发作，并不代表治愈。擅自停用药物会导致原本控制较好的癫痫发作加重、发作频率增加，原用药物治疗效果下降。停药有严格的指征，只有在癫痫发作完全控制 2～5 年后，脑电图基本正常，在医生的指导下才能缓慢减药，减药过程通常要半年以上。

误区三：药物剂量越大控制越好

解答：抗癫痫药物治疗应从小剂量开始，医生会根据患者的治疗效果指导患者加量。大剂量的药物会增加药物不良反应的发生率，理想的药物治疗是用最小的药量达到最好的控制效果。

误区四：别人吃的药物效果好，我也可以买来吃

解答：别人吃的药，未必适合其他患者。药物治疗一定要遵从个性化原则。医生在为患者选择抗癫痫药物时综合考虑了多种因素：发作类型、癫痫病因、患者年龄、有无肝肾功能损伤等其他疾病。

误区五：贵药、新药一定是好药

解答：如前所述，选择药物时一定要综合多种因素，抗癫痫药物的选择是根据每个患者的具体情况来决定的，没有哪一种药可适用于所有患者。

十一、手术治疗

癫痫手术治疗目的是安全去除引起癫痫发作的脑组织，即癫痫灶。常用的癫痫手术治疗方法有颞前叶切除术、大脑半球切除及次全切除术、胼胝体切除术、脑皮质癫痫病灶切除术等。治疗效果已经在临床上得到广泛的证实。

并不是所有的患者都适合手术治疗，癫痫手术治疗具有严格的适应证。

手术治疗的适应证：

（1）药物难治性癫痫：药物治疗不能理想地控制癫痫的发作，平均每月发作一次以上，病程必须达到两年以上。

（2）虽然大剂量或者多种抗癫痫药物联合应用可以控制发作频次为每年 1～2 次以内，但是患者不能耐受药物的严重不良反应。若这些患者有明确的局限性癫痫灶，可以考虑手术治疗。

（3）伴有颅内明确病灶的症状性癫痫一般都需要手术治疗。

癫痫手术本身并不很难。传统癫痫开颅手术在有经验的癫痫中心比较成熟。神经外科、神经内科、神经影像、神经心理学、神经康复等多学科人员共同参与，虽然存在感染、卒中、记忆力损伤、偏瘫、视野缺损等手术并发症可能，但手术风险较小，一般不留后遗症。

难点在于术前癫痫灶的精确定位。致痫区的确定是选择何种手术及手术成功的前提，需由专业评估小组借助仪器完成。

对于脑肿瘤伴发癫痫患者，如果只是切除脑肿瘤，对致痫灶不进行有意识的确认与处理，术后癫痫缓解率为 50%～83%。因此癫痫灶能否切除干净，对手术的效果有重要的影响。

十二、微创手术治疗

癫痫的微创手术是指通过微创的开颅手术切除病灶，微创手术并不是指切除口尺寸的大小或切病灶的大小，强调的是在切除病灶的前提下，保护脑功能，避免额外的神经功能创伤。

相比于传统的完全开颅手术，有以下优势：

（1）切口小、骨窗小、美观。

（2）能够减轻对脑组织、神经、血管等最重要结构的损伤。

（3）减少术后并发症及后遗症。

微创手术只适合癫痫灶明确、局限的患者。精确定位癫痫灶也是手术的关键。术中可以借助一些设备，如高清晰度的显微镜、精准的导航系统，以及术中的电生理监测和刺激系统，既能完全切除病灶，又能保留大脑的主要功能和精细功能。

十三、神经调控电刺激

如果把癫痫发作比作被雷电击中后熊熊燃烧的"大火"，而神经调控电刺激术就像装上避雷针一样，将"闪电"引走，避免发生"大火"。神经调控有手术调控（包括迷走神经刺激、脑深部丘脑核团电刺激和感应式神经刺激等）和非手术调控（经颅磁刺激术和耳迷走神经刺激等），目前最常用的是迷走神经刺激术。

神经调控电刺激适用于以下患者：

（1）药物治疗无效。

（2）无法确定致痫灶，左右双侧病灶。

（3）病灶位于功能区。

（4）因病因复杂、切除效果不佳等原因而不能或不适合开展传统手术治疗。

迷走神经刺激术创伤小，恢复快，疗效显著。有研究表明，5%～9%的患者发作完全停止，17%的患者发作次数减少90%以上，30%的患者发作次数减少75%以上，55%的患者发作次数减少50%以上，13%的患者发作次数仅减少30%～50%，9%～10%的患者无效。手术安全性高，但也会有一些并发症，比如声音嘶哑、吞咽困难、咳嗽、音调改变、心律失常等。症状多为暂时性的，随着机体逐渐耐受，症状很快缓解或减轻。

十四、癫痫发作，如何急救？

癫痫病是一种危害大的病症，急性发作时，若得不到有效的救治，势必会对患者的安全甚至生命带来严重威胁。

1.癫痫发作前

大部分癫痫发作之前有征兆。先兆发作一般出现在发作最初的数秒到几分钟内，属于患者的主观感受，常表现为：躯体感觉先兆，如针刺感；听觉先兆，如嗡嗡的蜂鸣声；视觉先兆，如复杂视幻觉；嗅觉先兆，如铁锈味等等。这些可以对患者癫痫发作有警示作用。当患者预感到可能要发作时，主动告知旁边的家人，尽快到安全的地方躺下，若有床栏，拉上床栏，避免因癫痫发作栽倒在地，出现脑出血等外伤。患者躺下后，移开其身旁尖锐物体，摘下眼镜，取下假牙，将体位翻转至侧卧位或平躺头偏向一侧，解开其领带、文胸、衣扣、腰带，确保患者呼吸道通畅，有助于呼吸道内的分泌物排出，避免呛到或者引起吸入性肺炎。趁其嘴巴未紧闭前，迅速将手绢、纱布卷成卷，垫在患者牙间，预防牙关紧闭时咬伤舌部。

2. 癫痫发作中

癫痫大发作表现为：突然意识丧失，腿部痉挛抽搐，头部后仰倒地，双眼上翻，全身肌肉呈强直性收缩、痉挛，嘴巴紧闭，持续数秒至半分钟，而后全身肌肉呈有节律的强烈收缩；随呼吸口中喷出白沫或血沫，有的伴有大小便失禁。症状一般持续 2～3min，多则 7～8min。

若患者还未倒地，家属或救助者应立即搀扶尽量让其慢慢倒下。牙关紧闭的患者，切忌强行撬开牙齿、放入施救者手指或勺柄等尖锐的东西。国外指南并不支持在癫痫时往嘴里硬塞东西，因为癫痫发作时强大的咬肌闭合有可能会导致塞入的东西咬断，或捅破嘴，造成鲜血直流，而断裂物品或淤血容易引起患者窒息。没有专业急救人员在场时，请勿往患者嘴里放任何东西，相对于可能出现的舌咬伤，窒息的后果严重得多。此外，不要按水沟（人中）试图终止癫痫发作。掐人中不仅无法终止抽搐，还有可能带来额外的伤害，比如压伤等。在患者抽搐时，不要试图强行按压抽搐肢体，有可能导致患者关节脱臼、骨折等外伤。

一般情况下癫痫发作有自限性，发作几分钟会自行终止。若癫痫发作超过10min，则进入了癫痫持续状态，此时要赶快拨打 120 急救电话，送往医院救治；如就近有鲁米那注射液，可先注射一次较大剂量的药物再送医救治。抢救不及时的话，可出现脑水肿、脑疝、呼吸循环衰竭直至死亡的严重后果。另外，癫痫发作时，在尽量保证患者安全的前提下，家属用手机记录整个癫痫的发作情况，作为就诊时的客观资料，便于医生抗癫痫治疗。

3. 癫痫发作后

在癫痫抽搐停止后，判断患者有无心搏、呼吸，若心搏、呼吸停止，则可进行心肺复苏。一般在痉挛停止、进入昏睡期，应保持患者的头偏向一侧，并抽去牙间垫塞物，让唾液和呕吐物流出，避免窒息。尽可能减少搬动，让患者适当休息，注意患者保暖及周围环境的安静。若有氧气供应，可给予吸氧。对于发作时已摔倒在地的患者，应检查有无外伤，如有外伤，应根据具体情况进行处理。患者清醒前不要试图喂任何东西，以防呛咳，导致吸入性肺炎。

4.癫痫发作醒转后

患者醒后，头痛及周身酸软，对发作过程并无记忆。可以通过询问年龄、性别、家庭住址来判断患者是否已经清醒，细心照顾并注意观察其状态。若家人当时用镜头记录整个过程，可不必要向其详细描述发作时的情况，以免增加其精神负担。若在外发作时，周围人在等待患者清醒后告知医生患者发作时的表现及时长，有助于医生对疾病诊断和发作类型的判断；如发作不终止，需要及时送医院，此时可以在有众人帮助佐证的情况下收集患者身份信息，便于联系家属。

无论癫痫发作能否自行缓解，患者、家人或路人都不必过于紧张，只要采取适当的措施，不仅可以减少发作对患者的不良影响，还可以为医生提供尽可能详细的病史，有助于医生的诊断和治疗。

第三节 蛛网膜囊肿

一、什么是蛛网膜？

蛛网膜位于硬脑膜与软脑膜之间，是一层半透明的薄膜，缺乏血管和神经，跨越脑和脊髓的沟裂，由脊髓蛛网膜和脑蛛网膜两部分组成，相互延续。

二、什么是蛛网膜囊肿？

蛛网膜囊肿是脑实质外良性、非肿瘤囊性占位性病变，由蛛网膜所构成的囊壁包裹无色透明的脑脊液样囊液形成，囊壁多为蛛网膜、神经胶质及软脑膜。脑表面、脑裂及脑池部是囊肿通常发生的部位，但不累及脑实质。多为单发，少数多发，以左侧多见。按病因不同可分为先天性、外伤性及感染后蛛网膜囊肿三型。目前（脑）蛛网膜囊肿发生率约为5/1000，约占颅内占位性病变的1%，性别比男：女约为4：1。

三、蛛网膜囊肿有哪些症状？

该病起病隐蔽，多数情况无明显症状。一些体积大的蛛网膜囊肿可出现与颅内占位性病变相似的临床表现（表3-3-1）。

表 3-3-1 部位相关症状

部位	幕上囊肿	额叶囊肿	左颞叶囊肿	右侧裂区囊肿	左中颅凹囊肿
症状	可有类似梅尼埃病症状	可出现抑郁	可有精神症状，更多地表现为述情障碍	可导致在61岁左右出现新发精神分裂症	可有幻听、偏头痛和发作性幻想

（1）常见表现

① 颅骨发育异常或巨颅畸形，常见于小儿。

② 小儿期的鞍上池囊肿可表现为抬头 - 低头头部活动，即玩偶头样症状。

③ 左侧颅中凹囊肿可合并注意力不集中症（ADHD）。

④ 头痛，但不是所有头痛患者均有蛛网膜囊肿、脑积水（脑脊液聚集过多）、颅内压增高。

⑤ 癫痫、发育迟缓、行为改变。

⑥ 偏瘫（一侧肢体无力或瘫痪）、共济失调（肌肉运动不协调）。

⑦ 恶心、幻听。

⑧ 早老性痴呆，多合并阿尔茨海默病。

（2）老年患者（＞ 65 岁）症状：与慢性硬膜下血肿或正常压力脑积水相似，出现痴呆、尿失禁、偏瘫、头痛、癫痫等症状。

四、应做哪些检查？检查时的注意事项有哪些？

蛛网膜囊肿诊断最重要的检查手段是影像学检查。如果 CT 检查怀疑蛛网膜囊肿，建议进一步行磁共振检查（MRI），以提高确诊率。一般情况 CT 和 MRI 检查可以确诊，但对于鞍上和颅后窝部位的病变，还需应用脑脊液造影剂或流量测定检查。若存在认知功能还可使用简易精神评分量表 (MMSE) 来进行评估。

1. CT 检查

蛛网膜囊肿患者 CT 检查结果通常显示：病灶的信号与脑脊液相同，边界清晰；增强扫描病变无强化表现；可伴有脑组织发育不良，邻近颅骨变薄、向外膨隆；部分患者存在合并脑积水、脑室受压等情况。幕上蛛网膜囊肿的结果通常显示为低密度影，周边结构可能受压。

2. CT 检查的禁忌证

存在以下情况者，不能进行 CT 检查：对碘过敏者、严重肝肾功能损害者、重症甲状腺疾病患者（甲亢）。

3. CT 检查的高危因素

有下列情况者进行 CT 检查需谨慎，多观察自身是否出现不适；若出现不适，需及时告知医务人员。

（1）肾功能不全。

（2）糖尿病、多发性骨髓瘤、失水状态、重度脑动脉硬化及脑血管痉挛、急性胰腺炎、急性血栓性静脉炎、严重的恶病质以及其他严重病变。

（3）哮喘、枯草热、荨麻疹、湿疹及其他过敏性病变。

（4）心脏病变（如充血性心力衰竭、冠心病、心律失常）。

（5）1 岁以下的小儿及 60 岁以上老人。

4. 磁共振检查（MRI）

磁共振检查目前在临床上比较常用，通常是应用磁共振的现象产生磁共振信号而形成图像。该检查没有放射性，对于人体没有损害（孕妇也可以进行该检查）。若患者存在蛛网膜囊肿，结果会显示为长 T1、长 T2 信号，即磁共振 T1 加权像上病灶呈低信号，T2 加权像上，病灶呈高信号（白色）。强化后囊肿、囊壁无增强表现。

5. MRI 的禁忌证

存在以下情况者不能进行 MRI 检查：体内有金属物品的患者（比如安装心脏起搏器的患者、骨科术后体内有钢钉的患者或者体内有节育器等）。

6. MRI 的注意事项

（1）体内有磁铁类物质者（如装有心脏起搏器、人工瓣膜，重要器官旁有金属异物残留等），均不能进行该检查，若体内植入物经医生确认为非磁性物体者除外。

（2）要向技术人员说明有无存在以下情况：有无手术史；有无任何金属或磁性物质植入体内，包括金属节育环等；有无假牙、电子耳、义眼等；有无药物过敏；有无金属异物溅入体内。

（3）不要穿着带有金属物质的内衣裤；检查头、颈部的患者应在检查前一天洗头，不要擦任何护发用品。

（4）检查前须脱去除内衣外的全部衣服，换上磁共振室的检查专用衣服；去除所佩戴的金属物品（如项链、耳环、手表和戒指等）；除去脸上的化妆品和假牙、义眼、眼镜等物品。

（5）检查前要向医生提供全部病史、检查资料及所有的 X 线片、CT 片、以前的磁共振片等。

（6）腹部（肝、脾、肾、胰腺、胆道、输尿管等）检查前禁食 4h，并于检查前注射山莨菪碱（654-2）一支。

五、蛛网膜囊肿都需要治疗吗？

蛛网膜囊肿并非都需要治疗，多数学者认为，对于成年患者的无占位效应或症状的颅内蛛网膜囊肿，无论大小和部位，一般无须治疗，但必须定期复查。

六、哪些蛛网膜囊肿需要治疗？

以下类型蛛网膜囊肿需要治疗：

（1）颅内压增高、脑受压、中线移位和脑室系统梗阻症状者。

（2）颅内（囊肿内或硬膜下）出血者。

（3）有明显局限性神经功能障碍者。

（4）顽固性癫痫，囊肿周围有棘波放电者。

（5）神经心理学测试有轻度神经精神症状、记忆力下降、思想不集中、认知能力下降（左颞窝囊肿）等表现者。

七、（脑）蛛网膜囊肿的手术指征是什么?

蛛网膜囊肿是否需要治疗必须由经验丰富的专业医生决定。是否手术主要依据囊肿部位、囊肿大小和相关症状决定（表 3-3-2）。手术的绝对适应证为高颅压和进展性脑积水。

表 3-3-2 建议手术指征

序号	建议手术指征
1	有明确引起颅内压增高的表现
2	合并囊内出血、硬膜下出血者
3	有明确为蛛网膜囊肿所致的局灶性神经功能缺失，如偏瘫、言语障碍
4	囊肿合并癫痫，癫痫症状严重且反复发作，药物控制无效（癫痫灶位于囊肿附近）
5	囊肿呈进行性增大趋势，或脑电图和颅内压有变化者
6	继发梗阻性脑积水
7	儿童年龄较小且囊肿体积大者，脑电图和颅内压有变化的
8	局部受压征象明显
9	对于年龄≤4 岁，直径＞6cm 囊肿增大，即便患者没有出现明显症状，仍建议手术

注：1. 对于直径＞5cm 但是没有出现症状的蛛网膜囊肿，是否进行预防性手术尚没有统一的意见。

2. 颅内蛛网膜囊肿患者的治疗与患者是否出现症状有着直接关系，对无症状者以长期随诊观察为主，对有症状者应慎重选择手术方式。

八、（脑）蛛网膜囊肿都有哪些手术方法?

多数学者认为对于无临床症状的患者不需要手术治疗。而针对有症状者，则需通过手术进行囊肿内减压及囊壁切除，治疗方式如下：

（1）引流囊肿内囊液至硬膜下腔、腹腔内（囊肿 - 腹腔分流）。囊肿分流手术有着确切的效果，但患者需要长期甚至终身携带分流管。

（2）囊壁切开：开颅手术能在直视下切除囊肿，避免分流手术，且术中出血容易控制；各种内镜技术以及激光辅助技术切除囊肿，在内镜下切除部分囊壁并将囊肿与脑池连通。

（3）钻孔或针刺抽吸引流囊液：这两种方式虽然简单、快速，但是复发率高，多数患者不适合。

九、（脑）蛛网膜囊肿的预后如何?

大多数蛛网膜囊肿长期无变化，可终身带囊肿生活，且常常是被偶然发现的，也有蛛网膜囊肿自愈的文献报道，因此大多数患者是不需要治疗的。

蛛网膜囊肿患者经过治疗，术后理想的治疗效果应该是：囊肿接近消失、囊肿残留容积应小于10mL左右或总体积缩小90%以上（才能算是真正有效的治疗）；另外头痛、偏瘫、视乳头水肿、复视可以好转，术前巨颅患者术后头颅可以不再增大。需要终身定期复查。

十、蛛网膜囊肿患者日常生活中有哪些注意事项？

（1）多数蛛网膜囊肿患者在平时的日常生活中无须特别注意，但癫痫患者应当注意安全，并在医生指导下服用抗癫痫药物。

（2）建议有蛛网膜囊肿者平时避免剧烈活动，一旦头部外伤后出现头痛、呕吐等症状应及时到医院就诊。

（3）对于偶然发现的蛛网膜囊肿，即使没有症状，也应该及时就医，并在医生指导下进行治疗或随访观察。

（4）若患者由于囊肿突发出血或破裂而引发头痛、呕吐、神志障碍等症状时，应该及时到医院就诊。

（5）轻微头部外伤也可以导致蛛网膜囊肿破裂，一旦出现硬脑膜下血肿、硬脑膜下积液，需要急诊治疗。

（6）当患者出现癫痫、神经功能缺失或进展时，应该及时就医。

十一、成人偶然发现（脑）蛛网膜囊肿是否需要治疗？

对于偶然发现蛛网膜囊肿的成人患者，暂不建议手术治疗，通过6～8个月的影像学检查可以判断病变的变化情况。如果病灶变大，再考虑手术治疗。

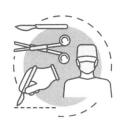

第四章
骨科常见关节疾病

第一节 骨性关节炎

一、什么是关节?

骨与骨之间的连接叫骨连接。骨连接可分为直接连接和间接连接,而关节是间接连接的一种形式。关节由关节面、关节囊和关节腔三部分组成(图4-1-1)。

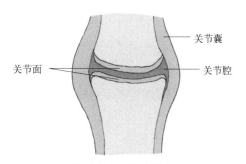

图 4-1-1 关节示意

1. 关节面

是构成关节的两块骨的邻接面,通常由凹面和凸面组成,凸面为关节头,凹面为关节窝。关节面上覆盖有关节软骨,表面光滑且具有弹性,有利于减少摩擦和缓冲震动。

2. 关节囊

是一种结缔组织囊,附着在关节面周边的骨面上,包括外层和内层。外层是厚而坚韧的纤维膜;内层为薄而柔软的滑膜层,衬贴于纤维层内面,并附于关节软骨周缘,具有产生滑液,润滑关节腔和营养关节软骨的作用。

3. 关节腔

是存在于关节囊滑膜层与关节软骨之间的潜在腔隙，密闭呈负压状态，内含有少量滑液，能减少摩擦。

二、什么是骨性关节炎？

骨性关节炎是一种以关节软骨损害为主，并累及整个关节组织的最常见的关节疾病，最终导致关节软骨退变、纤维化、断裂、缺损及整个关节面的损害。

据世界卫生组织统计，目前世界范围内约有 1.9 亿骨性关节炎患者。我国研究数据结果显示：当前我国有症状的膝关节骨关节炎的患病率为 8.1%，女性高于男性，呈现明显的地域差异，即西南地区（13.7%）和西北地区（10.8%）相对较高，华北地区（5.4%）和东部沿海地区（5.5%）相对较低。

有症状的髋关节骨关节炎的患病率为男性 1.1% 和女性 0.9%。随着我国人口老龄化的进展，骨关节炎的发病率呈现逐渐上升的趋势。骨关节炎的高发人群为中老年人群，50% 以上的 65 岁以上人群都患有此病。

三、为什么会患上骨性关节炎呢？

目前骨性关节炎分为原发性骨性关节炎和继发性骨性关节炎。骨性关节炎的发病机制尚不完全明确，主要与患者的年龄、肥胖、炎症、创伤及遗传等因素有关，是由多种因素共同作用的结果。

1. 原发性骨关节炎

病因尚不完全清楚，在多个致病因素中，高龄和超重是其已明确的两个主要致病因素。一般认为是由软骨营养不良、代谢失常、应力不平衡、累积的微小创伤或关节负荷过重等全身或局部的综合因素所致。

2. 继发性骨关节炎

一般是在原发疾病基础上发生的继发性改变，常见原发病因包括先天性关节畸形、关节面不平整、关节面损伤、关节面机械磨损、代谢性疾病、关节不稳定、感染等。

当出现天气变化、受凉、劳累等外界刺激时，常会引起关节酸胀不适，诱发关节疼痛；或者当关节受到外伤或活动量大时，关节疼痛及活动障碍症状会加重。

四、骨性关节炎常发生在哪些部位？

1. 膝关节

膝关节痛是本病患者就医常见的主诉。其早期症状为上下楼梯时疼痛，尤其是下楼时为甚，呈单侧或双侧交替出现。有时出现关节肿大，多因骨性肥大造成，也可因关节滑膜水肿或关节腔积液引起。严重者可以出现膝内翻畸形。

2. 髋关节

表现为臀外侧、腹股沟等部位疼痛，可放射至膝关节。

3. 手指关节

指间关节最常受累，尤其是远端指间关节。肿痛和压痛不太明显，亦很少影响关节活动。特征性改变为在指关节背面的内外侧出现骨性增生而形成硬结节（图 4-1-2）。

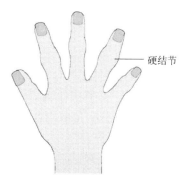

硬结节

图 4-1-2　硬结节

4. 脊柱

椎体、椎间盘、关节突关节的退行性病变引起局部出现疼痛、僵硬。少数严重者因椎体缘的唇样增生和骨赘压迫局部神经根、脊髓或局部血管而出现各种放射性痛或神经系统症状。

5. 足

拇趾的跖趾关节是病变出现的常见部位。穿紧足鞋和反复外伤是其病因。症状为局部疼痛、骨性肥大和拇外翻。

五、骨性关节炎有哪些典型症状？

1. 关节疼痛及压痛

在疾病早期，患者常出现轻度或中度疼痛的症状，疼痛主要表现为间断性隐痛，在休息后疼痛可缓解，活动后则加重。疼痛常与天气变化有关，寒冷、潮湿的天气可加重疼痛，

在疾病晚期，可出现持续性的关节疼痛或休息痛，关节局部有压痛，在伴有关节肿胀时压痛尤其明显。

2. 关节活动受限

在早晨起床时关节僵硬、活动度下降，这种现象称为"晨僵"。晨僵在活动后可缓解。

在遇到气压降低或空气湿度增加时，关节僵硬会加重。其持续时间一般较短，

常为几分钟至十几分钟不等，一般不会超过半小时。患者在疾病中期可出现关节绞锁，在疾病晚期关节活动受限加重，最终导致残疾。

3. 关节肿大或畸形

常在靠近指尖的关节或手指中段的关节出现关节发红、明显肿大变形。部分膝关节因骨质增生、关节积液等也会出现关节肿大；软骨和软骨下的骨磨损会造成关节内翻或外翻畸形，从而形成"O"形腿或"X"形腿。

4. 骨摩擦感（音）

关节软骨有减少关节摩擦力的功能。当关节软骨破坏或关节面不平整时，关节活动时会出现关节摩擦的感觉或嘎吱作响，称为骨摩擦感（音）。

5. 关节无力、活动障碍

晚期患者会出现持续关节疼痛、活动度下降、肌肉萎缩从而引起关节无力。患者在行走时常常会出现腿软、关节不能完全伸直或活动障碍。

6. 肌肉萎缩

肌肉萎缩常见于膝关节骨关节炎，因关节疼痛、活动能力下降导致受累关节周围的肌肉萎缩、关节无力。

六、骨性关节炎发展过程中有哪些不同的症状？

骨性关节炎通常病程长、发展缓慢。

1. 疾病早期

会在受凉、劳累或轻微外伤后出现关节酸胀痛。因症状轻微，常常不会被患者注意。

2. 疾病中期

会出现典型疼痛症状。静止或晨起体位变动时出现关节僵硬、疼痛，常伴有跛行；活动后疼痛逐步减轻，但活动过多后疼痛再度发生，需要休息。

3. 疾病晚期

常出现持续性疼痛或休息痛，伴有明显关节肿胀、畸形及关节僵硬。

七、骨性关节炎有哪些伴随症状？

除了常见的关节相关症状，患者有时还会出现其他伴随症状。当骨性关节炎累及脊柱时，可出现后背痛；当增生骨质压迫神经，会产生肢体麻木、感觉异常、疼痛和肢体无力等症状。

八、怀疑骨性关节炎需要做哪些检查？

当患者反复出现关节（主要为膝关节、髋关节、指间关节）红、肿、热、痛症状时应尽早到医院就诊。

1. 实验室检查

（1）血液检查：血常规检查一般无异常或急性期白细胞呈现轻度升高，伴有滑膜炎症的患者可出现C反应蛋白（CRP）和红细胞沉降率（ESR）轻度升高。骨性关节炎患者的类风湿因子（RF）和其他自身抗体一般为阴性。

（2）关节液检查：是关节炎诊断的重要指标。关节液一般为黄色，黏度正常，会呈现凝固试验阳性，白细胞数低于 $2 \times 10^6/L$，葡萄糖含量很少（低于正常血糖水平的一半）。

2. 影像学检查

（1）X线片检查：是首选的影像学检查，是骨性关节炎诊断的"金标准"。结果通常有三个典型表现：受累关节的间隙变窄，软骨下骨硬化及（或）发生囊性变化，关节边缘骨质增生。

（2）CT检查：多用于与其他疾病鉴别，其影像学结果与X线片类似，表现为病变关节间隙变窄，受累关节软骨下骨质硬化、囊变，关节边缘骨赘形成。

（3）MRI检查：对早期骨关节炎诊断有一定价值，通常用来观察关节软骨、关节内及周围软组织的病变情况。早期骨性关节炎结果表现为关节软骨厚度变薄或缺损、软骨下骨髓水肿、半月板损伤及变性、关节积液和关节周围囊肿等。

（4）关节镜检查：可直观地了解关节内损伤情况、软骨的损伤程度、滑膜的炎症或增生的情况；并且可在关节镜下取组织标本进行病理学检查，是进行鉴别诊断的重要依据。

关节镜检查是微创检查，但具有损伤性且费用较高；故一般不作为单纯检查，多同时结合镜下治疗。

九、骨性关节炎急性期如何治疗？

急性期治疗主要是达到镇痛、消肿和改善关节功能的目的。可用拐杖或手杖辅助活动，减少关节的负重，同时应避免过度的大幅度活动。消炎镇痛药物是骨关节炎患者缓解疼痛、改善关节功能的常用药物，可在医生指导下使用。

十、骨性关节炎的治疗原则有哪些？

骨性关节炎的治疗是为了实现缓解疼痛、延缓疾病进展、矫正畸形、改善或恢复关节功能，以达到提高患者生活质量的目的。治疗原则是根据患者病情设计梯度化、个性化治疗方案。

梯度治疗：医生会根据患者年龄、性别、体重、自身危险因素、病变部位及程度等情况进行梯度治疗，包括底层治疗、第二层治疗、第三层治疗、第四层治疗。

1. 底层治疗

底层为基础治疗，主要包括对患者进行健康教育、运动治疗、物理治疗、行动辅助治疗，适用于所有骨关节炎患者。早期患者，依据自身需求和一般情况，选择适宜的基础治疗方案。

2. 第二层治疗

随着患者病情加重，进入第二层治疗，主要包括消炎镇痛药物治疗、关节腔注射药物治疗、缓解症状的药物治疗、中成药治疗等。结合患者的发病部位、自身危险因素等情况，选择正确的药物种类及用药途径。

3. 第三层治疗

随着病情进一步加重，且在基础治疗和药物治疗无效的前提下进行手术治疗，主要包括关节镜手术、软骨修复手术、力线校正手术等。治疗方案需综合考虑患者病变部位、病变程度、一般情况以及自身意愿。

4. 第四层治疗

骨关节炎进展到晚期，患者病情严重，修复性治疗无效时，需要进行关节重建手术治疗（包括关节置换术、截骨术等）。手术重建治疗是终末期骨关节炎治疗的有效方案，可有效缓解关节疼痛、恢复关节活动功能。

十一、骨性关节炎可以进行药物治疗吗？

由于个体差异大，药物治疗不存在绝对的最好、最快、最有效。除常用的非处方药外，需在医生指导下充分结合个人情况进行药物治疗。常用的药物类型主要包括非甾体抗炎药（NSAIDs）和镇痛药物。

1. 非甾体抗炎药物

非甾体抗炎药是骨关节炎患者缓解疼痛、改善关节功能最常用的药物，包括局部外用药物、全身应用药物及关节腔注射药物。

（1）局部外用药物：在使用口服药物前，建议先选择局部外用药物，尤其是老年人，可使用各种NSAIDs的凝胶贴膏、乳胶剂、膏剂、贴剂等。局部外用药物可迅速、有效缓解关节的轻、中度疼痛，其胃肠道不良反应轻微，但需注意局部皮肤不良反应的发生。

（2）全身应用药物：用药前应进行胃肠道、心血管等危险因素评估，做到个体化给药，尽量使用最低剂量。如需长期用药，则用药三个月后需要进行相关检查。

（3）关节腔注射药物：关节腔注射是有创治疗，可能会增加关节感染的风险，需由医生评估后进行。常用关节腔注射药物主要有糖皮质激素、玻璃酸钠、医用几丁糖等。

① 糖皮质激素：起到消炎的作用，但对软骨代谢有影响，不宜长期使用。

② 玻璃酸钠等黏弹性物质：注入关节腔具有润滑、抗炎、软骨修复等功能，可有效缓解疼痛，改善关节功能。

③ 医用几丁糖：具有促进软骨细胞外基质合成、降低炎症反应、调节软骨细胞代谢的作用，同时其黏弹性和缓吸性可缓解关节炎进展，适用于早、中期患者。

2. 镇痛药物

对 NSAID 治疗无效或不耐受者，可使用阿片类镇痛药、对乙酰氨基酚与阿片类药物的复方制剂等，但需注意，阿片类药物的不良反应和成瘾性发生率相对较高，需在医生指导下谨慎使用。

十二、骨性关节炎什么时候可以进行手术治疗，手术方式有哪些？

在基础治疗及药物治疗效果不佳或病情恶化情况下，可以考虑手术治疗。手术方式有以下几种：

1. 关节镜清理术

关节镜同时具备诊断和治疗的作用，适合伴有关节内游离体或半月板损伤等症状的患者。通过关节镜清理游离体、半月板成形等，能减轻部分早、中期患者的症状。对于伴有机械症状但关节间隙狭窄较明显的患者，单纯行关节镜手术治疗效果差。

2. 截骨术

截骨术多用于膝关节骨关节炎早、中期患者，通过改变下肢力线来改变关节面的接触面受力情况，能最大限度地保留人体自身关节，尤其是青中年活动量大、膝关节力线不佳的病变人群。

3. 关节融合术

实施关节融合术的目的是解决关节疼痛，但会造成关节功能障碍，现已不作为膝、髋等大关节骨关节炎的常规治疗手段。但对于严重的踝关节、趾或指间关节骨关节炎患者，关节融合术有较好的效果。

4. 人工关节置换术

对于终末期骨关节炎患者可采用人工关节置换术，该方法可以消除关节疼痛，同时改善关节功能，是一种成熟且有效的治疗方法，逐渐为医患广泛接受。

十三、骨性关节炎还有哪些辅助治疗方式？

1. 物理治疗

物理治疗的常用方法包括水疗、冷疗、热疗、经皮神经电刺激、按摩、针灸等。主要是通过促进局部血液循环、减轻炎症反应，达到减轻关节疼痛的目的。

2. 行动辅助

通过减少关节负重来减轻疼痛、减少关节磨损。患者需在医生指导下选择合适的行动辅助器械如手杖、拐杖、助行器、关节支具等辅助运动，也可选择平底、厚实、柔软、宽松的鞋具辅助行走。但对改变负重力线的辅助工具，如外侧楔形鞋垫尚存在争议，应谨慎选用。

3. 前沿治疗

病变关节腔内注射生长因子和富血小板血浆为骨关节炎治疗新方法。富血小板血浆可改善局部炎症反应，并可参与关节内组织修复及再生；但目前对于其作用机制及长期疗效尚需进一步研究。

十四、骨性关节炎的预后如何？会致残吗？

骨性关节炎患者一般不引起功能残废，甚至有少数患者终身无症状；大多数患者症状局限于关节，发展成为一种逐渐进展的慢性疾病。规范治疗可以缓解病情的发展，减轻症状并保持良好的关节功能。终末期患者需要手术治疗，术后大多数骨关节炎患者可恢复日常工作生活。当骨关节炎未得到有效治疗，病情逐渐进展，关节破坏严重，活动受限导致肌肉萎缩，最后出现关节疼痛、畸形，严重影响日常生活。部分骨关节炎患者因压迫神经或神经根，引起相应的肢体神经根痛或传导感觉异常。有神经症状者，多数经过休息或治疗可以恢复，仅个别遗留神经原性瘫痪。还有极个别患者因椎动脉受压，可出现脑缺血症状，如处理及时、有效，这些症状可得到控制。个别骨关节炎患者也可出现关节局部破坏，并导致功能障碍和畸形。

十五、日常生活中有哪些注意事项？

除药物治疗以及手术治疗外，患者的日常生活管理尤为重要，包括改变生活、工作方式，运动治疗和关节功能训练等。对于早期患者进行有效日常生活管理可明显减轻疼痛症状，维持关节功能，延缓病情进展。

1. 生活指导

（1）健康饮食：改变不良的饮食时间及饮食习惯；多食用新鲜蔬菜和水果；注意补钙，预防骨质疏松。

（2）减肥：超重会增加关节负担，应保持标准体重。

（3）避免过度或不恰当的运动导致的关节损伤：应控制活动量，可用拐杖或手杖辅助活动，减少关节负重，同时应避免过度的大幅度活动，比如长途奔走、爬山、上下高层楼梯以及长期不良体位姿势（长期站立、蹲位）。

（4）保护关节：骨关节炎发作期戴护膝、弹性套，穿型号合适的运动鞋，避免穿高跟鞋。急性期可使用手杖、助行器辅助活动，减轻关节负担。

（5）服用药物：在家中可外用或口服消炎镇痛药物，能迅速减轻或控制症状。应注意消炎镇痛类药物具有胃肠道不良反应，不宜长期服用。

2. 运动治疗

需在医师指导下进行康复运动，包括低强度的有氧运动和关节周围肌肉力量锻炼（如骑自行车、游泳、散步等）。

（1）关节功能锻炼：指对关节在非负重情况下进行牵拉、屈伸活动，以保持病变关节的活动度。

（2）日常病情监测：定期复诊，根据医嘱进行适当的运动治疗及关节功能锻炼。可以将关节疼痛程度及活动范围记录下来，以便于评估病情的发展情况，医生根据病情调整基础治疗、药物治疗方案，必要时行手术治疗。

由于骨关节炎为逐渐进展的疾病，发现骨关节炎症状时应尽早就医。绝大多数骨关节炎经规范化治疗的预后良好，不必有太大的思想负担。

十六、关节疼痛一定是骨性关节炎吗？

骨性关节炎与其他类型关节炎的症状有一定的类似，通常根据患者症状、体征及影像学检查的结果可以进行鉴别诊断。特殊情况下，医生可能会对病变关节进行穿刺，通过对关节液进行分析，以鉴别骨关节炎与其他关节疾病（如感染、痛风等）。

1. 感染性关节炎

感染性关节炎主要表现为：关节红、肿、热、痛，关节压痛明显，活动受限。多数患者起病急骤，伴有畏寒、发热、乏力、纳差等全身中毒症状。多数化脓性关节炎患者为血源性传播，能找到原发感染病灶（如肺炎、尿道炎、输卵管炎、痈等）。

2. 急性风湿热（风湿性关节炎）

急性风湿热发病急，全身症状重，持续时间短。关节表面皮肤红、肿，常有关节游走性疼痛，无关节活动障碍。多伴发心脏病变，发作期后关节可恢复正常，X 线片检查无变化。

3. 类风湿关节炎

类风湿关节炎多发生在 20～50 岁，关节肿痛反复急性发作，晨僵明显，持续时间长，全身症状较轻。受累关节多对称或多发，不侵犯远端指间关节。关节早期肿胀呈梭形，晚期功能障碍及强直畸形。

4. 强直性脊柱炎

多发生于 15～30 岁男性青壮年。发病缓慢，间歇疼痛，多关节受累，中柱关节受累明显，晨僵明显。脊柱活动受限，关节畸形。

十七、骨关节炎患者都会有关节疼痛吗？

骨关节炎患者大多数呈隐袭性、慢性发病，一半以上的患者在早期无任何症状。有些患者 X 线片已有明显的骨质增生达 10～20 年但仍无疼痛不适；有的患者 X 线片表现轻度增生或正常，而临床症状却很重。因此，临床症状与 X 线片病变并不完全一致。

大多数无症状患者，可在某个诱因下突然发病，如劳累、激动、关节扭伤、撞伤、发热、受凉、冷风或冷水刺激等，造成 1 个或几个关节疼痛、压痛或肿胀。消除诱因，经过抗炎药物治疗或理疗，症状很快可以消失。

第二节　半月板损伤

一、什么是半月板？

位于胫骨关节面内、外侧的半月外形骨，称为半月板（图 4-2-1）。它的边缘部位通常较厚，与关节囊紧密相连；而中间部位较薄，呈游离状态。正常的半月板能使胫骨髁凹陷增加及衬垫股骨内外髁，可达到增加关节的稳定性和降低震荡的作用。尽管边缘部分损伤后可以自行修复，但半月板破裂后不能自行修复。半月板切除后，滑膜可以再生成一个纤维软骨性的又薄又窄的半月板。

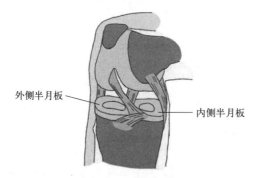

外侧半月板　　　　　　　　　　　　　　　内侧半月板

图 4-2-1　半月板示意

二、什么是半月板损伤？

因为不同诱因导致膝关节半月板遭受完整性和连续性破坏而产生的相关临床症状，称为半月板损伤。主要包括半月板撕裂（急性膝关节扭伤或因为关节不稳所导致的股骨髁与胫骨之间发生旋转挤压）或者由膝关节慢性劳损、发育异常导致。

三、半月板损伤有哪些症状？

急性损伤患者通常有明确的外伤史，一般为扭伤或暴力损伤，主要表现为患膝疼痛、肿胀和关节交锁等。症状轻时仅表现为疼痛，没有活动受限；严重时则常常伴有关节肿胀、活动受限，膝关节相应韧带的损伤也常常一并发生。慢性及退行性损伤的患者不但有关节的反复肿胀或者疼痛，通常还可伴股四头肌萎缩及关节弹响。

接下来了解一下半月板损伤有哪些典型症状？

1. 疼痛

疼痛程度不一：大部分患者在发生较小的撕裂后仍然可以走动和继续参加活动，但扭转或旋转动作会使疼痛加剧；而严重的撕裂损伤发生后通常伴有疼痛更明显以及早期膝关节活动受限。

2. 肿胀

半月板损伤后常常会有关节积液，尤其是半月板有较大或混合性撕裂的患者；而撕裂伴退行性关节炎的患者通常表现为间断性关节积液。

3. 关节弹响

有些患者描述急性受伤时有撕裂感或弹响，活动时可在患侧听到响声，偶尔会伴随疼痛。

4. 关节交锁

关节交锁不是指膝关节完全不能活动，而是指因为撕裂的半月板干扰从而导致膝关节不能完全伸展，通常是损伤的半月板在活动时发生移位，使其卡在股骨髁间窝所引起的。在走路或活动时可能会突然出现膝关节不能屈伸（即卡住）的情况，有时可通过反复屈伸或扭转来恢复，这多见于桶柄样撕裂的半月板损伤。

四、怀疑半月板损伤需要做哪些检查？

若半月板损伤严重，有固定位置的剧烈疼痛，伴关节交锁、活动受限等症状时应尽早到医院就诊。根据患者的病史、症状、体征、MRI检查结果，医生会做出临床诊断。

1. 体格检查

（1）局限性关节间隙压痛：多位于病变部位。检查时患者取屈膝仰卧位，医生用拇指逐点按压膝关节内侧和外侧间隙，压痛明显处提示半月板损伤；与此同时，边按压，边内旋或外旋活动小腿，可发现患者疼痛加重。

（2）麦氏征：医生用一只手握住患者足跟部，同时用另一只手放于患者膝关节处。维持胫骨内旋，先尽量屈曲患侧的膝关节，然后再尽量舒展膝关节，反复膝关节的被动屈曲和伸展；再维持胫骨外旋状态，再重复膝关节的被动屈伸和屈曲。阳性表现为患处疼痛。

（3）提拉研磨试验：患者取屈膝俯卧位，用双手握住踝部使患者小腿下压，同时让患者做内外旋活动，损伤的半月板因受到挤压和研磨而引起疼痛；反之，如果先将患者的小腿向上提，再让患者做内外旋活动，则无疼痛感。

（4）下蹲试验：患者从站立位开始缓慢下蹲，再从下蹲位缓慢站起，健侧无疼痛感；而患侧在下蹲或站起到一定位置时，损伤的半月板遭受挤压，会引起关节间隙处疼痛，严重者甚至会因为疼痛而不能下蹲或站起。

（5）过伸或过屈试验：使用强力将膝关节被动过伸或过屈，如若半月板前部有损伤，则过伸会引起患者疼痛；如若半月板后部存在损伤，则过屈可引起疼痛。

2. 影像学检查

（1）膝关节 X 线片：包括膝关节前后位、负重的前后位和侧位片，可以观察膝关节间隙情况，用于鉴别诊断，排除膝关节周围骨折损伤，也可能显示退行性改变、骨软骨缺损、半月板钙化或钙化的游离体等。

（2）磁共振检查（MRI）：半月板的内部实质结构可以通过核磁共振显示，磁共振是目前诊断价值最高的影像学检查方法。磁共振检查对半月板撕裂诊断的敏感性约为96.7%，特异性约为92.8%。

（3）超声检查：具有安全、价廉的特点，技术熟练的医生常常通过此方法评价半月板的完整性，其外凸程度提示相应的损伤。

3. 特殊检查

（1）关节镜检查：通过关节镜可以直观、动态地观察半月板损伤部位、形态、性质，以便于进行综合判断。其为半月板损伤诊断的"金标准"，也是目前最理想的治疗手段之一。

（2）关节积液检查：半月板撕裂的患者，尤其是有较大或混合撕裂以及伴退行性关节炎的患者常常存在关节积液。关节积液主要是通过膝关节穿刺抽液确诊。当怀疑膝关节出现感染时，需考虑进行关节穿刺抽液。对于迅速产生大量关节积液的患者，可通过关节穿刺抽液排出关节积液。

五、如何进行治疗？

尽早接受诊治，可以避免半月板损伤病情的发展，恢复半月板的完整性及稳定性是治疗的关键。

手术治疗是半月板损伤治疗的主要方式。半月板手术处理前，必须通过关节镜检查明确半月板损伤的部位、类型等情况，判断是否能够进行半月板修复。手术主要采取关节镜下半月板缝合、关节镜下半月板成形、半月板移植等方式。术后的积极康复训练也是影响最终恢复效果的因素之一。

1. 急性期治疗

当发生急性损伤时，应当立即停止活动，保持原地休息，尽快冰敷，用纱布加压包扎，有条件的情况下进行患肢伸直位固定，抬高患肢，尽快到附近的医院就诊。入院后，完善相关检验、检查，明确病情，同时对症处理。如若关节积液明显，可通过关节腔进行穿刺抽液治疗。

2. 药物治疗

由于个体差异大，用药不存在绝对的最好、最快、最有效，除常用非处方药外，应在医生指导下充分结合个人情况选择最合适的药物。

对于膝关节疼痛、肿胀明显的患者，可以局部外用消炎镇痛凝胶或者膏药，口服消炎镇痛药以及营养软骨的药物进行对症治疗。

3. 手术治疗

若半月板损伤严重，有固定位置的剧烈疼痛，伴关节交锁、活动受限等症状时应尽早于医院就诊。医师将根据患者的病史、症状、体征、MRI 检查结果做出临床诊断。如果需要手术的话，医生会根据关节镜下半月板损伤的具体情况，考虑具体的手术方式：关节镜下半月板缝合术、半月板部分切除术、半月板次全切或者半月板切除术等。

目前，很多关节镜下的半月板手术，都可以通过日间手术进行，麻醉方式可以选择全麻、腰麻甚至局部神经阻滞麻醉等方式。对于半月板缝合术及半月板移植术后的治疗，可能会予以预防性使用抗生素，避免术后感染；但是对于一般的半月板成形手术，一般不建议术后滥用抗生素。同时建议患者穿压力袜，防止术后血栓形成的可能。

4. 半月板缝合术

可以尽最大可能地保留损伤半月板的结构与功能，术后需要支具保护，康复过程相较半月板成形术而言比较缓慢。医生会考量半月板撕裂的类型、位置、质地、是否稳定等因素，综合考虑是否进行缝合。如果条件达不到，那么半月板部分或者全部切除应该更为合适。

5. 半月板成形术

主要包括关节镜下半月板的部分切除术、次全切或者半月板切除术。术中根据半月板的具体损伤情况，切除损伤的、无法缝合的损伤半月板组织，其导致骨关节炎的发生风险相较半月板缝合较高。

6. 半月板置换术

适用于半月板毁损性损伤，或者曾进行半月板全切除或次全切除后整体环状结构消失的患者，一般要求患者年龄＜ 50 岁且活动量需求比较大，同时患膝软骨良好、关节稳定、下肢力线正常。如果会出现患侧膝关节间隙疼痛的话，可以考虑进行半月板移植手术。

7. 康复

早期康复训练对半月板手术极为重要，尽早地康复介入能显著提高患者的预后，避免关节粘连及肌肉萎缩等并发症的发生（表 4-2-1～表 4-2-3）。

8. 前沿治疗

富血小板血浆（PRP）、干细胞关节腔注射，在急性发生在半月板红区的、小的无移位或者不完全撕裂患者中，能促进损伤区域的愈合。半月板缝合术后的患者进行相应关节腔注射，也能有效促进缝合的半月板的愈合。

表 4-2-1　半月板成形术后的康复过程

时间	目标	注意事项
术后第一阶段 （0～2周）	① 控制术后疼痛 / 肿胀； ② 强调被动完全伸膝、屈膝达到 90°； ③ 股四头肌力锻炼； ④ 独立按计划进行家庭治疗性训练	避免长时间站立 / 行走
术后第二阶段 （2～4周）	① 完全恢复膝关节活动度； ② 恢复正常步态（无痛）	① 避免跑步及体育运动； ② 治疗性训练和功能性活动时避免产生疼痛
术后第三阶段 （4～6周）	① 能够无痛跑； ② 肌力和柔韧性可以满足日常生活需要； ③ 对专项运动无惧怕心理	—

表 4-2-2　半月板缝合修复术后的康复过程

时间	目标	注意事项
术后第一阶段 （0～2周）	① 控制术后疼痛 / 肿胀； ② 强调被动完全伸膝、屈膝达到 90°； ③ 股四头肌力锻炼 ④ 独立按计划进行家庭治疗性训练	① 避免主动屈膝； ② 术后 4 周禁止不戴伸膝支具步行； ③ 避免长时间站立 / 行走
术后第二阶段 （2～6周）	① 完全恢复膝关节活动度； ② 恢复正常步态（无痛）	① 避免跑步及体育运动； ② 治疗性训练和功能性活动时避免产生疼痛
术后第三阶段 （6～12周）	① 能够无痛跑； ② 肌力和柔韧性可以满足日常生活需要； ③ 对专项运动无惧怕心理； ④ 等速测试评分大于对侧肢体的 85%； ⑤ 单腿跳测试评分大于或者等于对侧肢体的 85%	治疗性训练和功能性活动时避免产生疼痛

表 4-2-3　半月板移植术后的康复过程

时间	目标	注意事项
术后第一阶段 （0～6周）	① 控制术后疼痛 / 肿胀； ② 强调被动完全伸膝、屈膝达到 90° ③ 股四头肌力锻炼	① 避免主动屈膝； ② 术后 4 周禁止不戴伸膝支具步行； ③ 避免长时间站立 / 行走
术后第二阶段 （6～14周）	① 完全恢复膝关节活动度； ② 恢复正常步态（无痛）	① 避免跑步及体育运动； ② 治疗性训练和功能性活动时避免产生疼痛
术后第三阶段 （14～22周）	① 肌力和柔韧性可以满足日常生活需要； ② 等速测试评分大于对侧肢体的 75%； ③ 独立在院外按计划进行维持性体育训练和渐进性治疗性训练	治疗性训练和功能性活动时避免产生疼痛

时间	目标	注意事项
术后第四阶段（22～30周）	① 能够无痛跑； ② 肌力的柔韧性达到休闲活动需求； ③ 等速测试评分大于对侧肢体的 85%； ④ 独立在院外按计划进行维持性体育训练和渐进性治疗性训练	治疗性训练和功能性活动时避免产生疼痛

六、手术预后如何?

半月板损伤的预后与半月板损伤的具体类型、患者的基础健康情况、手术方式的选择、术后康复等等有着密切的联系。一般来说，对于急性创伤性损伤的患者来说，越早的临床干预可以实现较好的临床治愈效果；而对于半月板的退行性损伤，因多伴随较多混杂因素，单纯的半月板修复手术，短期手术效果较好，长期临床效果有待商榷。

从手术方式上来说，半月板缝合术相较半月板成形术，长期随访有着较高临床评分及患者满意度。

七、术后可能发生的并发症有哪些?

1. 血管损伤

半月板缝合后可能损伤毗邻血管，术后尽早地触诊足背动脉能及时发现，避免严重的后果。

2. 神经损伤

半月板缝合后可能损伤毗邻神经，术后及早地观察患肢活动及感觉，能尽早地发现，避免严重的后果。

3. 关节内积血

可能是由于术中止血不彻底导致，会出现关节疼痛和活动受限。若出现该症状，行关节穿刺抽液；若持续关节张力较高，再次行关节镜手术。

4. 关节积液

可能是下地活动时间较早或者锻炼过度所致。少量积液应避免屈膝活动，减少下地负重活动，一般可自行消退；若积液较多，可用无菌注射器抽出积液，并进行包扎处理。

5. 术后感染

关节腔穿刺送检，并根据培养结果进行相应抗生素治疗；若病情严重，再次行手术切开排脓或关节镜冲洗治疗。

6. 再撕裂

经过半月板缝合术后的患者，患者可能会出现缝合部位的再次损伤，部分严重的患者可能需要二次手术进行治疗。

7. 复杂性区域性疼痛综合征

多表现为手术区域的自发痛、痛觉超敏及痛觉过敏等神经元性疼痛。部分患者在损伤后 3～6 个月甚至更久，依旧可表现为顽固性疼痛，并向其他部位扩散。

八、半月板损伤患者日常生活中有哪些注意事项?

半月板损伤的日常管理重在康复训练，应在医生指导下有计划地进行，日常锻炼中加强膝关节周围肌肉力量，避免急停急转类运动可以有效预防该病。

1. 家庭护理

（1）加强康复训练，如有不适，迅速就医。

（2）进行膝关节屈膝活动。

（3）加强膝关节周围肌肉力量锻炼，如进行单腿站立或者下蹲训练。

（4）加强膝关节本体感觉的训练，如闭眼单脚站立。

2. 日常病情监测

运动或者生活中，膝盖出现剧烈疼痛或者突然疼痛、肿胀，或者疼痛、肿胀加重，伴随关节交锁、活动受限等情况，尽快就医治疗。

3. 特殊注意事项

患膝关节活动度的改变可能是患者病情变化的一个重要观察指标，出现患膝的屈伸受限，应及时就诊。

九、鉴别诊断

半月板损伤常常需要与以下疾病相鉴别。

1. 韧带损伤

半月板损伤常常是由暴力造成的，往往合并其他肌肉韧带的损伤，以内外侧副韧带、前后交叉韧带损伤较为常见。根据相应的损伤机制、体格检查、影像学辅助检查及关节镜等能进行鉴别。

2. 软骨损伤

髌骨或股骨髁软骨发生损伤时，也可能出现关节交锁和疼痛。髌骨疾病疼痛多集中于膝关节前方，研磨试验也可出现阳性，根据体格检查、影像学辅助检查及关节镜能进行鉴别。

3. 膝关节滑囊炎

可出现患膝的疼痛、肿胀，以及活动受限，患者往往没有明确的半月板损伤病史，根据相应的既往病史、体征及辅助检查能进行鉴别。

4. 关节游离体

可出现关节交锁和反复肿胀现象，部分患者甚至可以在皮下触及相应的游离体，通过 X 线片或 MRI 可进行鉴别诊断。

十、如何预防半月板损伤？

尽管不能完全预防半月板损伤，但可以采取一些措施，减少其发生概率和严重程度。

（1）平时注意加强锻炼膝盖周围肌肉的力量，可以每周两次，比如步行、游泳一定的距离。

（2）运动时可以佩戴护具或者贴扎肌内效贴，在剧烈的、可能增加受伤风险的运动中，注意对重要关节的保护。

（3）运动前做好充足的热身和伸展。

（4）挑选专门的运动鞋，系好鞋带。

（5）跳跃、跑步等运动时，不要选择过硬的地面。

十一、半月板损伤的最佳治疗方式有哪些？

因为每个患者病情严重程度不同，因此选择的治疗手段也不同，所以并没有所谓的最佳、最好、最快的治疗方式，都需要结合个人情况根据医生意见来选择最合适的方案。

半月板损伤主要是由膝关节扭伤、长期负重等造成的，目前主要以手术治疗为主，同时还可结合药物、功能康复锻炼等方法。当患者出现半月板损伤症状时，建议积极到医院就诊咨询，专业的医生会根据具体的病情综合分析，选择合适的治疗方法。

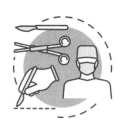

第五章
脊柱外科常见疾病

第一节　腰椎间盘突出症

一、什么是腰椎间盘？

位于两个腰椎体之间的是腰椎间盘，它由髓核、纤维环和软骨板三个部分组成，中央部分为髓核，周围部分为纤维环，包绕髓核，而软骨板直接与椎体骨组织相连，包括上、下两个部分，整个腰椎间盘的厚度为 8～10mm，具有流体力学特性（图 5-1-1）。

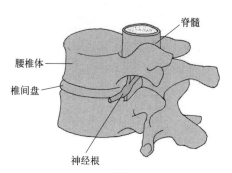

图 5-1-1　腰椎间盘示意

二、什么是腰椎间盘突出症？

腰椎间盘突出症是目前引起下腰痛和腰腿痛的最常见疾病之一，在脊柱外科较为常见和多发。腰椎间盘突出症是指因腰椎间盘（髓核、纤维环及软骨板）的退行性病变及外力因素作用下纤维环部分或全部破裂，髓核突出或脱出，从而导致刺激或压迫神经根、马尾神经所引起的一种综合征，也是临床上常见的一种脊柱退行性疾病，主要表现为腰痛、坐骨神经痛、下肢麻木及马尾综合征等症状。

腰椎间盘突出症，20～50岁发病率较高，男女发病比例约为（4～6）∶1，患者多有长期弯腰劳动或久坐工作的经历，首次发病常由半弯腰持重或突然扭腰引发。

三、哪些人群容易得腰椎间盘突出症？

（1）从事诸如跳高、投掷、跳远等运动的儿童、青少年，由于活动量大，且所从事的活动本身容易引起本病，属于好发人群。

（2）从事重体力劳动者、举重运动员以及驾驶员，由于腰椎受压过重或长期直立体位，也属于好发人群。

（3）其他如高龄、妊娠、有家族史、腰骶部先天发育异常者，也属于好发人群。

四、腰椎盘突出症的病因是什么？

腰椎间盘突出症的根本原因是椎间盘退变。也与损伤积累、妊娠、遗传因素和先天性发育异常有关。而长期低头、弯腰劳动及长期久坐等不良生活方式是诱发椎间盘突出的重要因素。

1. 椎间盘退变

随着年龄的增长，椎间盘逐渐发生退变，表现为纤维环和髓核的含水量逐渐降低，髓核失去弹性，纤维环逐渐出现裂隙，坚韧程度下降。在退变的基础上、劳损积累和外力的作用下，椎间盘发生破裂，髓核、纤维环甚至终板向后突出，严重者甚至压迫神经从而产生症状。

2. 损伤

长期损伤积累是椎间盘退行性病变的主要原因。反复弯腰、扭转等动作最容易引起椎间盘损伤。

3. 妊娠

妊娠期间整个韧带处于松弛状态，而腰骶部承受的压力也比平时大，椎间盘突出的发生风险提高了。

4. 遗传因素

研究显示年龄小于20岁的青少年患者中有腰椎间盘突出症阳性家族史约占32%。

5. 腰椎发育异常

腰椎发育异常（主要包括腰椎骶化、骶椎腰化、半椎体畸形、小关节畸形和关节突不对称）使下腰椎承受异常压力，从而导致椎间盘内压升高，增加了椎间盘突出的发生风险。

6. 诱发因素

在椎间盘退变的基础上，某些可诱发椎间隙压力突然升高的因素可导致髓核突出，如长期伏案工作、腰姿不正、重体力劳动、急性外伤等。

五、腰椎间盘突出症有哪些症状?

约 95% 的腰椎间盘突出症患者伴有腰痛和坐骨神经痛。临床常表现为腰痛、下肢放射性疼痛、麻木、无力等，也可能表现为脊柱侧凸、腰椎活动度减少、肌力下降、肌肉萎缩等。重度椎间盘突出症患者可能会表现出大小便障碍、鞍区感觉异常等。典型症状如下:

1. 腰痛

约 91% 的患者会最先出现此症状。腰椎间盘突出症所引发的腰痛是由于突出的椎间盘顶压纤维环外层、韧带，刺激椎管内的窦椎神经所导致。多数患者先出现反复的腰痛，随后出现腿痛。部分患者腰痛与腿痛会同时出现，也有一些患者只有腿痛而无腰痛。

2. 坐骨神经痛

大部分腰椎间盘突出患者是腰 4～腰 5 及腰 5～骶 1 间隙发生突出，坐骨神经痛常常是逐渐发生，且具有放射性，典型疼痛是由臀部沿大腿后方向小腿及足背部放射。打喷嚏或咳嗽等腹压增高时会导致疼痛会加剧。有的患者为了缓解疼痛，松弛坐骨神经，常常会行走时向前倾斜，卧床时取弯腰侧卧屈髋屈膝位等。

3. 下肢麻木

若腰椎间盘突出刺激到了本体感觉和触觉纤维，肢体会出现麻木症状。麻木感觉区按照神经支配区域分布。

4. 下肢肌力下降（乏力）

若腰椎间盘突出使神经根受损，可能会引起其所支配的肌肉出现不同程度的麻痹征。轻则肌力减弱，重则肌肉失去功能。因腰椎间盘突（脱）出症造成肢体瘫痪目前较为少见。

5. 马尾综合征

若髓核脱垂、游离，椎间盘组织突出压迫马尾神经，可出现大小便功能障碍、会阴或肛周感觉异常。严重时可能会出现大小便失控或双下肢不完全性瘫痪等症状，但临床上较为少见。

6. 间歇性跛行

表现为随着行走的距离增多，患者会出现腰背痛或患侧下肢放射痛或麻木加重，蹲着或坐着休息症状有所缓解，继续行走一段距离症状又会出现。这是腰椎管狭窄的特异性表现。

六、当出现哪些症状时提示须到医院就诊?

腰椎间盘突出症疾病发展进程缓慢，初期症状并不明显，若出现以下情况时须及时到医院就诊:

（1）出现腰部酸胀时。

（2）反复出现腰腿痛症状时。

（3）伴有明显下肢放射性疼痛、麻木、乏力等症状时。

（4）出现大小便异常、会阴或肛周感觉异常等症状时。

七、诊断腰椎间盘突出症时需要做哪些检查?

单纯的临床症状或影像学检查结果不能诊断腰椎间盘突出症。医生会结合患者的病史、症状、体征、影像学检查做出临床诊断。

1. 问诊

就诊时，医生首先可能会通过问一些问题来了解病史，患者可提前准备好回答如下问题:

（1）做什么工作的，主要哪里不舒服，不舒服有多久了。

（2）疼痛具体部位在哪儿，是否可以通过一些姿势缓解，有无下肢麻木、乏力。

（3）之前有做过哪些检查 / 治疗。

（4）平时是否存在经常站立的情况，是否经常弯腰负重。

2. 体格检查

（1）立位检查:腰椎生理前凸变小、消失，甚至变为后凸，呈现不同程度的侧凸。若髓核突出的部位位于脊神经根内侧，腰椎会向患侧弯曲，可使脊神经根的张力减低;若突出物位于脊神经根外侧，腰椎则多向健侧弯曲。大部分患者都存在不同程度的腰部活动受限，在急性期尤为明显，其中以前屈受限最明显，因为前屈位时会使髓核进一步向后移位，增加对受压神经根的牵拉。腰部压痛或叩击痛，压痛点主要位于椎旁 1cm 处，而叩击痛以棘突处最为明显。

（2）直腿抬高试验及加强试验:患者采取仰卧位，双腿伸直，被动抬高患肢，正常人下肢抬高至约 70° 时会出现腘窝（膝后区）不适，而腰椎间盘突出症患者抬高在 70° 以内即可出现坐骨神经痛或麻木，称为直腿抬高试验阳性（图 5-1-2）。在阳性患者中，缓慢降低患肢高度，等症状消失后再被动屈曲患侧踝关节，再次诱发放射痛症状称为加强试验阳性。

（3）股神经牵拉试验:该试验主要用于检查腰 2～3 和腰 3～4 节段椎间盘突出的患者。患者俯卧，患侧膝关节伸直，检查者会将伸直的下肢抬高，使髋关节处于过伸位，当过伸到一定程度时，大腿前方股神经分布区域会出现疼痛，则为阳性。

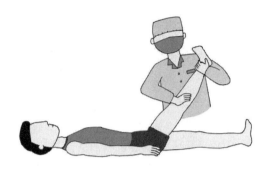

图 5-1-2　直腿抬高试验及加强试验示意

（4）仰卧挺腹试验：患者采取仰卧位，做挺腹抬臀的动作，使臀部和背部离开床面，若患者患侧出现坐骨神经痛，则为阳性。

（5）神经系统检查：比如感觉障碍相关检查，早期常常出现皮肤感觉过敏，逐渐出现麻木、刺痛及感觉减退。

（6）肌力下降检查：如果神经受压严重或时间较长，患者可出现足踝部肌力下降。腰 5 神经根受压时，踝及趾背伸力下降；骶 1 神经根受压时，趾及足跖屈力下降。

3.影像学检查

影像学检查是诊断腰椎间盘突出症的重要手段之一，但正确诊断腰椎间盘突出症，还需要临床表现、查体与影像学诊断相结合。

（1）腰椎 X 线平片：是诊断腰椎间盘突出症的基本检查，主要包括脊柱正位、侧位、动力位的 X 线片。X 线片可观察骨质增生、椎间隙狭窄、脊柱生理曲线的变化及椎间关节稳定性情况，也可排除骨质破坏性病变；同时 X 线平片还可以发现有无结核、肿瘤等骨病，以及观察退变的表现。

（2）造影检查：主要包括脊髓造影、硬膜外造影、椎间盘造影等，可以间接显示有无腰椎间盘突出及突出程度。但此方法为有创性，在一般诊断方法不能明确时才慎重使用，需专业医生综合判断。

（3）CT 检查：是诊断腰椎间盘突出症的常用检查之一，可以清晰显示骨组织结构及其轮廓，可以比较清楚地观察到钙化组织，但脊髓、神经根、椎间盘的影像显示通常较差。

（4）MRI：MRI 对诊断腰椎间盘突出症具有重要价值。MRI 检查可以较为全面地观察到脊髓神经的病损及轮廓，也可以观察到神经根的形态；可以全面地观察腰椎间盘是否有病变，可清晰地显示腰椎间盘突出的形态及其与硬膜囊、神经根等周围组织的关系；另外还可以鉴别椎管内其他占位性病变是否存在。

4.特殊检查

电生理检查（如肌电图、神经传导速度与诱发电位等）可协助确定神经损害的范围及程度，观察治疗效果。而实验室检查主要用于推断神经受损的节段、排除一些其他疾病，进行鉴别诊断。

八、腰椎间盘突出症应与哪些疾病相鉴别？

腰椎间盘突出症和一些疾病有相似之处，通过症状和一些临床检查可进行鉴别。

1.腰肌劳损

中年人多发，通常因为长期保持一种姿势诱发。其主要症状为无明显诱因的慢性疼痛，腰部酸胀痛，休息后可减轻。在疼痛区有固定的压痛点，叩击压痛点，疼痛反而减轻。直腿抬高试验阴性，下肢无神经受累表现。对痛点进行局部封闭有良好的治疗效果。

2.梨状肌综合征

臀部和下肢会出现疼痛，常常与运动有关，休息可得到明显的缓解。

3.腰椎管狭窄症

患者主要表现为下腰痛，马尾神经、腰神经受压等，神经源性间歇性跛行是主要的特异性表现。

4.脊柱结核

既往出现过不明原因发热、盗汗、乏力、体重下降等症状，夜间疼痛或持续性疼痛明显，影像学检查可观察到腰椎间隙破坏、后凸畸形或腰椎病变节段序列差。

5.脊柱肿瘤

表现为腰部持续性、渐进性疼痛加重，同时可伴有运动、感觉障碍。影像学检查可观察到椎体骨质破坏、肿瘤组织压迫椎管内神经等。

九、腰椎间盘突出症如何治疗？

腰椎间盘突出症以非手术治疗为主。非手术治疗（包括生活管理、物理治疗、药物治疗等）是症状较轻、病程较短的患者首选治疗方式。若非手术治疗无效，会结合病情考虑进行脊柱微创技术治疗，尤其是经皮脊柱内镜治疗，而病情严重者可考虑开放手术治疗。

初次发作、症状较轻或病程较短及休息后症状可以自行缓解的患者，或由于全身疾病或有局部皮肤疾病不能实行手术者以及不同意手术治疗的患者可采用保守治疗。具体治疗方案如下：

1.药物治疗

由于个体差异大，用药不存在绝对的最好、最快、最有效，除常用非处方药外，应在医生指导下充分结合个人情况选择最合适的药物。

（1）非甾体抗炎药：在无禁忌证情况下，非甾体抗炎药是首选（如布洛芬、双氯芬酸、美洛昔康、塞来昔布等）。

（2）肌肉松弛药：若患者伴有肌肉痉挛，可以使用肌肉松弛类药（如氯唑沙宗、氟吡汀、替扎尼定等）。

（3）脱水剂：若出现神经水肿时，可考虑使用脱水剂（如甘露醇）。

（4）糖皮质激素：若患者无禁忌证时，可短期使用糖皮质激素类药物来缓解炎症反应性疼痛。

2. 手术治疗

（1）适应证

① 腰腿痛症状严重，反复发作，经三个月以上非手术治疗无效，且病情逐渐加重，严重影响工作和生活者。

② 有明显的神经受累表现者，如神经支配区肌力下降、足下垂等。

③ 有马尾神经综合征、括约肌功能障碍者（大小便功能障碍如失禁等），应按急诊进行手术。

（2）禁忌证

① 不符合手术适应证，首次发作或病程较短，未经保守治疗。

② 腰椎间盘突出合并多发性纤维组织炎或风湿病，病情不明。

③ 临床症状怀疑腰椎间盘突出，但缺乏典型的影像学改变。

（3）临床中对于患者的情况，可能会采取以下几种手术方式。

① 脊柱内镜下椎间盘髓核摘除术：适用于腰椎间盘部分突出或脱出的患者，具有创伤小、恢复快的特点。可通过脊柱内镜通道进行椎间盘突出部分的切除。

② 单纯椎板间开窗髓核摘除术：对于单纯型腰椎间盘突出症患者可以通过切除黄韧带，经椎板间隙显露和切除突出的椎间盘。该手术方式具有软组织分离少、骨质切除局限、对脊柱的稳定性影响小的特点。

③ 半椎板切除术：适用于腰椎间盘突出合并明显退行性改变，需广泛探查减压者。该手术方式视野清晰，容易显露突出腰椎间盘，可直接切除髓核，神经根减压充分，近期疗效较好；但有研究发现存在腰椎不稳发生的可能性，术后腰背肌锻炼是维持稳定的一种好方法。

④ 全椎板切除术：对于同一间隙双侧突出，或中央型突出粘连较紧密伴钙化不易从一侧摘除，或合并明显退行性椎管狭窄需要双侧探查及减压者适合采用此方式。此手术方式显露充分，可充分减压，近期疗效较好。但有研究表明，该方式容易导致腰椎不稳，或者形成不规则新生骨与硬膜囊或神经根粘连，造成继发性椎管狭窄的可能。

⑤ 椎间融合术：对于椎间盘突出合并腰椎不稳或因手术减压需要使腰椎稳定性受到影响的患者（如椎间小关节内聚），可采用此方式。椎间融合术对于恢

复椎间隙高度、扩大椎间孔、缓解神经压迫症状、增加受累节段的稳定性有明显作用。但仍然存在导致未吻合椎间隙承载力加大、继发相邻椎间不稳的可能。

3. 中医治疗

（1）针灸治疗：对于慢性腰痛有一定疗效，而对急性腰痛，其效果目前尚不明确。

（2）牵引治疗：通过牵引来增加椎间隙宽度，减少椎间盘内压，使腰椎间盘突出部分回纳，减轻对神经根的刺激和压迫。该治疗方式需在专业医生指导下进行。

（3）理疗及推拿、按摩：可以缓解肌肉痉挛，减轻椎间盘内压力，但值得注意的是暴力推拿、按摩可能导致病情加重，应慎重选择。

4. 其他治疗

（1）神经根阻滞治疗：当药物治疗效果不明显时，可选择此方式。该方式是指将糖皮质激素类药物注射至神经根附近以达到消炎镇痛作用，可短期内缓解神经根性疼痛，提高躯体功能和生活质量。但神经根阻滞治疗需要进行颈部穿刺，风险较高，一般在影像引导下进行治疗，需谨慎选择。

（2）前沿治疗：主要是指经皮内镜下椎间盘切除术（如后外侧椎间孔镜下椎间盘切除术、后路经椎板间隙入路内镜下椎间盘切除术），适用于大部分需要手术治疗的患者，具有创伤小、操作较为安全、疗效确定的优点。选择行微创手术的腰椎间盘突出症患者必须表现出典型的下肢神经根受压的症状和体征，同时还需结合影像学特点。

十、腰椎间盘突出症预后怎么样?

绝大部分腰椎间盘突出症患者预后良好，通常经保守治疗即可获得满意的治疗效果并可望治愈，是首选的治疗方案。80%～90% 的腰椎间盘突出症患者可以通过非手术治疗治愈。对于保守治疗无效的患者，可考虑进行手术治疗，治疗效果亦明显。

腰椎间盘突出症的危害性：由于对神经的压迫，会产生强烈的疼痛，严重影响患者的生活质量，并不同程度影响患者的活动度；严重者还会导致被压迫神经相应支配的肌肉瘫痪，从而导致患者运动功能障碍；还常常伴随一些并发症，包括马尾神经综合征、大小便失禁等。引起大小便功能障碍的急性大块腰椎间盘突出往往是游离脱出，需要立即手术摘除以获得最佳预后。

十一、腰椎间盘突出症患者日常生活有哪些注意事项?

腰椎间盘突出症病情进展缓慢，因此有效的日常生活管理对疾病的治疗具有重要意义，主要包括改正患者不良生活及工作方式、采取运动锻炼治疗等。

1. 活动

在患者症状缓解后，鼓励其尽早进行适度的活动。卧床姿势采取仰卧位，在膝关节和头下各放置一个枕头，将肩部抬高；或者也可采取侧卧位，位于上方的膝关节屈曲，在两侧膝关节之间放置一个枕头。应当避免进行高强度运动，避免反复旋转和弯腰的运动；如果某一特定的活动会引起严重的腰痛，或者疼痛明显加重，应当避免继续进行该活动。

2. 饮食

注意少食多餐，多吃蔬菜水果及一些含钙量高的食物，如牛奶、奶制品、虾皮、海带、芝麻酱、豆制品等。

3. 站或坐的姿势要正确

脊柱不正会使得腰椎间盘受力不均匀，是导致腰椎间盘突出的潜在根源。正确的姿势应该是"站如松，坐如钟"，胸部挺起，腰部平直。同一姿势不宜保持太久，适当进行原地活动或腰背部活动，可以缓解颈部及腰背肌肉疲劳。

4. 运动

加强腰背肌训练（如"小飞燕"动作训练），增加脊柱的内在稳定性，以防止产生失用性肌肉萎缩。

5. 身心训练

可加强患者肌力、柔韧性及平衡能力的改善。常见的身心训练方法主要有：

（1）瑜伽：主要包括特殊体位训练、呼吸技术以及精神集中训练，可缓解腰痛和改善腰部功能。

（2）普拉提：主要侧重于核心的稳定训练，其对疼痛的缓解效果要比无治疗及最小量运动好。

（3）太极：主要包括缓慢动作、呼吸技术及冥想。太极训练对疼痛的缓解和功能改善的效果要优于常规治疗患者。

6. 日常病情监测

如果病情出现进行性加重或影响正常生活时，需及时到医院就诊。

7. 特殊注意事项

在日常生活中要尽量避免或减少弯腰，如提重物时应当先蹲下拿到重物，然后再缓慢起来，不要弯腰。平时需谨慎进行推拿、按摩等；如果需要做，应尽量在正规医疗、康复机构进行。不要轻信所谓的民间疗法，如果怀疑或确诊有该病，应当及时到医院接受正规、科学的治疗。

十二、如何预防腰椎间盘突出症？

腰椎间盘突出症是在退行性变基础上积累损伤产生的，积累损伤又会加重椎间盘的退行性变，因此此病的预防重点在于减少积累损伤，如锻炼时压腿、弯腰的幅度不要太大，否则不但不能达到预期目标，可能还会引发腰椎间盘突出。同时，平时保持良好的生活习惯，包括规律运动，端正坐姿、站姿等，对于该病的预防有一定意义。

第二节 颈椎病

一、什么是颈椎？

颈椎，即颈椎骨，是处于头以下、胸椎以上的部位。位于脊柱颈段，共7块，围绕在颈髓及其脊膜的四周。由椎间盘和韧带相连，形成向前凸的生理弯曲。颈椎的椎体较小，呈椭圆形，横突上有横突孔，椎动脉和椎静脉由此孔通过；棘突短而分叉；上下关节突的关节近似水平位，使颈部能灵活运动。相邻椎骨上下切迹围成椎间孔，有脊神经和血管通过。

二、什么是颈椎病？

颈椎病是一种以椎间盘退行性病理改变为基础的疾病。由于颈椎长期劳损、骨质增生或椎间盘脱出、韧带增厚，致使颈脊髓、神经根、椎动脉受压，交感神经受到刺激，出现一系列功能障碍的临床表现。

随着生活方式的改变，长期低头、伏案工作人群增多，近年来颈椎病的患病率不断上升，且发病年龄有年轻化的趋势，但就诊患者仍然以中老年人群为主。

颈椎病的发生与患者职业紧密相关，如会计、办公室人员、打字员、抄写者等发病率明显高于其他人群，长时间用笔记本电脑、低头玩手机人群的发病率也高于其他人群。

三、颈椎病的病因是什么？

颈椎是脊柱椎骨中体积最小，但灵活性最大、活动频率最高、负重较大的节段。由于承受各种负荷、劳损，甚至外伤，所以极易发生退变。

1. 基本病因

（1）颈椎的退行性变：是导致颈椎病的主要原因。随着年龄增长以及颈椎长期超负荷使用，修复能力降低，继而出现颈椎各个结构的衰变、功能的衰退。其中椎间盘退变是颈椎各个结构退变的首发因素。

（2）颈椎发育性椎管狭窄：青春期发育过程中，部分患者椎弓发育扁平，从而导致椎管矢状径小于正常；在此基础上，轻微的退行性变即可出现脊髓压迫症状，诱发颈椎病。

（3）慢性劳损：当患者长期进行超过肩颈所能耐受的各种活动，产生积累性损伤。因其不同于明显的外伤，故常被忽视，但其对颈椎病的发生、发展、治疗及预后等都有着直接关系。慢性劳损主要包括以下三种情况：

① 不良的睡眠体位：比如睡觉时枕头过高或过低，长期使颈椎处于非生理性姿势状态（大脑处于休息状态不能及时调整），从而导致椎旁肌肉、韧带及关节的平衡失调，加重椎间盘组织的负荷从而加速退变过程。

② 不当的工作、生活姿势：长期低头伏案工作或者生活当中长时间低头玩手机导致颈后部肌肉、韧带组织的劳损；同时，椎间盘的内压力在颈椎屈曲状态下大大高于正常体位，甚至高于一倍以上；这就使其退变进程大大加快。

③ 过量的体育锻炼和过度的颈部运动：超过颈部可耐受量的运动，会导致颈部劳损。如以头颈部为重心的人体倒立或翻筋斗等，以及连续数十次以上的颈椎全方位大幅度运动（例如"米"字操）可引起颈部关节囊、韧带等松弛乏力或加重颈椎的负荷而引起颈部劳损。

2. 诱发因素

突然撞击，或乘车时未系好安全带，急刹车时因颈部肌肉处于松弛状态而损伤颈椎。夏日空调等冷风对着颈部直吹，导致颈椎受寒。

四、颈椎病有哪些症状？

颈椎病患者症状较为复杂，一般可出现颈背疼痛、僵硬、四肢麻木无力伴不灵活、头晕、恶心、呕吐等症状，严重时甚至可出现视物模糊、心动过速及吞咽困难等症状。不同分型的颈椎病，症状有所不同。

1. 典型症状

（1）神经根型颈椎病：早期表现为颈部疼痛、发僵；上肢放射性疼痛或麻木，疼痛和麻木呈发射性；当头部或上肢姿势不当或患肢突然被牵扯时，可发生剧烈的放电样锐痛；严重者会出现上肢沉重、无力、握力减退，甚至出现持物坠落的情况。

（2）脊髓型颈椎病：下肢多有麻木、沉重，走路时有双脚如踩在棉花上的感觉；上肢麻木、疼痛，双手无力、不灵活，难以完成写字、系扣、持筷等精细动作，持物易落；躯干部出现感觉异常，如常常感觉在胸部、腹部或双下肢有如皮带样捆绑感。

（3）交感型颈椎病：常表现为头晕、头痛、记忆力减退、注意力不易集中，耳鸣、耳堵、听力下降、鼻塞、口干、声带疲劳，恶心呕吐、腹胀、腹泻、消化不良、嗳气、心悸、胸闷、心率变化、心律失常、血压变化，面部或某一肢体多汗、无汗、畏寒或发热等。

（4）椎动脉型颈椎病：常表现为发作性眩晕、复视、眼震，有时候还会出现恶心、呕吐、耳鸣或听力下降。当头颈处于某一特定位置时，可能会出现下肢突然无力猝倒，但是意识清醒。

（5）食管型颈椎病：表现为吞咽时有梗阻感，甚至进行性吞咽困难。主要是由于颈椎前缘巨大骨赘直接压迫食管后壁，造成食管狭窄，也可能是因为骨刺形成速度过快，对食管周围软组织造成刺激所产生。

2. 伴随症状

（1）神经根型颈椎病：此类型患者可能还会伴有手部肿胀、无汗、疼痛等血管运动神经的症状。晚期可能还会出现肌肉萎缩、胸部疼痛，常表现为起病缓慢的顽固性的单侧胸大肌和乳房后疼痛，进行体格检查时会有胸大肌压痛。颈 6 和颈 7 神经根受颈椎椎间盘突出、骨刺压迫是主要原因。

（2）脊髓型颈椎病：部分此类型患者可能还会伴有膀胱或直肠功能障碍，表现为排尿无力、尿频、尿急、尿失禁、尿不尽或尿潴留以及便秘、性功能减退等。

（3）交感型颈椎病

① 咽部异物感：吞咽时有梗阻感，少数人可能还会伴有恶心、呕吐、胸闷等症状。这主要是由于颈椎节段性不稳定刺激交感神经末梢引起的。

② 视物障碍：眼胀、干涩、流泪、畏光、视力下降是主要的临床表现，极少数患者可能还会出现失明。颈椎病造成椎 - 基底动脉供血不足引发的大脑枕叶视觉中枢缺血性疾病是主要原因。

（4）椎动脉型颈椎病：具体表现为在站立或走路时因突然扭头出现猝倒，倒地后会很快清醒，不会出现意识障碍，并且没有后遗症；同时可能会出现头晕、恶心、呕吐、出汗等症状。这是与颈椎增生压迫椎动脉引起基底动脉供血不足有关。

五、颈椎病的诊断流程是什么?

如果患者存在上述典型症状，或者出现突发性四肢麻木无力、大小便无力甚至失禁时，须尽快到医院就诊，进行进一步检查。

（1）患者到医院检查前，首先尽量将症状按照时间先后或程度轻重归纳一下，以便回答医生的问诊。

（2）医生会通过提问来进行详细问诊，病史采集的内容主要包括：

① 颈部不适的具体情况，发生的部位，持续了多长时间。

② 是否存在肢体麻木。

③ 平时有没有头晕、心慌、恶心、耳鸣、视物模糊等症状。

④ 有没有诱发因素，最近工作是否劳累。

⑤ 之前是否出现过类似症状，持续时间有多长，怎么缓解的。

⑥ 四肢是否存在无力感，是否能正常走路。

⑦ 是否进行过按摩、贴膏药等治疗措施，是否有效。

⑧ 从事什么职业。

⑨ 颈部是否曾经受过外伤。

（3）如实叙述近期情况，并按照医嘱一步一步进行相关检查以判断病情严重程度。

（4）必要时住院检查、治疗。

六、需要做哪些检查？

1. X 线片检查

X 线平片可以明确观察是否有骨的破坏及颈椎的畸形，观察有无骨刺、椎间隙狭窄以及颈椎后纵韧带骨化等表现；同时，颈椎过屈过伸侧位 X 线片在临床上有重要的意义，是颈椎病诊断过程中最常规、最基本的检查措施。

2. 颈椎 CT 检查

通过 CT 检查可以观察到病变节段椎体前后缘、钩椎关节是否有骨质增生以及是否存在后纵韧带骨化、黄韧带钙化或者骨化情况，为颈椎病的诊断提供依据。

3. 颈椎 MRI

MRI 检查可以清晰地观察到椎管、脊髓受压部位和内部形态的改变，是诊断和鉴别神经根型颈椎病、脊髓型颈椎病与脊髓损伤、脊髓肿瘤、脊髓炎症的重要手段。

4. 其他影像学检查

主要有经颅多普勒（transcranial doppler，TCD）、数字减影血管造影（digital subtraction angiography，DSA）、磁共振血管成像（magnetic resonance angiography，MRA）检查等。通常用来探查基底动脉血流、椎动脉颅内血流，是检查椎动脉血流情况的重要手段，是颈椎病诊断手段之一，尤其是椎动脉型颈椎病的常用检查手段之一。

七、如何治疗颈椎病？

大部分患者可通过非手术治疗（物理疗法、运动疗法、药物治疗等）来缓解症状，提高患者的生活质量，但少数严重压迫神经根或脊髓的患者需采取手术治疗。非甾体抗炎药可用来缓解头痛、颈痛等症状。还可以遵医嘱进行传统推拿、按摩、牵引、针灸等中医治疗。当症状较为严重时应当立即到医院就诊，如有必要，可能还需住院接受手术治疗。

1. 急性期治疗

急性期患者颈部疼痛、上肢疼痛和麻木等症状通常较严重，需注意多休息，减少运动以避免刺激颈部，并且及时就医。

2. 一般治疗

（1）改善生活方式：尽量避免长时间低头。长期伏案工作人群需注意维持脊柱在正常生理曲度状态，注意工作时间隔休息，减少颈椎处于屈颈状态的时间。

（2）锻炼肩颈肌肉：游泳能够比较好地锻炼颈肩腰背部肌肉。平时还可在较长时间低头、伏案工作后适当做些头颈部及双上肢的前屈、后伸及旋转活动。不仅可以缓解疲劳，还能锻炼肌肉力量，可以加强维持颈椎的稳定性，达到保护颈椎间盘和小关节的目的。也可通过适当的颈后部肌肉等长收缩抗阻训练（如双手五指交叉放于枕后部，头后仰对抗）来增强颈后部肌肉力量，达到纠正颈椎不稳定的目的。

3. 药物治疗

除常用非处方药外，应在医生指导下充分结合个人情况选择最合适的药物。适当的用药可以达到改善颈椎病患者症状的效果。

4. 手术治疗

当患者出现以下症状时，应采取手术治疗：

（1）保守治疗3个月后无效，或者尽管有效，但是在治疗停止后症状反复发作，影响患者正常的生活和工作。

（2）神经根性疼痛剧烈，保守治疗无效。

（3）上肢某些肌肉出现肌无力、肌萎缩，经保守治疗2～4周后仍有发展趋势。

（4）由于脊髓型颈椎病随着疾病发展，症状将逐渐加重，甚至致残，故确诊后应及时手术治疗。

目前颈椎病手术费用存在较大幅度的差异，与病变性质、病变节段、病变复杂程度、手术方式、手术材料、所在地区及医院等有关，患者应在医生指导下选择合适的手术方式。

5. 中医治疗

颈椎病的中医治疗主要包括针灸、推拿按摩、牵引、中药外用和内服等。值得注意的是不是所有类型的颈椎病都适合进行中医治疗，建议在正规医院明确诊断之后，到相关专业机构进行治疗。

（1）针灸治疗：主要有针法与灸法，可以对颈项部的夹脊、风池、风府、天宗、大椎、外关、合谷等穴位采取针刺或艾灸以达到调整气血的目的。

（2）推拿按摩治疗：主要是为了局部松解颈项部，使颈部气血得以调畅、肌肉得以松弛。

（3）牵引治疗：一般采用颈椎牵引带牵引治疗，解除颈部肌肉痉挛，松解软组织粘连，改善或恢复颈椎正常的生理曲度。

（4）中药外用：在颈椎病患者的有关部位使用有行气散瘀、温经散寒、舒筋活络或清热解毒等不同作用的中药制剂（苏木、葛根、杜仲、川芎等）。常用方法有敷贴药、喷药等。

（5）中药内服：根据患者的中医辨证分型对症给予中药。若是风寒湿型服用防风汤，气滞血瘀型则服用通窍活血汤，痰湿阻滞型可服用半夏白术天麻汤。

6. 其他治疗

其他治疗主要是物理治疗。常见的物理治疗方法有直流电离子导入疗法、低频调制的中频电疗法、超短波疗法、超声波疗法、高电位疗法等。主要是通过扩张血管、改善局部血液循环，以达到解除肌肉、血管痉挛，消除神经根、脊髓及其周围软组织的炎症和水肿，减轻粘连，促进神经和肌肉功能恢复的目的。

目前还有研究表明，治疗骨关节炎的盐酸氨基葡萄糖片可能对治疗颈椎病有一定疗效，有助于缓解患者病情，有较好的临床治疗效果。

八、颈椎病的预后如何？

若仅表现为肩颈疼痛等症状，通常预后较好，适当治疗、辅助运动以及改变生活习惯可以取得较好的治疗效果。而表现为手麻、头晕等症状的颈椎病，通常预后稍差，采取中医内服外治等来改善症状；接受治疗后需改善生活习惯，否则容易导致症状复发甚至加重。而出现行走无力或瘫痪的脊髓型颈椎病患者，通常预后较差，常常需采取手术治疗。

交感型颈椎病往往会出现交感神经功能障碍，并且常常伴有多个并发症。

九、颈椎病患者日常生活中有哪些注意事项？

颈椎病患者可以从改变生活方式、积极进行体育锻炼、改正体态姿势等方面来改善症状。因为颈椎病病情进展较为缓慢，且常常反复发作，患者需采取积极乐观的态度来面对。

（1）注意休息：需长期伏案工作的人群，应保证能够定时休息，变换头部体态，进行颈肩部肌肉锻炼；同时注意端正坐姿，尽量维持脊柱的正常曲度。平时使用电子设备时，保持视线与屏幕持平，使用一定时间后，适当活动肩颈。睡觉时应选择合适高度的枕头，避免枕头高度过高，保持脊柱正常生理曲度，从而达到放松关节与肌肉的效果。睡觉时不枕枕头非但不能保护颈椎，还可能会造成颈椎损伤。

（2）加强运动：平时可以参加游泳、羽毛球、排球、网球等体育锻炼或者中医的太极、八段锦、五禽戏等运动，来缓解颈部肌肉紧张状态。

（3）饮食调理：平时应多摄取强筋壮骨的食物，包括筋类（如羊筋、牛筋、鹿筋等）、淮山药、豆类、白木耳、菜心、海参、枸杞子、芝麻、黑木耳、番薯、鱼翅、核桃、银鱼、蛋、鱼鳔、海带、乳酪、白瓜子、鸡爪、紫菜、羊奶等。

（4）日常病情监测：患者如有持续性疼痛，经休息及保守治疗后仍不缓解或加重应引起高度重视，及时就医。

（5）特殊注意事项：在日常生活中许多颈椎病患者会在颈肩疼痛出现时进行推拿按摩；但实际上并不是所有的颈椎病类型都可以进行推拿按摩，比如脊髓型颈椎病患者进行按摩时，可能会引发急性脊髓损伤，严重时可能造成瘫痪。因此，颈椎病患者如果想进行推拿按摩，一定要提前到医院明确诊断，咨询医生，医生觉得可以进行，方可按摩。进行颈椎按摩治疗，应尽量选择相关的专业机构。

十、如何预防颈椎病？

在日常生活和工作中可通过避免诱发椎间盘退行性变的一些因素来预防颈椎病的发生与发展。可以从以下几个方面入手。

1. 养成良好生活习惯

（1）改正平时不良的生活和工作习惯，如尽量避免卧在床上看书、看电视、玩手机等。使用电子设备时，屏幕与视线尽量持平或略微仰视 $5°\sim10°$，使用一段时间需放松一下，活动肩颈。

（2）睡觉时尽量不使用高枕，枕头采用以平卧时超过自己的肩宽 $10\sim16cm$ 长度为宜，而枕头高度需与肩部宽度大体一致，或头颈部将枕头压下后与拳头高度相等或略低更为适宜。

（3）避免长期保持低头姿势，长期伏案工作 $1\sim2h$，需间隔休息 $5min$ 来活动一下肩颈，改变体位，等颈部疲劳缓解后再继续工作。

（4）避免风寒或潮湿。夏天炎热时避免风扇或者空调对着颈部直吹，切忌贪凉，注意肩颈部的保暖，出汗后不能直接吹冷风或者用冷水冲洗颈部。

2. 加强锻炼

每天都可采取缓慢屈、伸及旋转颈部运动，早、晚进行数次。或者每天进行 $2\sim4$ 组颈后部肌肉等长收缩的抗阻运动，每组 $5\sim10$ 次，每次维持 $5s$。

3. 避免颈部外伤

乘车时应系好安全带，避免因紧急刹车时颈部肌肉处于松弛状态而损伤颈椎。

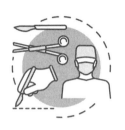

第六章
肝胆外科疾病

第一节　肝占位性病变

一、肝脏是什么器官？有什么功能？

肝脏是人体内最大的实质性脏器，大部分隐匿在右侧膈下和季肋深面，小部分横过腹中线达左上腹。肝的右下缘齐右肋缘，左下缘可在剑突下扪及，但一般在腹中线处不超过剑突与脐连线的中点。

肝脏担负着重要而复杂的生理功能，其中已明确的包括：

1. 分泌胆汁

每日分泌胆汁约 600～1000mL，经胆管流入十二指肠，帮助脂肪消化以及脂溶性维生素 A、维生素 D、维生素 E、维生素 K 的吸收。

2. 代谢功能

食物消化后由肠道吸收的营养物质经门静脉系统进入肝。肝能将碳水化合物、蛋白质和脂肪转化为糖原，储存于肝内；当血糖减少时，又将糖原分解为葡萄糖，释放入血液。在蛋白质代谢过程中，肝主要起合成、脱氨和转氨作用；肝在脂肪代谢中主要是维持体内各种脂质的恒定性，并使之保持一定浓度和比例；肝也参与多种维生素代谢，此外，肝还储存 B 族维生素、维生素 C、维生素 D、维生素 E 和维生素 K；在激素代谢方面，肝对雌激素、神经垂体分泌的抗利尿激素具有灭活作用。

3. 凝血功能

肝除合成纤维蛋白原、凝血酶原外，还产生凝血因子 V、Ⅶ、Ⅷ、Ⅸ、X、XI 和 Ⅻ，另外，储存在肝内的维生素 K 是凝血酶原及凝血因子 Ⅶ、Ⅸ、X 的合成不可缺少的。

4. 解毒作用

代谢过程中产生的毒物或外来的毒物，在肝内主要通过单核 - 吞噬细胞系统进行吞噬或通过分解、氧化和结合等方式而转化为无毒物质。

5. 吞噬或免疫作用

肝通过单核 - 吞噬细胞系统的库普弗（Kupffer）细胞的吞噬作用，将细菌、抗原抗体复合物、色素和其他碎屑从血液中清除。

此外，肝内有铁、铜、维生素 B_{12}、叶酸等造血因子，能间接参与造血。肝储藏大量血液，当急性失血时，有一定的调节血液循环作用。

二、肝占位性病变一定是肝癌吗？

不一定。肝占位性病变指在彩超、CT 等影像学检查中，在肝组织内出现异常回声结构的一种影像学描述。这种情况非常多见，一般分为两种：一种是良性病变，另一种是恶性肿瘤。

良性病变常见的有肝血管瘤、肝脓肿、肝局灶性增生、不均匀性脂肪肝、肝腺瘤、肝囊肿等；肝恶性肿瘤最常见的有原发性肝癌和转移性肝癌。区别良恶性需要进一步检查。所以对于肝占位性病变不要过分惊慌，应该做肝功能，甲胎蛋白、癌胚抗原等肿瘤标志物，以及 MRI 或 CT 增强扫描等检查来进一步明确诊断。而对于诊断仍然不明者，必要时可以考虑肝活检。

三、发现肝占位性病变后需要做哪些检查？

发现肝占位性病变后，体格检查包括查看有无巩膜黄染、肝大、脾大、门脉高压症等相关体征；血液检查主要包括血常规、肝功能、肝炎相关指标、肿瘤标志物（甲胎蛋白、癌胚抗原、CA19-9) 等。偶然发现的肝肿块大多是超声检查首先发现的，如不能明确病变性质，可进一步做 CT、MRI 或肝动脉造影等检查。如果所有影像学检查都不能明确诊断，应考虑经皮肝穿刺活检。病变太小不能活检或不能很好地定位的患者，应定期（2～3 个月）进行超声检查，观察肿块大小变化，结合肿瘤标志物检验结果，判断病变性质。如有必要，也可经腹腔镜将肿块切除进行病理学检查，起到明确诊断和治疗的双重效果。如果病理学检查结果是转移性癌，还要进一步查找原发癌的部位，包括通过食管胃十二指肠镜检查术（esophagogastroduodenoscopy，EGD）、胸部 CT、胰腺 CT 等对相应部位的检查，以及前列腺（男性）、乳房和妇科（女性）检查等。

四、肝脏能不能切除？肝脏切除后能再生吗？

肝脏不能完全切除，但是能部分切除，如患肝癌、肝囊肿、肝血管瘤等疾患时，我们可以将包括肝脏肿块在内的部分肝叶组织切除以达到治愈疾病的目的。

如患有严重的肝脏疾病需要完全切除肝脏时，可以行肝移植术，将整个病肝完整移除，换成一个无病的新肝脏。

肝脏部分切除后是可以再生的，这种再生是在肝脏损伤（包括部分切除和肝病损害）后发生的一种复杂的修复和代偿反应。正常的肝细胞更新很慢，但当肝脏受到损伤或部分切除时，成熟的肝细胞可迅速进入细胞周期，通过再生以代偿肝功能。2/3 肝切除后肝功能可在 2 周时完全恢复，其体积和重量最后也能恢复到与之前相仿的程度；但是，已经发生肝硬化的异常肝脏不能再生出完全正常的肝细胞。影响肝脏再生的因素有肝脏的供血、营养、年龄和药物等。肝脏再生是由多种细胞因子、激素参与调节的精确而有序的过程，肝细胞生长因子作为其中一种强大的促肝细胞分裂原可启动肝脏再生，胰岛素与之有协同作用。因此，合并有糖尿病的患者行肝脏部分切除后肝脏修复速度会减慢；合并有肝硬化的患者，由于大量的增生结节减慢门静脉的血流速度，影响肝内血液循环，加上肝细胞对细胞因子反应减弱，术后肝脏再生修复能力也会减弱。

五、肝癌与肝炎有关系吗？肝癌的致病因素有哪些？

肝癌与肝炎有关。近来研究表明，与肝癌有关的病毒性肝炎主要包括乙型肝炎（HBV）、丙型肝炎（HCV），而其中又以乙型肝炎最为常见，研究结果均支持乙型肝炎病毒是肝癌的病因之一。但是有乙肝病史或乙型肝炎表面抗原阳性的人也不必过于紧张，因为由乙肝发展成为肝癌的，毕竟还是少数；不过，为了预防起见，肝炎高发区的居民和有肝炎病史或乙型肝炎表面抗原阳性的人更应该警惕肝癌的发生，建议最好每年做 1～2 次甲胎蛋白测定。

目前认为，肝癌发病与以下因素有关。

（1）病毒性肝炎：主要是乙型与丙型肝炎病毒感染，尤其是乙肝与乙肝病毒携带者，在肝癌的高发地区，约 20% 的人可能是乙型肝炎或乙肝病毒携带者。

（2）黄曲霉毒素（AFT）：是由黄曲霉产生的一种毒素，以黄曲霉素 B 为最重要的致癌物质。黄曲霉适宜于高温、高湿的气候环境中生长繁殖，尤其是夏季的霉变食物及谷物、饲料等最易被黄曲霉污染而产生黄曲霉毒素。长期食用含此毒素的食物可诱发肝癌。

（3）水源污染：饮用水质的严重污染，是肝癌发生的重要诱因之一，尤其是污染的沟水，其次为河水，井水最低。故在没有自来水设施的乡村，应提倡饮用井水。

（4）化学致癌物质：能引起肝癌的化学物质以 N- 亚硝基化合物为主，如亚硝胺和亚硝酸胺等。此外，农药、乙醇、黄樟素等亦均能诱发肝癌。

（5）免疫状态：有人认为肝癌患者血浆中含有一种封闭因子，能抑制细胞免疫并保护肝癌细胞不受免疫细胞杀伤。现已证明甲胎蛋白（AFP）就能抑制淋巴细胞和巨噬细胞的吞噬作用。

（6）基因突变：近年来，还有人认为，环境中的突变原和病毒作用能激发肝细胞分裂反应。

六、肝癌的诊断依据有哪些？

患者有乙肝或丙型肝炎等肝病病史，甲胎蛋白（AFP）≥ 400ng/mL，超声、CT 或 MRI 检查发现肝实质性肿块，且具有肝细胞癌典型影像学表现者，即可做出临床诊断。需要强调的是妊娠、活动性肝病、生殖腺胚胎源性肿瘤等患者血清 AFP 可以持续性升高，应予以排除。AFP 轻度升高者，应作动态观察，并结合肝功能变化及影像学检查加以综合分析判断。

七、如何治疗肝癌？

早期诊断、早期采用以手术切除为主的综合治疗，是提高肝癌长期治疗效果的关键。

（1）部分肝切除：是治疗肝癌首选和最有效的方法。肝切除可以通过开腹施行，也可有选择地采用经腹腔镜或机器人辅助下施行。总体上，肝癌切除术后 5 年生存率为 30%～50%。影响手术治疗效果的主要因素是肿瘤数目、血管侵犯、肿瘤分化程度和 AFP 水平等。

（2）肝移植：由于同时切除肿瘤和硬化的肝，因此可以获得较好的长期治疗效果。鉴于供肝匮乏和治疗费用昂贵，原则上选择肝功能 C 级的小肝癌病例行肝移植。

（3）肿瘤消融：通常在超声引导下经皮穿刺行微波、射频、冷冻、无水乙醇（PEI）注射等消融治疗。适应证是不宜手术的原发肝细胞癌，或术后复发、转移性肝癌。其优点是简便、创伤小，有些患者可获得较好的治疗效果。这些方法也可用于术中。

（4）经肝动脉和（或）门静脉区域化疗或经肝动脉插管化疗栓塞术（transcather arterial chemoembolization，TACE）：用于治疗不可切除的肝癌或作为肝癌切除术后的辅助治疗。常用药物为氟尿嘧啶、卡铂、表柔比星等，常用栓塞剂为碘化油。有些不适应一期手术切除的大或巨大肝癌，经此方法治疗后肿瘤缩小，部分患者可获得手术切除机会。

（5）其他治疗方法：体内或体外放射，全身化疗、靶向治疗（如索拉菲尼）和中药（如槐耳颗粒）治疗等。

（6）对于复发性肝癌，治疗方法包括 TACE、微波、射频、冷冻和无水乙醇注射等；如一般情况良好，肝功能正常，病灶局限，也可行再次手术切除。有资料表明，复发性肝癌再切除术后 5 年生存率可达 53.2%。对于肝癌破裂出血的患者，如出血量不大，全身情况较好，可以急诊做肝动脉栓塞术（transcatheter arterial embolization，TAE）或 TACE；如技术条件具备，也可行急诊肝切除术。如肿瘤巨大或范围广，出血多，术中无法控制，可以只做纱布填塞止血，尽快结束手术，待患者情况稳定后再做进一步治疗。

八、肝切除术后可能发生哪些并发症？

肝脏血液供应丰富，又是人体最重要的代谢器官，因此肝切除术后会面临发生很多并发症的危险。肝部分切除术后会出现的并发症有：

1. 出血

包括术中和术后出血。术后出血多发生于术后 24h 内，为严重并发症，这是由于肝脏血管丰富，创面容易渗血或出血，凝血功能不全，结扎线头脱落等原因。此外，肝切除术后腹腔引流不畅，可造成肝创面的局部感染，导致继发性出血的发生。

2. 肝衰竭

这是肝叶切除后常见而严重的并发症，是导致死亡的主要原因。术后肝功能不全或肝衰竭，与肝硬化程度和肝叶切除量有关，尤其是半肝以上切除或肝动脉栓塞术后，肝脏功能失代偿和缺氧引起。

3. 胆瘘

由于肝脏创面上较大的胆管结扎不牢及胆管破损，造成胆汁外溢。

4. 膈下脓肿

表现为术后 1 周患者高热持续不退，上腹部或季肋部疼痛，同时出现全身中毒症状或伴有呃逆、黄疸，右上腹及右下胸部压痛等时应考虑膈下脓肿的存在。

5. 凝血功能障碍

是肝脏损害的一种表现。主要原因是肝功能损害和术中输入过多的库存血。

6. 肺部并发症

多见于右侧，与手术时间长、手术复杂、创伤大、膈肌抬高、呼吸运动受限或原有呼吸道炎症有关。

7. 伤口裂开和感染

低蛋白、腹水、腹胀、剧烈咳嗽等都会引起。

8. 肝性脑病

患者出现性格行为变化如欣快感、表情淡漠，或扑翼样震颤等前驱症状，应警惕发生肝性脑病。

九、肝癌患者出院后需要注意什么？

（1）患者应消除紧张、恐惧心理，保持愉快的心情，适量进行有氧运动，不熬夜，养成良好的生活作息习惯，积极配合医师主动参与治疗。

（2）饮食方面多吃高热量、优质蛋白质、富含维生素和纤维素的食物。食物以清淡、易消化为宜。戒烟、戒酒，若有腹水、水肿，应控制水和钠盐的摄入量。

（3）注意防治肝炎，不吃霉变食物。按期化疗，定期随访，第 1 年每 1~2 个月复查 AFP、胸部 X 线片和超声检查 1 次，以便早期发现临床复发或转移迹象。若患者出现水肿、体重减轻、出血倾向、黄疸和乏力等症状应及时就诊。

十、什么是肝脓肿？肝脓肿有什么表现？如何治疗肝脓肿？

肝脓肿是肝受感染后形成的脓肿，属于继发性感染性疾病，根据病原的不同可分为细菌性肝脓肿和阿米巴性肝脓肿。

典型症状是寒战、高热、肝区疼痛和肝大。体温常可高达 39~40℃，伴恶心、呕吐、食欲缺乏和周身乏力，肝区疼痛或胀痛多属持续性，有的可伴右肩牵涉痛。严重时或并发胆道梗阻者，可出现黄疸。慢性病程患者可有贫血和低蛋白血症。超声可明确其部位和大小，阳性诊断率可达 96% 以上，为首选的检查方法；CT 更易显示多发小脓肿；MRI 对存在可疑胆道疾病时帮助较大。

细菌性肝脓肿必须早期诊断，积极治疗。

十一、什么是肝囊肿？如何治疗肝囊肿？肝囊肿会癌变吗？

肝囊肿，通俗点说就是肝脏中的"水泡"。分为寄生虫性和非寄生虫性肝囊肿。非寄生虫性分为先天性、创伤性、炎症性和肿瘤性囊肿。临床上常见的是先天性肝囊肿，它又分为单发性和多发性两种。

肝囊肿主要依赖影像学诊断，其中超声检查最为重要。在肝囊肿的定性方面，一般认为超声检查比 CT 更准确。但在全面了解囊肿的大小、数目、位置以及肝脏和肝脏周围的有关脏器时，特别是对于需行手术治疗的巨大肝囊肿患者，CT 检查对于手术的指导作用显然优于 B 超。绝大多数的肝囊肿都是先天性的，少有后天性因素，如在牧区，人们染上了肝包虫病，在肝脏中便会产生寄生虫性囊肿。外伤、炎症，甚至肿瘤也可以引起肝囊肿。囊肿可以是单发的，小至几毫米；多发性肝囊肿患者有时还合并其他内脏的囊肿，如伴发肾囊肿、肺囊肿及偶有胰囊肿、脾囊肿等。

一般而言，无症状的肝囊肿患者，无须特殊处理。巨大而又出现症状者，可予以适当治疗。常用的方法是囊肿"开窗术"或"去顶术"，一般是经腹腔镜切除部分囊壁，吸净囊液后使囊腔向腹腔开放。对并发感染、囊内出血者，可在"开窗术"后放置引流，待引流液清亮、正常后拔除引流管。对囊液含有胆汁者，应寻找胆管漏口予以缝合、置管；必要时可行肝切除术。多发性肝囊肿一般仅限于处理其中可能引起症状的大囊肿，可行囊肿"开窗术"以缓解症状。对病变局限于肝的一段或一叶，且伴有症状，或开窗术效果不佳者，也可行病变肝段或肝叶切除术。

肝囊肿是一种较常见的肝脏良性疾病，绝大多数都是先天性的，即先天发育的某些异常导致了肝囊肿形成。常见的并发症是破裂出血、细菌感染，而罕见癌变。

十二、什么是肝血管瘤？肝血管瘤对人体有什么影响？肝血管瘤一定要手术吗？

肝血管瘤是一种较为常见的肝脏良性肿瘤，临床上以海绵状血管瘤最多见。近年来，随着人们健康体检意识的提高及各种影像诊断技术的进步，无症状的小血管瘤发现率明显升高。

多数肝血管瘤无明显不适症状，多在健康体检、常规行 B 超检查或行腹部手术时被发现，尚无证据说明它们有恶变可能，但偶可与肝脏的其他恶性肿瘤相混淆导致误诊。当血管瘤增大至 5cm 以上时，可能出现非特异性的腹部症状，包括：

（1）腹部包块。

（2）胃肠道症状。

（3）压迫症状。

（4）肝血管瘤破出血，可出现上腹部剧痛以及出血和休克症状，是最严重的发症之一。

手术切除是治疗肝海绵状血管瘤最有效的方法。但小的、无症状的肝海绵状血管瘤无须治疗，可每隔 6～12 个月做超声检查，以动态观察其变化。如患者临床症状明显且影响正常生活和工作，或肿瘤直径＞10cm，特别是位于肝缘，有发生外伤性破裂危险者，可行手术切除。通常沿肿瘤包膜外分离，完整地切除肿瘤，尽量不损伤正常的肝组织；如有必要，也可以做肝部分切除或解剖性肝切除。病变广泛分布在左右半肝而不能切除者，可行肝动脉结扎术。

第二节　胆囊结石伴胆囊炎

一、胆汁是什么器官分泌的？有什么作用？

成人每日分泌胆汁约 800～1200mL，主要由肝细胞分泌。其主要生理功能是：

（1）乳化脂肪。

（2）清除毒素及代谢产物：胆汁参与胆固醇和胆红素的代谢及清除。

（3）抑制肠内致病菌生长繁殖和内毒素形成。

（4）刺激肠蠕动。

（5）中和胃酸。

二、胆囊是一个什么器官？有什么作用？

胆囊为腹膜间位器官，呈梨形，游离的一侧被脏腹膜覆盖，另一侧位于肝脏面胆囊窝内，借结缔组织与肝相连（图 6-2-1）。胆囊长 5～8cm，宽 3～5cm，容积 30～60mm；分为底、体、颈三部分。底部为盲端，是胆囊穿孔的好发部位；底部向左后上方延伸为体部；体部向前上弯曲变窄形成胆囊颈。三者间无明显界线。胆囊颈上部呈囊状扩大，称 Hartmann 袋，胆囊结石常滞留于此处。胆囊的作用主要有：

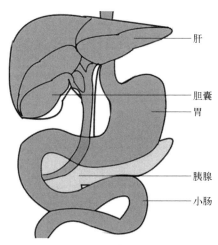

图 6-2-1　胆囊位置示意

1. 储存胆汁

这是胆囊的主要功能，空腹时胆囊舒张，胆汁进入胆囊。非消化期间，胆汁储存在胆囊内，当消化需要的时候，再由胆囊排出，所以胆囊被称为"胆汁仓库"，同时又可以起到缓冲胆道压力的作用。

2. 浓缩胆汁

胆囊壁吸收储存胆汁的水分和氧化物，可使胆汁浓缩 6～10 倍。金黄色碱性胆汁中的大部分水和电解质由胆囊黏膜吸收返回到血液，留下胆汁中有效成分储存在胆囊内，变成棕黄色或墨绿色呈弱酸性的胆囊胆汁。

3. 分泌功能

胆囊黏膜每天能分泌稠厚的黏液约 20mL，黏液中含有免疫球蛋白 A（IgA）。IgA 在胆汁中的主要作用是清除抗原，保护胆道黏膜不受浓缩胆汁的侵蚀和溶解，还具润滑作用，有利于胆汁的排出。

4. 排出胆汁

进食 3～5min 后，食物经过十二指肠，刺激十二指肠黏膜，产生一种激素叫缩胆囊素，可帮助胆囊收缩。胆囊的收缩自胆囊底开始，逐渐移向胆囊管，将胆囊内胆汁立即排入十二指肠，以助脂肪的消化和吸收；在排出胆汁同时，也将胆道内的细菌与胆汁一起排出体外。一般来说，进食脂肪半小时后，胆囊即可排空。

三、人的胆囊为什么会长结石？胆囊结石的主要成分是什么？

胆囊结石的成因非常复杂，与多种因素有关。任何影响胆固醇与胆汁酸磷脂浓度比例和造成胆汁淤积的因素都能导致结石形成，如某些地区和种族的居民、女性激素、肥胖、妊娠、高脂肪饮食、长期肠外营养、糖尿病、高脂血症、胃切除或胃肠吻合术后、回肠末端疾病和回肠切除术后、肝硬化、溶血性贫血等。在我国经济发达城市及西北地区的胆囊结石发病率相对较高，可能与饮食习惯有关。

胆结石常分为 3 类。

1. 胆固醇类结石

胆固醇在胆固醇类结石中含量超过 70%，分为胆固醇结石和混合性结石 2 类。

（1）胆固醇结石外观呈白黄、灰黄或黄色，形状和大小不一，呈多面体、圆形或椭圆形，质硬，表面多光滑，剖面呈放射状排列的条纹。

（2）混合性结石：由胆固醇、胆红素、钙盐等多种成分混合而成，根据所含成分比例的不同呈现不同的形状、颜色和剖面结构。

2. 胆色素类结石

胆固醇在胆色素类结石中含量应低于 40%，分为胆色素钙结石和黑色素结石 2 类。

（1）胆色素钙结石为游离胆色素与钙等金属离子结合形成，并含有胆汁酸、细菌、糖蛋白等成分，质软易碎，呈棕色或褐色，故又称棕色胆色素结石。常发生在肝内外各级胆管，形状及大小不一，呈粒状或长条形，一般为多发。

（2）黑色素结石不含细菌，质硬，由不溶性黑色胆色素多聚体、各种钙盐和糖蛋白组成，几乎均发生在胆囊内。

3. 其他结石

碳酸钙、磷酸钙或棕榈酸钙为主要成分的结石少见。

四、胆囊结石有什么症状？胆囊结石一定会引起胆囊炎吗？

大多数患者无症状，称为无症状胆囊结石（图6-2-2）。随着健康检查的普及，无症状胆囊结石的发现明显增多。胆囊结石的典型症状为胆绞痛，只有少数患者出现，其他常见表现为急性或慢性胆囊炎。主要临床表现包括：

1. 胆绞痛

典型的发作是在饱餐、进食油腻食物后或睡眠中体位改变时，结石嵌顿在胆

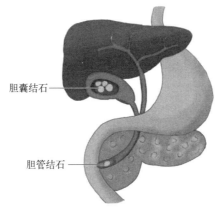

胆囊结石 ——

胆管结石 ——

图 6-2-2　胆石分布示意

囊壶腹部或颈部，胆囊排空受阻，胆囊内压力升高，胆囊强力收缩而发生绞痛。疼痛位于右上腹或上腹部，呈阵发性，或持续疼痛阵发性加剧，可向右肩胛部和背部放射，部分患者因剧痛而不能准确说出疼痛部位，可伴有恶心、呕吐。

2. 上腹隐痛

多数患者仅在进食过多、吃肥腻食物、工作紧张或休息不好时感到上腹部或右上腹隐痛，或者有饱胀不适、嗳气、呃逆等，常被误诊为"胃病"。

3. 胆囊积液

胆囊结石长期嵌顿或阻塞胆囊管但未合并感染时，胆囊黏膜吸收胆汁中的胆色素，并分泌黏液性物质，导致胆囊积液。积液呈透明无色，称为白胆汁。

4. 其他

极少引起黄疸，即使黄疸也较轻；小结石可通过胆囊管进入并停留于胆总管内成为胆总管结石；进入胆总管的结石通过 Oddi 括约肌可引起损伤或嵌顿于壶腹部导致胰腺炎，称为胆源性胰腺炎；因结石压迫引起胆囊炎症慢性穿孔，可造成胆囊十二指肠瘘或胆囊结肠瘘，大的结石通过瘘管进入肠道偶尔可引起肠梗阻，称为胆石性肠梗阻；结石及炎症的长期刺激可诱发胆囊癌。

5. 米里齐综合征（Mirizzi syndrome）

是特殊类型的胆囊结石，形成的解剖因素是胆囊管与肝总管伴行过长或者胆囊管与肝总管汇合位置过低，持续嵌顿于胆囊颈部的和较大的胆囊管结石压迫肝总管，引起肝总管狭窄；反复的炎症发作导致胆囊肝总管瘘，胆囊管消失，结石部分或全部堵塞肝总管。临床特点是胆囊炎及胆管炎反复发作及黄疸。胆道影像学检查可见胆囊增大、肝总管扩张、胆总管正常。

虽然胆囊结石是造成胆囊炎的一个重要原因，但并不是说有了胆囊结石就一定会得胆囊炎。如单个较大的胆固醇结石，不易发生嵌顿，只是漂浮在胆汁中，就不一定引起胆囊炎，也可能没有症状。据统计，约 50% 的胆囊结石患者终生无症状，我们称为隐性结石或静止结石。所以，有胆囊结石不一定会得胆囊炎。当然得胆囊炎的可能性是很大的，所以一旦发现胆囊结石还是应该积极治疗。

五、胆囊结石伴胆囊炎该如何治疗？胆囊结石会导致黄疸吗？

对于有症状和（或）并发症的胆囊结石，首选胆囊切除术治疗。腹腔镜胆囊切除术具有损伤小、恢复快、疼痛轻、瘢痕不易发现等优点。对于病情复杂或没有腹腔镜设备的医院，也可做开腹胆囊切除术。要强调的是，儿童胆囊结石以及无症状的成人胆囊结石，一般不做预防性胆囊切除术，可观察和随诊。长期观察发现，约30%的患者会出现症状及并发症而需要手术。故下列情况应考虑手术治疗：

（1）结石数量多及结石直径≥2～3cm。

（2）胆囊壁钙化或瓷性胆囊。

（3）伴有胆囊息肉≥1cm。

（4）胆囊壁增厚（＞3mm)即伴有慢性胆囊炎。

单纯胆囊结石一般不会引起黄疸，只有当胆囊结石引起胆囊管梗阻，胆囊肿大，肿大的胆囊压迫肝胆管，胆囊炎症波及肝胆管或胆囊结石落入胆总管，引起胆道的机械性梗阻时，使得胆汁排入胆道受阻，胆道压力升高，胆汁反流入肝血窦并进入血液才会引起黄疸。长时间的梗阻性黄疸会损害肝细胞，合并肝细胞性黄疸，最终还会导致胆汁性肝硬化。胆囊结石患者出现皮肤、巩膜和黏膜黄染，或小便颜色加深、大便颜色变浅，可以判定为合并黄疸。某些胆囊结石合并黄疸的患者病情凶险（如急性重症胆管炎）时，如不及时治疗，患者极易出现感染性休克、精神异常和肝衰竭等并发症，这种情况下，手术是最有效的治疗方法。

六、胆囊炎需要手术吗？

胆囊炎分为急性胆囊炎和慢性胆囊炎。急性胆囊炎早期病变如急性水肿型胆囊炎宜首先采用药物进行治疗，绝大多数患者的症状可以缓解。对较重的急性化脓性、坏疽性胆囊炎或胆囊穿孔，应及时进行手术治疗，但必须做好术前准备，包括纠正水电解质和酸碱平衡的失调以及应用抗生素等。

而目前还没有哪一种药物可以根治慢性胆囊炎，抗生素对治疗慢性胆囊炎并无明显效果。因此，慢性胆囊炎若证实胆囊无功能或合并有胆囊结石，一经明确诊断，应以手术切除病变的胆囊为宜。胆囊切除术后，绝大多数的患者都会取得满意的疗效，症状消失，也避免了急性胆囊炎、胆囊癌等并发症的发生。

七、胆囊结石会导致胆囊癌吗？如何预防胆囊结石？

很多专家认为胆囊结石是胆囊癌的重要病因之一，因为胆囊癌伴有胆囊结石的比例可高达60%～100%，而胆囊结石患者日后罹患胆囊癌者可达3%～14%，高出无结石者数倍，而且结石愈大，发生胆囊癌的危险性愈高。胆石可引起慢性炎症，胆囊钙化的瓷样胆囊恶变率高。一般认为这与结石对胆囊黏膜的长期刺激或同时合并的慢性炎症导致胆囊黏膜增生，进而出现不典型增生有关。但是，胆囊结石的长期慢性刺激，是否诱发胆囊癌，尚未得到充分的证明，只可以说胆石可使胆囊癌发病率升高。

预防胆囊结石需要注意以下6个方面：

（1）有规律地进食（一日三餐）是预防结石的最好方法，因为未进食时胆囊中充满了胆汁，胆囊黏膜吸收水分使胆汁变浓，胆汁的黏稠度亦增加，形成胆泥；如果进食，当食物进入十二指肠时反应性地分泌缩胆囊素，使胆囊收缩，这时大量黏稠的和含有胆泥的胆汁被排出到达肠道内，因此可以防止结石的形成。

（2）适度营养并适当限制饮食中脂肪和胆固醇的含量，胆固醇结石的形成和胆汁中含有较多量的胆固醇有关。吃得过多，特别是食物中有较多的脂肪和胆固醇，就会使胆汁中胆固醇的浓度增高，会促使胆固醇结石的形成。随着生活水平的提高，带来了一些因吃得过好、过多而引起的"富贵病"，如肥胖症、冠心病和胆结石。要预防这些"富贵病"，就要注意营养适度，特别要注意不食用过多的胆固醇和动物脂肪。此外，参加适当的体力劳动和体育锻炼，对防止营养过度也有一定的帮助。

（3）保证摄入足够量的蛋白质。蛋白质是维持我们身体健康所必需的一种营养物质。据研究，蛋白质摄入量的长期不足，与胆色素结石的形成有关。因此，保证饮食中有足够的蛋白质，有助于预防胆色素结石的发生。

（4）讲究卫生，防止肠道蛔虫的感染：养成良好的卫生习惯，饭前便后要洗手，生吃瓜果必须洗净，搞好环境卫生等，是预防蛔虫病的有效措施，因而对预防胆色素结石也很有帮助。

（5）积极治疗肠蛔虫症和胆道蛔虫症：发现肠蛔虫症后，应及时服用驱虫药，以免蛔虫钻入胆道。万一得了胆道蛔虫症，更应积极治疗，以防日久发生胆色素结石。

（6）保持胆囊的收缩功能，防止胆汁长期淤滞：对长期禁食使用静脉内营养的患者，应定期使用胆囊收缩药物，如胆囊收缩素等。

八、胆囊切除后对人体有什么影响？

首先从胆囊的生理功能说起。胆囊的主要功能是储存和浓缩胆汁，而不是分泌胆汁。肝脏每天分泌600～1000mL胆汁，在胆囊中浓缩储存起来。胆囊切除术往往是在胆囊存在某种病变的情况下进行的，绝大多数患者的胆囊在术前就已经不同程度地丧失了其正常功能。胆囊切除后，胆管会扩张，黏膜会增厚，胆管的黏液腺分泌增多，胆管将胆汁排入十二指肠，以代偿因此失去的胆囊储存、浓缩胆汁的功能，而不至于影响脂肪的消化和吸收。

术后身体的恢复以及胆道系统代偿功能的重建需要有一个过程，术后食物中脂肪含量也应逐渐增加，使身体逐渐适应。部分患者术后会出现腹泻现象，但最终可通过胆管代偿使消化功能逐渐得到调节或补偿。极少数患者术后仍有右上腹绞痛、饱胀不适、恶心呕吐等症状，可能与胆道功能紊乱、胆管内结石残留有关，查明原因后可消除临床症状。

九、腹腔镜胆囊切除术与"保胆取石"手术各有什么优缺点？

目前胆囊结石治疗方式分为腹腔镜胆囊切除与"保胆取石"两种治疗方式，关于何种方式进行胆囊结石治疗效果更好，医学界有着较大的争议。主张腹腔镜胆囊切除优于"保胆取石"的原因：

（1）保留胆囊所能起到的效果有限，并且留下的结石很容易复发，因而胆囊结石的病症、胆囊壁炎症仍在，并且在很多临床试验中发现结石与胆囊异常解剖结构存在较大的联系，这是结石复发的一项较为重要的因素。

（2）以下情况下都不宜进行"保胆取石"

① 存在症状的部分胆囊结石；合并有胆总管结石的；直径在 3cm 以上的胆囊结石；伴胆囊炎且胆囊颈管存在梗阻的胆囊结石；充满型胆囊结石。

② 存在症状、有着手术指征的胆囊息肉样变。

③ 存在较为严重的炎症，并且在日常生活中经常复发。

④ 胆囊存在坏疽穿孔的状况，胆囊存在恶性变可能。

（3）部分人担心切除胆囊难以消化脂肪，其实完全不必担心，胆囊属于肝外胆道系统的组成结构，类似于地道战地下网络里面的一个小的储藏间一样，即便储存间不能用、地下管道系统还是可以运转。胆囊的功能是储存且浓缩胆汁，伴随着胆囊结石出现以及炎症复发，胆囊内部被结石充满，胆囊功能丧失，留在体内已经没有用处，只能进行切除，这在临床被称为"胆囊的疾病性切除"。

而主张"保胆取石"的观点认为，随着胆囊结石逐渐变大，可采取保胆碎石然后排石的方式进行治疗，然后再通过中医方剂进行身体的调理，如此可有效治愈胆囊炎，没必要切除胆囊，完好保留胆囊，这是胆囊结石治疗的前提，因为并非胆囊癌变或坏死，仅仅是胆囊内长了结石而已，胆囊本身还可以继续为人体工作。采用"保胆取石"，虽然会有复发的可能，并且复发时会带来一些疼痛，但是随着医疗科技的快速发展，将会带来更多的治疗机会。此外，中医对于治疗胆囊结石也有着很多的方式可以尝试，因此很多人士认为"保胆取石"强于腹腔镜胆囊切除。

十、胆囊切除术后需要注意什么？

（1）合理饮食，少量多餐，进食低脂、高维生素、富含膳食纤维的饮食，忌辛辣等刺激性食物，多食新鲜蔬菜和水果。

（2）胆囊切除后可能出现消化不良、脂肪性腹泻等情况，一般 3～6 个月后会逐渐好转；出院后如现腹痛、黄疸、陶土样大便等情况应及时就诊。

（3）中年以上未行手术治疗的胆囊结石患者应定期复查或尽早手术治疗，以防结石及炎症的长期刺激诱发胆囊癌。

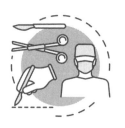

第七章
胃肠外科常见疾病

第一节　直肠癌

一、什么是直肠癌?

直肠癌是指从齿状线至直肠乙状结肠交界处之间的癌,是消化道最常见的恶性肿瘤之一。直肠癌位置低,容易被直肠指诊及乙状结肠镜诊断。但因其位置深入盆腔,解剖关系复杂,手术不易切除彻底,术后复发率高。中下段直肠癌与肛管括约肌接近,手术时很难保留肛门及其功能是手术的一个难题,也是手术方法上争论最多的一种疾病。我国直肠癌发病年龄中位数在 45 岁左右,青年人发病率有升高的趋势。

二、直肠癌的病因有哪些?

1.饮食习惯

大肠癌的发生与高脂肪、高蛋白质和低纤维素饮食有一定相关性;此外,过多摄入腌制及油煎炸食品可增加肠道中致癌物质诱发;而维生素、微量元素及无机盐的缺乏均可能增加大肠癌的发病率。

2.遗传因素

10%~15% 的大肠癌患者为遗传性结直肠肿瘤。

3.癌前病变

多数来自腺瘤癌变,其中以绒毛状腺瘤及家族性肠息肉病癌变率最高;近年来某些慢性炎症改变,如溃疡性结肠炎、克罗恩病及血吸虫性肉芽肿也已被列为癌前病变。

4. 缺乏体力活动

缺乏体力活动也会增加罹患直肠癌的风险。

三、直肠癌在日常生活中有哪些临床表现?

1. 症状

早期仅有少量便血或排便习惯改变,易被忽视。当病程发展或伴感染时,才出现显著症状。

(1)直肠刺激症状:癌肿刺激直肠产生频繁便意,引起排便习惯改变,便前常有肛门下坠、里急后重和排便不尽感;晚期可出现下腹痛。

(2)黏液血便:为直肠癌患者最常见的临床症状,80%~90%患者可发现便血,癌肿破溃,可出现血性和(或)黏液性大便,多附于粪便表面;严重感染时可出现脓血便。

(3)肠腔狭窄症状:癌肿增大和(或)累及肠管全周引起肠腔缩窄,初始大便变形、变细,之后可有腹痛、腹胀、排便困难等慢性肠梗阻症状。

(4)转移症状:当癌肿穿透肠壁,侵犯前列腺、膀胱时可发生尿路刺激征、血尿、排尿困难等;浸润骶前神经则发生骶尾部、会阴部持续性剧痛、坠胀感。女性直肠癌可侵及阴道后壁,引起白带增多;若穿透阴道后壁,则可导致直肠阴道瘘,可见粪质及血性分泌物从阴道排出。发生远处脏器转移时,可出现相应脏器的病理生理改变及临床症状。

2. 体征

在我国多数直肠癌患者可通过直肠指诊,在直肠管壁扪及肿块,多质硬,不可推动,同时还能初步了解癌肿与肛缘的距离、大小、硬度、形态及其与周围组织的关系。直肠指诊也是诊断直肠癌的最直接和主要的方法。

四、我们需要做哪些检查来确诊直肠癌?

1. 直肠指诊

是诊断直肠癌的最主要和直接的方法之一。通过直肠指诊可初步了解癌肿与肛缘的距离、大小、硬度、形态及其周围组织的关系。女性直肠癌患者应行阴道检查及双合诊检查。

2. 实验室检查

(1)大便隐血试验:可作为高危人群的初筛方法及普查手段,持续阳性者应行进一步检查。

(2)肿瘤标志物:癌胚抗原(CEA)测定对直肠癌的诊断和术后监测较有意义,但CEA用于诊断早期直肠癌价值不大,主要用于监测复发,但对术前不伴有CEA升高的大肠癌患者进行术后监测复发并无重要意义。

3. 影像学检查

（1）B超和CT检查：有助了解直肠癌的浸润深度及淋巴转移情况，还可提示有无腹腔种植转移、是否侵犯邻近组织器官或肝、肺转移灶等。

（2）MRI检查：对直肠癌的分期及术后盆腔、会阴部复发的诊断较CT优越。

（3）PET-CT检查：即正电子发射体层显像与X线片计算机断层成像相结合，在对病灶进行定性的同时还能准确定位，大大提高了诊断的准确性及临床实用价值。

（4）内镜检查：可通过直肠镜、乙状结肠镜或纤维结肠镜检查，观察病灶的部位、大小、形态、肠腔狭窄的程度等，并可在直视下获取活组织行病理学检查，是诊断大肠癌最有效、可靠的方法。有泌尿系统症状的男性患者，则应行膀胱镜检查，以了解肿瘤浸润程度。

五、直肠癌转移和复发患者的治疗方法有哪些？

1. 局部复发的治疗

如果局部复发病灶范围局限，且无其他部位的复发、转移时，可予手术探查，争取切除。既往未行盆腔放疗的患者，盆腔内复发病灶采用放射治疗，可暂时缓解疼痛症状。

2. 肝转移的治疗

近年来不少研究证实直肠癌肝转移的手术切除效果不是原来想象的那样悲观。直肠癌患者发生肝转移，不论是与原发灶同时存在，还是原发灶切除后才发生的，若肝转移灶能被彻底切除，则可提高生存率。无手术切除机会的患者，采用全身化疗。如果有转移部位导致的疼痛、出血、梗阻等，则可采用相应的姑息治疗措施，如放疗、镇痛药、造瘘术等。

六、术前我们需要做哪些准备呢？

1. 心理

我们可以多途径了解疾病的发展及治疗、护理方面的新进展，树立与疾病斗争的勇气及信心。

2. 饮食准备

术前3日进少渣半流质食物，如稀饭、蒸蛋；术前1～2日起进无渣流质食物，并给予香油30mL，每日上午1次，以减少、软化粪便（图7-1-1）。但具体应用时应视患者有无长期便秘史及肠道梗阻等进行调整。

3. 肠内营养

一般术前3日口服全营养素，每日4～6次，至术前12h。此方法既可满足机体的营养需求，又可减少肠腔粪渣形成，同时有利于肠黏膜的增生、修复，保

图 7-1-1　少渣半流质食物

护肠道黏膜屏障，避免术后肠源性感染并发症。

4.肠道准备

一般术前 1 日进行肠道清洁，目前主张采用全肠道灌洗法，若患者年老体弱无法耐受或存在心、肾功能不全或灌洗不充分时，可考虑配合灌肠法，应洗至粪便清水样，肉眼无粪渣为止。

七、手术之后我们需要注意些什么?

（1）每半小时测量血压、脉搏、呼吸，测量 4～6 次后改为每小时 1 次；术后 24h 病情平稳后延长间隔时间。

（2）体位：病情平稳者可改半卧位，以利腹腔引流。

（3）术后早期禁食、胃肠减压，经静脉补充水、电解质及营养物质。术后 48～72h 肛门排气或结肠造口开放后，若无腹胀、恶心、呕吐等不良反应，即可拔除胃管，经口进流质食物，但早期切忌进易引起胀气的食物；术后 1 周进少渣半流质食物，2 周左右可进普食，注意补充高热量、高蛋白质、低脂、富含维生素的食物，如豆制品、蛋、鱼类等。

（4）肠内营养：目前大量研究表明，术后早期（约 6h）开始应用肠内全营养制剂可促进肠功能的恢复，维持并修复肠黏膜屏障，改善患者营养状况，减少术后并发症。

（5）活动：术后早期，多在床上翻身，活动四肢，2～3 日后情况许可时，可下床活动，以促进肠蠕动的恢复，减轻腹胀，避免肠粘连。活动时注意保护伤口，避免牵拉。

八、何时开始结直肠癌的筛查?

如果您已经 50 岁或以前从未进行过筛查，那么您应该进行免疫法粪便化学潜血试验（fecal immunochemical test，FIT）。根据相关调查结果，无论性别如何，50 岁以后的癌症发病率均会急剧上升，因此，从 50 岁开始进行粪便测试是有必要的。FIT 是直肠癌筛查的第一步，如果结果是阳性，应该进一步寻求医疗帮助，以进行更加彻底的检查。

第二节 结肠癌

一、什么是结肠癌?

结肠癌是常见的发生于结肠部位的消化道恶性肿瘤,好发于直肠与乙状结肠交界处,以40~50岁年龄组发病率最高,男女之比为(2~3):1。发病率占胃肠道肿瘤的第3位。慢性结肠炎患者、结肠息肉患者、男性肥胖者等为易感人群。

二、结肠癌在生活中有哪些症状?

1. 排便习惯和粪便性状改变

常为首先出现的症状,多表现为大便次数增多、粪便不成形或稀便;当病情发展出现部分肠梗阻时,可出现腹泻与便秘交替现象。由于癌肿表面易发生溃疡、出血及感染,故常表现为血性、脓性或黏液性粪便。便血的颜色随癌肿位置而异:癌肿的位置越低,血液在肠道内存留的时间越短,颜色越鲜红。

2. 腹痛

也是常见的早期症状。疼痛部位常不确切,程度多较轻,为持续性隐痛或仅为腹部不适或腹胀感;当癌肿并发感染或肠梗阻时腹痛加剧,甚至出现阵发性绞痛。

3. 腹部肿块

以右半结肠癌多见,位于横结肠或乙状结肠的癌肿可有一定的活动度。若癌肿穿透肠壁并发感染,可表现为固定压痛的肿块。

4. 肠梗阻

多为晚期症状。一般呈慢性、低位、不完全性肠梗阻,表现为便秘、腹胀,有时伴腹部胀痛或阵发性绞痛,进食后症状加重。当发生完全性梗阻时,症状加剧,部分患者可出现呕吐,呕吐物含粪渣。

5. 全身症状

由于长期慢性失血、癌肿破溃、感染以及毒素吸收等,患者可出现贫血、消瘦、乏力、低热等全身性表现。晚期可出现肝大、黄疸、水肿、腹水、锁骨上淋巴结肿大及恶病质等。

三、我们需要做哪些检查来确诊结肠癌?

(1)钡剂灌肠检查是结肠癌的重要检查方法,可观察到结肠壁僵硬、皱襞消失、存在充盈缺损及小龛影。

(2)结肠镜检查一直被认为是结肠癌筛查的"金标准",因为它是迄今为止针对结肠癌最准确和最可靠的方法。结肠镜检查使用高清的光纤技术,将可弯曲的镜头插入肛门内，从而使医生得以详细查看结肠的内壁情况，而且医生可以识别、活检、摘除所观察到的息肉或肿瘤。

（3）另一种方法是结肠的 CT 扫描（CT 结肠成像），但这种方法不能对可疑部位进行切除或活检。

四、生活中引发结肠癌的原因是什么？

结肠癌起源于息肉或结直肠内壁的增生。并非所有的息肉都会发展成肿瘤，但由于无法准确分辨出哪些息肉会发展成肿瘤，因此会摘除所有结肠镜中所见到的息肉。由于息肉需要数年才可能变成肿瘤，所以只要筛查，那么便有足够的时间来停止这一过程并防止结肠癌的发生。

五、我们应该如何治疗结肠癌？

主要是结肠癌根治术。

切除范围包括癌肿在内的足够的两端肠段，一般要求距肿瘤边缘 10cm，还包括所属系膜和区域淋巴结。

（1）右半结肠切除术：适用于直肠、升结肠、结肠肝曲癌。切除范围包括 10～20cm 的末端回肠、盲肠、升结肠、横结肠右半部和大网膜，以及相应的系膜、淋巴结（图 7-2-1）。

（2）横结肠切除术：适用于横结肠中部癌。切除范围为全部横结肠、部分升结肠、降结肠及其系膜、血管和淋巴结、大网膜（图 7-2-2）。

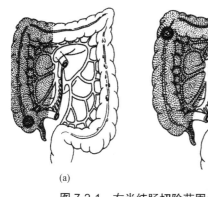
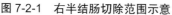

(a) (b)

图 7-2-1　右半结肠切除范围示意

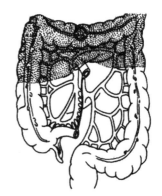

图 7-2-2　横结肠切除范围示意

（3）左半结肠切除术：适用于结肠脾曲癌、降结肠癌和乙状结肠癌。切除范围包括横结肠左半部、降结肠和乙状结肠及相应系膜、左半大网膜、淋巴结（图 7-2-3）。

（4）单纯乙状结肠切除术：适用于乙状结肠癌若癌肿小，位于乙状结肠中部，而且乙状结肠较长者（图 7-2-4）。

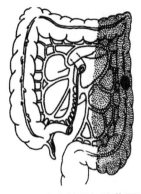 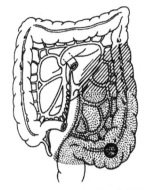

图 7-2-3　左半结肠切除范围示意　　　　图 7-2-4　单纯乙状结肠切除范围示意

六、结肠癌术后有哪些注意事项?

（1）饮食方面：术后恢复饮食从饮水逐步过渡，病情稳定后宜选高蛋白质、高热量、低脂肪、易消化食物，禁食辛辣等刺激性食物，清淡饮食，控制脂肪总量占总热能 30% 以下，注意油脂合理配比。多吃富含膳食纤维的蔬菜，肠腔变窄时控制膳食纤维摄入，给予易消化的半流质食物。遵医嘱饮食，从稀软开始，合理搭配各类营养物质。术后初期不能正常进食者，以静脉补液为主，输入脂肪乳和氨基酸速度不宜过快。

（2）肠道功能紊乱：直肠术后患者早期常见腹泻、便秘，一般术后 3～6 个月缓解，腹泻次数多可对症用止泻药。

（3）预防肿瘤：高脂肪膳食尤其多不饱和脂肪酸可促癌，胆固醇与胆石酸同时反应也促癌，应注意控制脂肪摄入。

术后注意加强护理和饮食营养，患者的体力会逐步恢复正常，但更重要的是术后要坚持化学疗法。

七、我们应该如何预防结肠癌呢?

预防结肠癌的重要方法是保持健康的饮食习惯，应多吃山芋、红薯、玉米、水果、新鲜蔬菜等含有丰富的碳水化合物及粗纤维的食物，这些食物在肠道停留时间短，利于肠道毒素的排出。尽量少吃油炸、熏制、高脂肪、高蛋白质的食物，不吃有可能腐败的水果、蔬菜等食物。保持健康的生活方式，适当增加运动量，保持规律的生活节奏，戒烟戒酒，控制体重。饮食以细、软、易于消化为主，保护消化道黏膜。保持心情愉悦，避免抑郁。

八、结肠癌的高危人群有哪些?

结肠癌患者一般为 30～40 岁以上，60 岁以上更为多见。有消化道症状者，有结肠癌病史者，有结肠癌癌前病变如腺瘤、溃疡性结肠炎、血吸虫病者，有癌症家族史、家族性息肉病史、遗传性结肠病者，有盆腔放疗史者，有胆囊或阑尾切除史者，具有这些高危因素的人群，应定期体检，每年做一次便隐血检查和直肠指诊，必要时可行结肠镜检查。积极治疗大肠疾病如溃疡性结肠炎、肠腺瘤等也是非常关键的。

九、如果患病风险较高，那么应该做些什么？

1. 可以改变的因素

生活方式和行为方式的改变，如肥胖、运动量少以及吸烟。

2. 无法改变的因素

基因或遗传因素，如家庭成员的结直肠息肉或肿瘤史。

十、是否对于 50 岁以下的人来说，就没有罹患结直肠癌的风险了？

不，仍然有可能，特别是对于直系亲属有遗传性癌症病史的人来说，这些人及其家人在其一生中更容易患上多种癌症。最常见的例子是家族性腺瘤性息肉病（familial adenomatous polyposis，FAP）和遗传性非息肉病性结肠直肠癌（hereditary non-polyposis colorectal cancer，HNPCC）。

第三节　胃癌

一、什么是胃癌？

胃癌是常见的恶性肿瘤之一，在我国，其发病率居恶性肿瘤的第 2 位，死亡率居各种癌症的首位。由于胃癌病情发展较快，如出现症状后不进行手术治疗，90% 以上的患者均在一年内死亡。近年来随着手术方法的改进和综合治疗的应用，胃癌的治愈率有所提高，但大多数报道的 5 年生存率仍在 20%～30%。

胃癌系源于上皮的恶性肿瘤，即胃腺癌。在胃的恶性肿瘤中腺癌占 95%，这也是最常见的消化道恶性肿瘤，乃至位列人类所有恶性肿瘤之前茅。早期胃癌多无症状或仅有轻微症状，当临床症状明显时，病变已属晚期。因此要十分警惕胃癌的早期症状，以免延误诊治。胃癌是一种严重威胁人民身体健康的疾病，可发生于任何年龄，但以 40～60 岁多见，男多于女，男女比例约为 2∶1。可发生于胃的任何部位，但多见于胃窦部尤其是胃小弯侧。未经治疗者平均寿命约为 13 个月。

二、胃癌的发病原因是什么？

确切的发病原因至今不清楚，可能的有关因素有：

1. 遗传因素

胃癌有家庭集聚性已为一些研究所表明，主要与血缘关系（如父母和兄弟姐妹）有关，其次才是共同生活史。

2. 胃部疾患

胃部某些疾病如胃息肉、胃溃疡、慢性萎缩性胃炎、肠上皮化生等，有学者认为此类疾病有可能是癌前病变。

3. 饮食习惯

胃癌高发区居民多吃烟熏的肉干、咸鱼、鱼露和蟹酱等高盐食物，已证实高盐对胃癌的发生和发展有促进作用。喜吃热烫饮食，进快食，三餐不定时和喜吃熏腌饮食等都有可能引起胃黏膜的损伤，而成为胃癌的发病诱因。

4. 亚硝胺类化合物

由于亚硝胺类化合物有很强的致癌性，动物实验已证明可诱发胃癌，而该化合物的前身二级胺及亚硝酸盐在自然界中分布很广，并且可以在适宜的酸度（如胃内的酸性环境）或细菌的作用下合成亚硝酸类化合物，所以亚硝酸类很可能是人类胃癌的致病因素之一。

新鲜蔬菜如果放置几天，亚硝酸盐含量会急剧上升；蔬菜做熟后含亚硝酸盐不多，但隔夜后其含量就会明显升高，特别是大白菜，所以最好不要总吃剩菜；另外买的腊肉等熟肉食里面亚硝酸盐含量也较高。

5. 高危因素

我国西北地区土壤、饮水、食物中富含硝酸盐，腌制的蔬菜含大量硝酸盐和亚硝酸盐。油煎食物在加热过程产生的某些多环碳酸化合物、熏制的鱼肉中含量较多的 3,4- 苯并芘、发霉食物中的黄曲霉毒素均被认为有致癌作用。一些资料表明胃癌发生于 A 型血的人较 O 型血者多；美国的黑人发病率比白人多。流行病学调查，胃癌发病具有家族聚集倾向，具有"三高"和"三低"的特点。

"三高"是指：①发病率高，（30～70）/10 万，男女比例约为 3：1，发病高峰年龄为 50～60 岁；②转移率高＞ 50%；③死亡率高（＞ 30/10 万）。

"三低"是指：①早诊断率低（＜ 10%）；②根治切除率低（＜ 50%）；③ 5 年生存率低（＜ 50%）。

三、胃癌的常见症状有哪些？

早期胃癌多无明显的症状，随着病情的发展，可逐渐出现一些不适；但即使晚期患者，症状也多种多样，酷似胃炎或胃溃疡的症状，如上腹痛或饱胀不适、消瘦、食欲减退及呕吐、呕血或黑便。部分病例消化道症状不明显，而以腹部肿块或转移灶的症状为首发症状。

四、胃癌早期又会有哪些症状？

早期可无明显症状或仅有上腹部不适、不典型的上腹部疼痛、食欲减退、饱胀、嗳气等。进展期胃癌呈进行性消瘦、贫血、低蛋白血症、水肿、恶病质、持续性上腹痛，可有呕血及黑便。贲门部及胃底部癌可有吞咽困难，腹部肿块质硬、有压痛。如发生转移，左锁骨上淋巴结肿大或出现肝肿大（质硬并有表面不平感），甚至可出现腹水，肿瘤扩散至盆腔，可引起卵巢肿块或肛门旁淋巴结肿大。

五、哪些人群需要警惕胃癌的危险？

（1）原因不明的食欲缺乏、上腹不适、消瘦（特别是中年以上患者）。

（2）原因不明的呕血、黑便或大便隐血阳性者。

（3）原有长期慢性胃病史，近期症状有明显加重者。

（4）中年人既往无胃病史，短期出现胃部症状者。

（5）已确诊为胃溃疡、胃息肉、萎缩性胃炎的患者。

（6）多年前因胃良性疾患做胃大部切除，近期又出现消化道症状者。

（7）上腹压痛，饱满，紧张感或触及包块者。

（8）锁骨上窝淋巴结肿大。

（9）40 岁以上特别是男性，近期出现消化不良或突然呕血／黑便。

（10）慢性胃炎伴肠化生或不典型增生。

（11）胃溃疡，五肽胃泌素刺激试验仍胃酸缺乏者；胃溃疡经正规内科治疗2 个月无效（或溃疡增大）者。

（12）胃息肉＞2cm。

（13）胃切除术后 15 年以上者。

六、临床上如何诊断胃癌呢？

中晚期胃癌患者多有上腹部症状和全身性表现，通过 X 线钡餐透视及胃镜检查等，诊断不难确定。早期胃癌常无明确症状，容易延误诊断。临床医生应提高对胃癌的警惕，对中年以上患者，近期出现持续性上腹部不适、食欲缺乏、体重减轻、黑便或多次粪便隐血试验阳性者，尤其是久居胃癌高发区的患者，或有慢性萎缩性胃炎伴肠腺化生及不典型增生者，有胃溃疡病史及曾进行过胃肠吻合手术者以及亲属中有胃癌史者均应进行钡餐及胃镜检查，以便及时明确诊断。

目前最可靠的诊断手段为胃镜＋黏膜活检，必要时用 0.5% 亚甲蓝喷洒着色，确诊率为 95%，尤其早期胃癌。X 线片易漏诊小于 1cm 的小胃癌。小于 0.5cm 的微小胃癌，由于纤维内镜技术的发展和普遍应用，诊断率有了明显提高。胃镜检查直观、准确，可发现微小胃黏膜病变，有资料表明胃镜检查与活检联合应用诊断胃癌的敏感性、特异性及准确性分别可达 93.8%、99.6% 及 97.4%。

七、常见的胃癌治疗方法有哪些呢？

早期发现、早期诊断和早期治疗是提高胃癌疗效的关键。外科手术是治疗胃癌的主要手段，也是目前能治愈胃癌的唯一方法。对中晚期胃癌，积极辅以化疗、放疗及免疫治疗等综合治疗以提高疗效。

1. 手术治疗

（1）根治性手术：原则为整块切除包括癌肿和可能受浸润胃壁在内的胃的全部或大部，以及大、小网膜和局域淋巴结，并重建消化道。切除范围：胃壁的切线应距癌肿边缘 5cm 以上，食管或十二指肠侧切缘应距离贲门或幽门 3～4cm。早期胃癌由于病变局限，较少淋巴结转移，可行内镜下胃黏膜切除术及腹腔镜或开腹胃部分切除术。

（2）扩大胃癌根治术：适用于胃癌侵及邻近组织或脏器，是指包括胰体、胰尾及脾的根治性胃大部切除术或全胃切除术。有肝、结肠等邻近脏器浸润可行联合脏器切除术。

（3）姑息性切除术：适用于癌肿广泛浸润并转移、不能完全切除者。通过手术可以解除症状，延长生存期，包括姑息性胃切除术、胃空肠吻合术、空肠造口术等。

2. 化学治疗

化学治疗是最主要的辅助治疗方法，目的在于杀灭残留的亚临床癌灶或术中脱落的癌细胞，提高综合治疗效果。但 4 周内进行过大手术、急性感染期、严重营养不良、胃肠道梗阻、重要脏器功能严重受损、血白细胞 $< 3.5×10^9/L$、血小板 $< 80×10^9/L$ 的患者不宜化疗；化疗过程中出现以上情况也应终止化疗。常用的胃癌化疗给药途径有口服、静脉、腹膜腔、动脉插管区域灌注给药等。为提高化疗效果，多选用多种化疗药联合应用。

3. 其他治疗

包括放射治疗、热疗、免疫治疗、中医中药治疗等。目前尚在探索阶段的还有基因治疗，主要有自杀基因疗法和抗血管形成基因疗法。

八、胃癌复发的决定因素有哪些？

晚期癌肿患者在接受手术治疗前，已经属于较晚期的胃癌，癌肿已穿透胃壁，侵及腹腔和邻近的器官组织，如胰腺、结肠、肝脏、肠系膜等，或经淋巴组织转移至远处。在术中无法根治性地切除肿瘤，以致腹腔内残留数量不等的癌组织，这些患者往往术后不久便出现复发。

决定复发的因素包括：

（1）病理分化类型越差复发率越高。

（2）机体免疫力低下：有许多胃癌患者术前已有机体免疫力下降，即体内的免疫细胞识别和杀伤癌细胞的能力降低，手术创伤和麻醉对身体抵抗力的打击，致使患者在术后免疫力更低，术后不及时提高患者的免疫力，患者往往在术后肿瘤复发。

（3）手术、化疗不彻底。

（4）生物学特性：通常是指肿瘤的恶性程度，往往老年患者其胃癌的恶性程度相对较低，而年轻的胃癌患者恶性程度相对较高。一般来说，恶性程度较高、对化疗抗药性强的癌肿，较恶性程度低、对化疗敏感的癌肿易于复发。

九、如何尽早地发现复发和转移？

定期随访：术后 3 年，每 4～6 个月复查一次；术后 3～5 年，每年复查一次。容易复发的患者：萎缩性胃炎、胃息肉、胃溃疡、残胃、中重度不典型增生及不全结肠型肠化。残胃患者建议：凡 40 岁以前手术者，术后 20 年起每年 1 次；凡 40 岁以后手术者，术后 10 年起每年 1 次；有慢性胆汁反流者，术后 10 年起每年 1 次。

十、胃癌复发后怎么办？

胃癌复发不等于晚期，胃癌术后复发的治疗与原发性胃癌的治疗相似。虽然手术治疗是首选的方法，但大多数胃癌复发的患者同时伴有转移扩散，再次手术完全切除的概率不大。若患者身体状况允许，可先行局部手术治疗，再行放化疗以杀灭残存的癌细胞。早期胃癌患者在常规治疗时，服用针对幽门螺杆菌的除菌药物能使胃癌复发率降低近三分之二，以卡培他滨为基础的化疗方案，可延长生存时间。

十一、胃癌预后如何？

胃癌的 5 年存活率通常仅为 20%～30%，指的是全部胃癌的总体水平。由于缺乏对胃癌的重视，部分患者就诊时已为晚期胃癌，预后极差，这部分患者几乎很少存活五年以上；而早期胃癌（肿瘤细胞仅浸润至黏膜层）的术后五年存活率可高达 90% 以上，但这部分患者通常没有任何症状，极难发现，即使在美国也仅有 10%～15% 的胃癌能被早期诊断；进展期胃癌经过手术根治性切除后，五年存活率一般在 15%～50% 不等，取决于肿瘤浸润程度、恶性度差异以及手术根治程度等因素。因此，早期发现、早期治疗是提高胃癌存活率的唯一保证。

十二、如何预防复发，健康生活？

盐的高摄入与胃癌强烈相关，减少盐的摄入，少吃腌制、加工的肉食；新鲜果蔬对胃癌具有预防作用，但维生素和其他饮食补充并不能预防胃癌；养成良好的饮食习惯，饮食以细、软、易于消化为主，保护消化道黏膜；戒烟、禁酒；烟碱、尼古丁都是致癌物质，酒精能再度损伤胃黏膜；日常生活要保持心情愉悦，加强体育锻炼，避免抑郁。

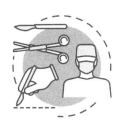

第八章
乳腺外科常见疾病

第一节　乳腺癌

一、什么是乳腺癌?

乳腺癌是女性最常见的恶性肿瘤之一。在我国占全身各种恶性肿瘤的7%～10%,呈逐年上升趋势,部分大城市报告乳腺癌占女性恶性肿瘤之首位。

乳腺癌是乳腺上皮细胞在多种致病因子的作用下,发生增殖失控的现象。疾病早期常表现为乳房肿块、乳头溢液、腋窝淋巴结肿大等症状,晚期癌细胞发生远处转移,出现多器官病变直接威胁患者的生命。20岁前少见,20岁以后发病率逐渐上升,45～50岁较高。与西方国家相比,我国乳腺癌的发病年龄更年轻。月经初潮年龄早、绝经年晚、不孕及初次足月产的年龄与乳腺癌发病均有关。一级亲属中有乳腺癌病史者,发病危险性是普通人群的2～3倍。乳腺良性疾病与乳腺癌的关系尚有争论。另外,营养过剩、肥胖、脂肪饮食可加强或延长雌激素对乳腺上皮细胞的刺激,从而增加发病率。环境因素及生活方式与乳腺癌的发病有一定关系。

二、乳腺癌的临床表现有哪些?

早期表现是患侧乳房出现无痛、单发的小肿块,普遍是患者无意中发现。肿块质硬,表面不光滑,与周围组织分界不是很清楚,在乳房内不易被推动。随着肿瘤增大,可引起乳房局部隆起。若累及Cooper韧带,可使其缩短而致肿瘤表面皮肤凹陷,即所谓"酒窝征"。邻近乳头或乳晕的癌肿因侵入乳管使之缩短,可把乳头牵向癌肿一侧,进而可使乳头扁平、回缩、凹陷。癌块继续增大,如皮下淋巴管被癌细胞堵塞,引起淋巴回流障碍,出现真皮水肿,皮肤呈"橘皮样"改变。

乳腺癌发展至晚期，可侵入胸筋膜、胸肌，以致癌块固定于胸壁而不易推动。如癌细胞侵入大片皮肤，可出现多数小结节，甚至彼此融合。有时皮肤可溃破而形成溃疡，这种溃疡常有恶臭，容易出血。

乳腺癌淋巴转移最初多见于腋窝。肿大淋巴结质硬、无痛、可被推动；以后数目增多，并融合成成团，甚至与皮肤或深部组织黏着。乳腺癌转移至肺、骨、肝时，可出现相应的症状。例如肺转移可出现胸痛、气急，骨转移可出现局部疼痛，肝转移可出现肝大、黄疸等。

某些类型乳腺癌的临床表现与一般乳腺癌不同，值得提出的是炎性乳腺癌和乳头湿疹样乳腺癌。炎性乳腺癌并不多见，特点是发展迅速、预后差。局部皮肤可呈炎症样表现，开始时比较局限，不久即扩展到乳房大部分皮肤，皮肤发红、水肿、增厚、粗糙，表面温度升高。

乳头湿疹样乳腺癌少见，恶性程度较低，发展慢。乳头有瘙痒、烧灼感，以后出现乳头和乳晕的皮肤粗糙、糜烂如湿疹样，进而形成溃疡，有时覆盖黄褐色鳞屑样痂皮。部分病例于乳晕区可扪及肿块。较晚发生腋淋巴结转移。

三、乳腺癌的相关检查有哪些？

最好采用端坐和仰卧位检查，两侧乳房充分暴露，以利对比。

1. 视诊

观察两侧乳房的形状、大小是否对称，有无局限性隆起或凹陷，皮肤有无红、肿及"橘皮样"改变，浅表静脉是否扩张。两侧的乳头是否在同一水平，如乳头上方有癌肿，可将乳头牵向上方，使两侧乳头高低不同。乳头内陷可为发育不良所致，若是一侧乳头近期出现内陷，则有临床意义。还应注意乳头、乳晕有无糜烂。

2. 触诊

检查者采用手指掌面而不是指尖做触诊，不要用手指捏乳房组织。应循序对乳房外上象限（包括腋尾部）→外下象限→内下象限→内上象限→乳头中央→腋窝→锁骨上窝各象限及中央区作全面检查，见图8-1-1。先查健侧，后查患侧。发现乳房肿块后，注意肿块大小、硬度，表面是否光滑，边界是否清楚以及活动度。轻轻捻起肿块表面皮肤，明确肿块是否与皮肤粘连。如有粘连而无炎症表现，应警惕乳腺癌的可能。一般说，良性肿瘤的边界清楚，活动度大；恶性肿瘤的边界不清，质地硬，表面不光滑，活动度小。肿块较大者，还应检查肿块与深部组织的关系。可让患者两手叉腰，使胸肌保持紧张状态，若肿块活动度受限，表示肿瘤侵及深部组织。最后轻挤乳头，若有溢液，依次挤压乳晕四周，并记录溢液来自哪一乳管。

腋窝淋巴结检查：最好采用直立位。检查者面对患者，以右手扪其左腋窝、左手扪其右腋窝。先让患者上肢外展，以手伸入其腋顶部，手指掌面转向患者的胸壁，患者放松上肢，搁置在检查者的前臂上，用轻柔的动作自腋顶部从上而下扪查淋巴结，然后将手指掌面转向腋窝前壁，扪查胸大肌深面淋巴结。站在患者背后，扪摸背阔肌前内侧淋巴结。最后检查锁骨下及锁骨上淋巴结。当发现有肿大淋巴结时，应注意其大小、质地、有无压痛、有无融合、活动或者固定。

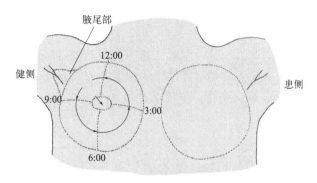

图 8-1-1　乳房触诊顺序示意

3. 特殊检查

（1）钼靶 X 线摄片：是常用的影像学检查方法，广泛用于乳腺癌的普查。乳腺癌的 X 线片表现为密度增高的肿块影，边界不规则，或呈毛刺征，有时可见钙化点。

（2）超声检查：对囊性病变有检出优势，其中彩超可以了解血供情况，可提高其判断的敏感性，且对肿瘤的定性诊断可提供有价值的指标。适用于致密型乳腺病变的评价，是钼靶摄片的有效补充。

（3）磁共振成像（MRI）：MRI 是钼靶和超声的重要补充，在微小病灶病变范围的评估上具有优势。

（4）活组织病理学检查：常用的活检方法有空芯针穿刺活检术、麦默通旋切术活检、细针针吸细胞学。前两者病理诊断准确率高，可达 90%～97%，细针针吸细胞学的确诊率为 70%～90%。

对疑为乳腺癌，上述方法不能明确的，可将肿块连同周围乳腺组织一并切除，做术中冰冻活检或快速病理学检查，一般不宜做切取活检。

乳头溢液未扪及肿块者，可做乳腺导管内镜检查、乳头溢液涂片细胞学检查；乳头糜烂疑为湿疹样乳腺癌时，可做乳头糜烂部刮片或印片细胞学检查。

四、乳腺癌的治疗方式有哪些?

1. 药物治疗

（1）化疗：是通过使用细胞毒性药物杀灭癌细胞的全身治疗手段，可分为辅助化疗和新辅助化疗。辅助化疗指在术后所做的全身化疗，目的在于杀灭手术无法清除的微小病灶，减少癌灶转移复发，提高患者生存率。适用于浸润性乳腺癌伴腋窝淋巴结转移者。对于腋窝淋巴结阴性而有高危复发因素者，也适合应用术后辅助化疗。新辅助化疗指在实施局部治疗方法（如手术或放疗）前所做的全身化疗，以期先通过化疗使肿瘤缩小，再通过手术或放疗等治疗方法治愈肿瘤。适用于肿块较大（＞5cm）、腋窝淋巴结转移、有保乳意愿但肿瘤大小与乳房体积比例大难以保乳等患者。

（2）内分泌治疗：通过去除或阻断激素的作用，以阻止癌细胞生长。与化疗相比，内分泌治疗具有疗效确切、毒性小、使用方便、无须住院、患者易于接受等优点，虽起效慢，但缓解期长，特别适合激素受体［雌激素受体（ER）/孕激素受体（PR）］阳性的各期乳腺癌患者。

（3）靶向治疗：是通过特异性干扰，进而阻断肿瘤生长的治疗手段。与化疗相比，其对正常细胞的影响较小，治疗过程中患者的耐受性较好，适用于 HER-2 阳性的乳腺癌患者。

2. 手术治疗

（1）保留乳房手术：手术切除范围为肿瘤及肿瘤周围细针针吸细胞学 2cm 的组织。适用于早期乳腺癌，且有保留乳房需求的患者，一般适用于Ⅱ期，肿瘤最大径≤3cm，且术后能够保留适宜的乳房体积和良好的乳房外形的患者。Ⅲ期（炎性乳腺癌除外）经新辅助化疗降期达到保留乳房标准的患者也可以慎重考虑。

（2）全乳房切除术：手术切除范围为整个乳房，包括腋尾部及胸大肌筋膜。适用于原位癌、微小癌及年迈体弱不宜做根治术的患者。

（3）根治术和扩大根治术：根治术切除范围包括整个乳房、胸大肌、胸小肌、腋窝所有淋巴结。扩大根治术除上述范围外，还须切除胸廓内动静脉及周围的淋巴结，因切除范围太大，现已少用。

（4）改良根治术：相对于根治术，区别在于是否切除胸大肌和（或）胸小肌，因手术保留了胸肌，术后外观效果较好，是目前常用的手术方式。

3. 放疗

是通过辐射线杀灭癌细胞的局部治疗手段，常与外科手术或化疗搭配使用，以减少肿瘤转移及复发，提高患者生存率。对晚期乳腺癌患者，有时也可考虑姑息性放疗。

4. 中医治疗

中医治疗可作为乳腺癌的辅助治疗手段，帮助减轻放疗、化疗、内分泌治疗的副作用和不良反应，调节患者免疫功能和体质状况。中医认为，乳腺癌的病因是内伤情志、痰瘀互结、正气亏虚，其相应的治法是疏肝解郁、化痰散瘀、调补气血、滋补肝肾。目前，中医治疗乳腺癌的主要方式是采用中药汤剂，如调神攻坚汤、紫根牡蛎汤、芪苡汤等。

五、乳腺癌治疗后的常见并发症有哪些?

（1）术后最常见的并发症包括皮瓣下积血、皮缘坏死、皮下积液、上肢淋巴水肿等。

（2）化疗常见的并发症包括胃肠道反应（如恶心、呕吐）、骨髓抑制、心脏毒性、严重脱发、口腔黏膜出血、免疫力低下等。

（3）放疗常见的并发症包括皮肤损伤、皮下组织纤维化、乳房纤维化、放射性肺炎等。部分中晚期患者可发生肿瘤转移，出现转移灶的症状，以转移到肺、胸膜、骨、肝、脑为主。

六、乳腺癌的预后如何?

乳腺癌的预后与疾病的发展阶段密切相关，疾病越早被发现，则患者5年内存活的机会就越大。

据国际癌症组织统计的数据，乳腺癌患者5年相对生存率为89.9%，其中原位癌的5年生存率为98.8%，早期浸润癌的5年生存率为85.5%，而浸润癌发生远处转移的5年生存率仅27.4%。

七、乳腺癌术后需要注意些什么?

1. 加强术后饮食营养

乳腺癌根治术后，手术创面较大，渗血、渗液多，且体液的消耗也大。因此，术后饮食应适当注意，饮食以易消化的高蛋白质加丰富的维生素为宜，例如鸽子、墨鱼、瘦肉等以及多种蔬菜、水果，使机体体力早日恢复，促使创面愈合，并能够耐受术后辅助治疗。

乳腺癌化疗期间的饮食也要特别注意，要保证营养充足，乳腺癌患者身体一般比较虚弱，化疗期间要适当增加蛋白质、糖分的摄入，少食高脂肪、高胆固醇类的食物，特别要保证蛋白质的摄入，多食一些瘦猪肉、牛肉、鸡肉或鱼肉等。忌食油炸类食品，少吃腌渍食物，严禁食用刺激性强的调味品。饮食上讲求多样化，荤素搭配、酸碱均衡，留意食物的色、鼻、香、味。厌食的患者可适当吃一些山楂、萝卜、金橘等健胃食物，增强患者食欲。

2. 进行术后患肢功能锻炼

乳腺癌由于术中需切除胸大肌及神经，使术后上肢抬起有困难，同时由于腋下淋巴结的清扫，致使淋巴回流受阻，上肢水肿，故术后上肢功能锻炼很重要。锻炼应在术后早期开始，等到手术瘢痕形成之后再锻炼效果较差。

术后患肢功能锻炼要点如下：

（1）术后 24h 活动腕关节。

（2）术后 1～2 天，练习伸指、握拳简单动作。

（3）术后 2～3 天，练习屈肘、屈腕，坐位屈肘、前臂伸屈动作。

（4）术后 3～5 天，用患肢手摸同侧耳和同侧肩。

（5）术后 5～7 天，练习肩关节抬举、屈曲，肩关节抬至 90°。

（6）术后 7～10 天，练习患肢上举，进行"爬墙"运动，以后逐日增加运动量。

（7）术后 10 天后练习"吊环"运动，每日数次。

3. 注意术后患肢的保护

术后由于淋巴结的清扫、淋巴管断裂，使淋巴回流受阻。术后患肢水肿若处理不当，易合并淋巴管炎。所以在平时应注意：

（1）不在患肢抽血、进行静脉注射。

（2）患肢不提重物。

（3）避免患肢皮肤破损及感染。

（4）避免蚊虫叮咬。

4. 其他

患者应保持愉悦的心情，减少负性情绪，坚定对乳腺癌治疗的信心，患者家属多给予患者安慰和心理支持。

第二节　乳腺增生

一、什么是乳腺增生？

乳腺囊性增生病，亦称乳腺病，是妇女的多发病，由于不同认识有多种命名，如乳腺小叶增生症、乳腺结构不良症、纤维性病等。其病理形态呈多样性表现，70%～80% 女性有不同程度的乳腺增生。

增生可发生于腺管周围并伴有大小不等的囊形成，囊内含淡黄色或无色液体，或腺管内表现为不同程度的乳头状增生伴乳管囊性扩张；也有发生于小叶实质者，主要为乳管及腺泡上皮增生（图 8-2-1）。由于临床表现有时与乳腺癌混淆，因此正确认识乳腺增生十分重要。

二、乳腺增生是如何引起的？

乳腺增生症主要与内分泌功能紊乱（雄、孕激素比例失调）有关，乳腺实质增生过度和复旧不全，不是肿瘤也没有炎症性改变，常好发于 30～50 岁的中年女性。部分乳腺的实质成分中，女性激素受体的质和量异常，使乳房各部分的增

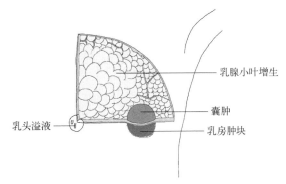

乳腺小叶增生

囊肿

乳房肿块

乳头溢液

图 8-2-1　乳腺增生症状示意

生程度参差不齐。

孕产妇发生乳腺增生症的病因包括：

乳腺增生症的病因尚不是很明确，可能与内分泌失调、雌激素分泌过多导致孕激素相对减少有关。在日常生活中，以下因素可能会导致内分泌紊乱，从而引发乳腺增生。

首先，饮食因素是内分泌紊乱的重要影响因素之一。过多摄入脂肪，尤其是高脂饮食，会增加雌激素对乳腺细胞作用的敏感性。此外，过多摄入高热量食物可能导致肥胖，而肥胖则容易引发内分泌紊乱，从而为乳腺增生埋下隐患。

其次，代谢综合征也与乳腺增生密切相关。患有高血脂、高血压、高血糖的女性，往往内分泌容易紊乱，这也增加了乳腺增生的风险。

生活习惯方面，吸烟和饮酒不仅对身体健康不利，还会造成体内雌激素水平升高，进一步加剧乳腺增生的可能性。

最后，情绪和心理压力也是不可忽视的因素。不良情绪和过大的压力会导致内分泌失调，进而引起雌激素分泌增多。这种长期的内分泌紊乱无疑是乳腺增生发生的重要诱因。

乳腺增生的形成与多种因素相关，其中内分泌紊乱是核心原因。因此，保持良好的生活习惯，平衡饮食，管理情绪，减少压力，是预防乳腺增生的有效措施。

三、乳腺增生的日常表现有哪些?

一侧或双侧乳房胀痛是乳腺增生症的主要表现，部分患者具有周期性。乳房胀痛一般于月经前明显，月经后减轻，严重者整个月经周期都有疼痛。体检发现一侧或双侧乳房内可有大小不一、单个或多个结节，可有触痛，与周围分界不清，也可以表现为弥漫性增厚。少数患者可有乳头溢液，多为浆液性或浆液血性液体。乳腺增生症病程较长，发展慢。

四、医生如何诊断乳腺增生症？

1. 乳房触诊

女性乳房是凹凸不平的，许多妇女自己摸到肿块只不过是正常乳腺凸起的区域，在每次月经到来前，这些肿块会变得更加明显且更容易触及。就乳腺肿块的特点而言：乳腺增生症为同时或相继在两侧乳房出现的多个大小不等、界限不清的结节，可被推动；乳腺纤维腺瘤肿块多为圆形或卵圆形，边界清楚，表面光滑，与皮肤及周围组织无粘连，活动度大，触摸时有滑脱感；乳腺癌的肿块多为单发结节，边缘不规则，多数质地较硬，常与皮肤粘连。

2. 乳腺超声检查

对腺体丰富且年龄＜40岁的患者，首选超声检查，方便、无创伤，可多次重复。超声对致密腺体中的结节、囊、实性肿物的分辨率优于乳腺X线片。然而，超声检查缺乏相应的特异性，可对乳腺增生症、乳腺纤维腺瘤和乳腺癌作出鉴别诊断。

3. 乳腺核磁共振

能快速获得乳房内部结构的高精确度图像，无电离辐射，对人体没有不良影响。更适合乳房内多发小病灶，位置较深、邻近胸壁的病灶，以及置入乳房假体患者的检查，故彩超和乳腺X线片高度可疑病灶时，可进一步行MRI检查。

4. 乳管镜、乳管造影检查

针对乳头溢液的患者，可行乳管镜或乳管造影，并结合细胞学检查进行其他诊断。

5. 乳腺病灶穿刺活检

乳腺结节为排除恶性病变，必要时可进行病灶穿刺检查，该项检查是一种创伤性检查，是诊断和排除乳腺癌的"金标准"。

五、如何进行乳腺增生症的鉴别诊断？

根据临床表现，乳腺增生症的诊断并不困难。但要特别注意乳腺癌与乳腺增生症有同时存在的可能，应每隔3～6个月复查一次。当局限性乳腺增生块明显时，要与乳腺癌相区别。后者肿块更明确，质地偏硬，与周围乳腺有较明显区别，有时伴腋窝淋巴结肿大，钼靶和超声检查更有助于二者的鉴别。

对于乳腺增生症的诊断是建立在排除相关疾病的基础上，因此我们有必要了解症状相似的一些乳腺疾病（表8-2-1）。

六、乳腺增生症的治疗办法有哪些？

乳腺增生症的治疗主要是对症治疗，针对患者，需要给予充分的个体化心理

表 8-2-1 乳腺增生症的鉴别诊断

症状	鉴别疾病	鉴别要点
乳腺疼痛	乳痛症	多为周期性疼痛，少数为非周期性疼痛，疼痛呈弥漫性钝痛或局限性刺痛，触动或颠簸时加重，有时向双上肢放射。临床检查乳腺腺体呈弥漫性增厚（也可无增厚），无明显可触及的肿块或结节，也可有结节感，但影像学检查并无囊肿或结节
	其他原因引起的乳腺疼痛	胆结石、胃食管反流性疾病、颈椎放射痛和心绞痛也可引起乳腺牵涉痛，这类患者疼痛通常有诱因，且常伴有原发病。一些药物，如抗抑郁药、地高辛、噻嗪类利尿药等也会引起乳腺疼痛
	其他原因引起的乳腺真性疼痛	乳腺脓肿引起的疼痛多伴随炎性症状，疼痛较剧烈，病变呈红、肿、热、痛的炎性表现，脓肿形成后可触及明显的波动感，可伴体温升高，疼痛无规律，与月经周期无关
	胸壁疼痛	Tietze 综合征：疼痛来源于肋软骨，位于乳腺内象限，按压病变肋软骨时疼痛加重，影像学检查无特异性改变
		侧胸壁疼痛：腋前线疼痛，与前锯肌拉伤有关
乳腺肿块或囊肿	乳腺纤维腺瘤	肿块多为单侧单发，亦有多发者，呈圆形或卵圆形，边界清楚，活动度大，质地一般较韧，与月经周期无明显关系，无乳腺胀痛及触痛。发病年龄多≤30 岁，以 20～25 岁最多见。乳腺超声及 X 线检查乳腺影像学报告与数据系统（BI-RADS）分类多为 2～3 类
	乳腺癌	肿块多为单侧单发，多为无痛性肿物，肿块可呈圆形、卵圆形或不规则形，质地较硬，活动度差，具有侵袭性。肿块与月经周期及情绪变化无关，生长迅速，好发于中老年女性。乳腺超声及 X 线检查 BI-RADS 分类多为 4C 或 5 类

干预和药物干预，必要时结合穿刺活检，以决定是否手术。治疗时应针对不同的临床表现及病理学类型予以分别对待。

1. 心理治疗

乳腺增生症的发生往往与劳累、生活不规律、精神紧张、压力过大有关。首先是要舒缓生活和工作压力，消除烦恼，心情舒畅，心态平和，症状可以缓解。

2. 中医中药治疗

中医认为乳腺增生症始发于肝郁气滞，而后血瘀痰凝成块，宜疏肝理气、活血化瘀、软坚散结；柴胡、白芍、香附、橘叶、丹参、地龙为中医处方中的常用药。有些患者还可服用中成药，如散结灵、乳块消、乳宁、乳康片、逍遥散或丹栀逍遥散（加味逍遥散）等。在排除乳腺恶性肿瘤的前提下还可试用中医外治疗法，如中药乳罩、针灸、按摩等。

3. 西医西药治疗

可采用激素类药物、碘制剂及三苯氧胺缓解疼痛，因有一定的不良反应，不做首选。维生素 A、维生素 B_6、维生素 E 也有调节性激素的作用，可作为乳腺增生症的辅助用药。对局限性乳腺性增生病，应在月经干净后 5 天内复查。若肿块变软、缩小或消除，则可予以观察；若肿块无明显消退，或在观察过程中，有恶性病变可疑时，应予切除并做快速病理检查；如有不典型上皮增生，同时有对侧乳腺癌或有乳腺癌家族史等高危因素，以及年龄大，肿块周围乳腺组织增生也较明显的，可做单纯乳房切除术。

七、日常生活中该如何护理？

1. 保持清洁

少数患者可能出现乳头溢液，此时应注意及时清洗乳房及更换内衣，避免引起乳腺及乳房皮肤的感染或理化刺激性皮肤病。

2. 饮食推荐及禁忌

乳腺增生症的病因主要与内分泌功能紊乱有关。因此，注意均衡营养，培养规律、健康的饮食习惯即可，无特定饮食禁忌。

（1）饮食推荐：首先，食物应多样。日常饮食用应尽量包含水果蔬菜、肉蛋奶制品、水产品、大豆及坚果制品，主食可选择全谷物或谷薯类主食。饥饱要适当，不应暴饮暴食。平时建议进食低脂肪、高膳食纤维的食物，可适量增加绿豆、菌类、鸡肉、胡萝卜、西红柿、鸡蛋、大白菜、猕猴桃等食物的摄入。多吃粗粮及杂粮，如玉米、全麦等。以成年人为例，《中国居民膳食指南（2022）》推荐，每日食物摄入谷类食物200～300g，其中包含全谷物和杂豆类50～150g，薯类50～100g。保证每天摄入不少于300g的新鲜蔬菜，深色蔬菜应占1/2。保证每天摄入200～350g的新鲜水果，果汁不能代替鲜果。吃各种各样的奶制品，摄入量相当于每天300mL以上液态奶。每天适量摄入鱼、禽、蛋类和瘦肉，平均120～200g。

其次，食盐、油脂要适量，粗细要搭配。应选择一部分粗加工食物，如谷物摄入可选择粗加工的全谷物。

甜食需少吃。过食甜食可增加龋齿、糖尿病、肥胖的风险，因此应避免摄入过量甜食。

建议每天合理安排三餐饮食，尽量不要不吃早餐。需要注意的是，日常的饮食调理对于疾病的控制可有一定的积极意义，但是不能完全代替治疗，且每个患者的病情有一定的差异，因此平时如果有不适症状，建议积极就医咨询。医生会根据您的实际情况，制订恰当的治疗方案，给予合理的饮食建议（图8-2-2）。

（2）饮食禁忌：乳腺增生症患者一般无特定饮食禁忌。乳腺增生症是临床上最常见的良性乳腺疾病，此类患者平时应该注意避免大量进食刺激性强、能量高、脂肪多、高钠的食物。刺激性强的食物有韭菜、蒜苔、洋葱头、茴香等；能量高的食物有黄油、杏仁等；脂肪多的食物有肥肉、黑芝麻、松子、腰果等；富含钠的食物有蛤蜊、干紫菜等。

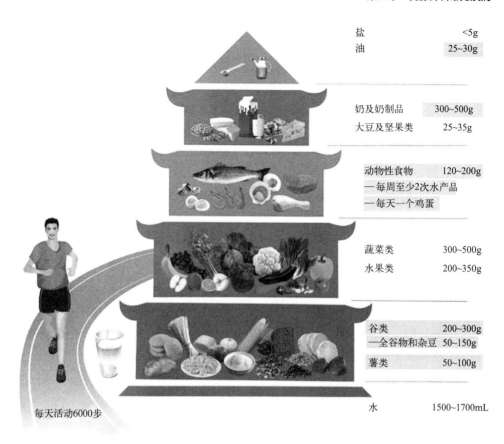

盐	<5g
油	25~30g
奶及奶制品	300~500g
大豆及坚果类	25~35g
动物性食物	120~200g
—每周至少2次水产品	
—每天一个鸡蛋	
蔬菜类	300~500g
水果类	200~350g
谷类	200~300g
—全谷物和杂豆	50~150g
薯类	50~100g
水	1500~1700mL

每天活动6000步

图 8-2-2　中国居民平衡膳食宝塔（2022）

八、如何预防乳腺增生？

乳腺增生本身为女性雌、孕激素分泌紊乱引起的疾病，无有效的直接预防手段，健康的饮食和生活习惯对于该病的预防具有一定的积极意义。

（1）建立良好的生活方式，调整好生活节奏，保持心情舒畅。坚持体育锻炼，积极参加社交活动，避免和减少精神、心理紧张因素。

（2）学习和掌握乳房自我检查方法，养成每月1次的乳房自查习惯。自查最佳时间应选择在月经过后或两次月经中间，此时乳房比较松软，无胀痛，容易发现异常；已绝经的妇女可选择每月固定的时间进行乳房自查。自查中如果发现异常或与以往不同体征时应及时到医院就诊。

（3）积极参加乳腺癌筛查或每年1次乳腺体检。目前主要有3种预防乳腺疾病的方法：密切随访、药物干预和手术干预。如果有不典型上皮增生，同时有对侧乳腺癌或乳腺癌家族史等高危因素者，以及年龄大、肿块周围乳腺组织增生也较明显者，可以考虑穿刺活检。

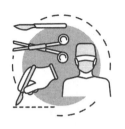

第九章
甲状腺外科常见疾病

第一节　甲状腺肿

一、什么是甲状腺?

　　甲状腺（图9-1-1）是成年人最大的内分泌腺，位于颈前部，棕红色，呈"H"形，重约25g；由左右两叶、峡部及锥状叶组成。甲状腺左右叶呈锥体形（右叶稍大），贴于喉和气管的侧面，上端达甲状软骨的中部，下端抵第4气管环，长约5cm，宽约2.4cm，其内侧面借外侧韧带附着于环状软骨，因此，在吞咽时，甲状腺可随喉上下移动。

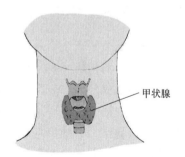

甲状腺

图9-1-1　甲状腺示意

二、什么是甲状腺肿?

　　不同原因引起的慢性甲状腺肿大，称之为甲状腺肿。甲状腺肿可分为单纯性甲状腺肿和甲状腺功能亢进症两类。前者又可分为弥漫性甲状腺肿和结节性甲状腺肿。甲状腺功能亢进症又称毒性甲状腺肿、毒性弥漫性甲状腺肿（又称Graves

或 Basedow 病)、原发性甲状腺功能亢进症、毒性多结节甲状腺肿(又称继发性甲状腺功能亢进症)、高功能性甲状腺腺瘤(又称 Plummer 病、毒性腺瘤、高功能性单结节甲状腺肿)(图 9-1-2)。

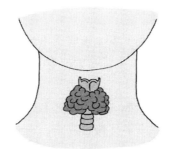

图 9-1-2　甲状腺肿示意

三、甲状腺肿的常见病因是什么?

甲状腺肿的病因还未完全清楚。情绪、药物、化学物质、放射线、遗传缺损、炎症、自身免疫等因素干扰甲状腺激素的合成、储存与释放,及血中存在刺激甲状腺生长的因子都可引起甲状腺肿。

四、什么是单纯性甲状腺肿?

单纯性甲状腺肿是甲状腺功能正常的甲状腺肿,是以缺碘、致甲状腺肿物质或相关酶缺陷等原因所致的代偿性甲状腺肿大,不伴有明显的甲状腺功能亢进或减退,故又称非毒性甲状腺肿(图 9-1-3)。

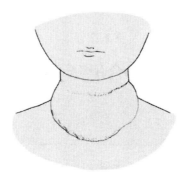

图 9-1-3　单纯性甲状腺肿示意

五、单纯性甲状腺肿的特点有哪些?

其特点是散发于非地方性甲状腺肿流行区,且不伴有肿瘤和炎症,病程初期甲状腺多为弥漫性肿大,以后可发展为多结节性肿大。

六、单纯性甲状腺肿的病因有哪些?

大多数单纯性甲状腺肿患者没有明显的病因,部分患者的发病可能与下列因素有关:

1. 碘缺乏

碘是合成甲状腺激素的必需元素,碘元素不足,机体不能合成足够的甲状腺激素,反馈刺激垂体 TSH 升高,升高的 TSH 促使甲状腺增生,引起甲状腺肿。

2. 酶缺陷

甲状腺激素合成过程中某些酶的先天性缺陷或获得性缺陷可引起单纯性甲状腺肿,如碘化物运输酶缺陷、过氧化物酶缺陷、去卤化酶缺陷、碘酪氨酸耦联酶缺陷等。

3. 药物

碘化物、氟化物、锂盐、氨基比林、氨鲁米特、磺胺类、保泰松、胺碘酮、磺胺丁脲、甲巯咪唑、丙硫氧嘧啶等药物可引起单纯性甲状腺肿。

4. 吸烟

吸烟可引起单纯性甲状腺肿,因为吸入物中含硫氰酸盐,这是一种致甲状腺肿物质,吸烟者血清甲状腺球蛋白水平要高于非吸烟者。

5. 遗传因素

Brix 曾对非地方性甲状腺肿流行地区的 5000 多例单卵孪生和双卵孪生的同性别孪生子进行研究,发现单纯性甲状腺肿的遗传易感性占 82%,18% 归因于环境因素。该研究结果是散发性甲状腺肿可由遗传因素引起的重要证据。流行病学资料表明,甲状腺肿常有家族聚集性。

6. 其他疾病

皮质醇增多症、肢端肥大症及终末期肾脏疾病患者可发生。

七、单纯性甲状腺肿的患者身体会有哪些变化?

1. 病程早期

早期甲状腺均匀性增大,左右对称,外观无明显改变,多在体检时发现。

2. 病程中期

中期甲状腺继续增大,开始出现颈部增粗或自觉衣领变紧等不适,部分还会出现咽喉部有紧缩感。

3. 病程晚期

到晚期甲状腺肿大非常明显,并可能出现多发结节以及相应的压迫症状。

4. 压迫气管

出现气管狭窄、塌陷等而影响呼吸。开始仅表现为剧烈活动时气促,后期睡觉时也会出现呼吸困难。

5. 压迫食管

早期出现吞咽食物异物感，后期可引起吞咽食物困难。

6. 压迫喉返神经

压迫一侧的喉返神经可引起声音嘶哑，如同时压迫两侧会出现呼吸困难。

7. 胸骨后甲状腺肿

即肿大的甲状腺肿长在胸骨后面。由于胸骨后面空间狭小，非常容易导致气管和食管的压迫。此外，还可能压迫头颈部静脉，表现为面部发绀、肿胀以及颈胸部表浅静脉曲张。

八、判断单纯性甲状腺肿需要做哪些检查?

1. 体格检查

视诊颈部有无肿大增粗，触摸（图 9-1-4）有无甲状腺结节，做出初步判断。

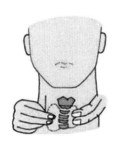 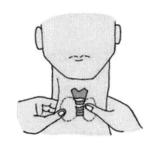

从后方触诊　　　　　　　　从前方触诊

图 9-1-4　甲状腺体格检查示意

2. 激素检查

检测血清中促甲状腺激素（thyrotropin，TSH）、三碘甲状腺原氨酸（T_3）、甲状腺素（T_4）的含量，评估甲状腺功能。单纯性甲状腺肿患者，TSH、T_4、T_3 检查多数正常。

3. 放射性碘 -131 摄取率

该检查可评估甲状腺功能代谢情况，大多数患者摄碘率一般正常，部分患者因碘缺乏或激素合成缺陷，摄碘率可增加。

4. 尿碘测定

碘缺乏所致地方性甲状腺肿患者，尿碘水平低。一般来说，如果一个地区中居民的尿碘中位数低于 $100\mu g/L$，就可以确定该地区为碘缺乏地区。

5. 抗体检查

甲状腺自身抗体（TPO）滴度测定，有助于排除自身免疫性甲状腺炎。

6. 血清甲状腺球蛋白（Tg）测定

多数单纯性甲状腺肿患者血清中甲状腺球蛋白浓度增高。

7. 影像学检查

包括颈部超声、CT、MRI 和甲状腺同位素扫描等。这些检查可以准确地描述甲状腺肿的大小、与周围组织的关系、向胸骨后延伸的情况；此外，这些检查还可准确评估甲状腺的功能状态，判断甲状腺组织是否具有自主功能等。

九、哪些情况的单纯性甲状腺肿患者必须要进行手术治疗？

下列情况需要手术治疗：

（1）有局部症状，从颈部不适到严重压迫症状。

（2）影响美观。

（3）甲状腺肿进展较快。

（4）胸骨后甲状腺肿。

（5）结节性甲状腺肿不能排除恶变者。

（6）伴甲状腺功能异常者（包括临床甲亢）。

十、什么是甲状腺功能亢进症？

甲状腺功能亢进症，简称甲亢，是因甲状腺腺体本身产生甲状腺激素过多而引起的甲状腺毒症，导致身体代谢活动加快，神经、循环、消化等系统兴奋性增高和代谢亢进的临床综合征。

十一、甲状腺功能亢进症的患者身体会有哪些变化？

体重下降、消瘦，即使是在饭量并未较前减少甚至较前增加的情况下；食欲亢进，肠蠕动加快，大便次数增多，或腹泻；持续性心率过快，通常超过 100 次 / 分，患者可自觉心悸；部分患者可能出现房性期前收缩、房颤等心律失常，患者可自觉心慌不适等；患者可出现紧张焦虑、失眠、烦躁易怒、注意力不集中；手抖，严重时会影响正常工作和生活；多汗、不耐热；女性患者可有月经周期改变，一般表现为月经周期延长，月经量稀少，甚至闭经；大多数患者可有不同程度的甲状腺肿大，严重者可看到"颈部粗"；常见皮肤变薄、光滑细腻、温暖湿润；部分可出现毛发脱落，头发变细、易断。

十二、如何确诊甲状腺功能亢进症？

患者具备以下三项即应考虑甲亢的可能性：

（1）高代谢症状和体征（如易激动、体重下降、低热、腹泻、心动过速、心房颤动、突眼等）。

（2）甲状腺肿大。

（3）血清甲状腺激素（T_3、T_4）水平增高，促甲状腺激素（TSH）水平降低。

然而，有些患者症状不明显，需尤其注意：淡漠型甲亢的高代谢症状不明显，可能仅表现为消瘦或心房颤动，尤其是老年人；少数甲亢患者可能无甲状腺肿大；T_3 型甲亢仅有血清三碘甲状腺原氨酸（T_3）增高；T_4 型甲亢仅有血清甲状腺素（T_4）增高。

十三、甲状腺功能亢进症是否能自愈？

甲状腺功能亢进症不属于自限性疾病，不经治疗是不会自愈的。

十四、甲状腺功能亢进症患者的饮食禁忌有哪些？

禁止摄入刺激性食物及饮料，如浓茶、咖啡等，以免引起患者精神兴奋；减少中粗纤维的摄入，以减少排便次数；避免进食含碘丰富的食物，应食用无碘盐，忌食海带、海鱼、紫菜；慎食卷心菜、甘蓝等易导致甲状腺肿的食物。

十五、甲状腺功能亢进症患者的饮食推荐有哪些？

患者基础代谢率增加，因此，建议适量进食高热量、高蛋白质、富含维生素的食物。平时可选择鱼虾、瘦肉、牛奶、蛋类、豆类等富含优质蛋白质的食物；建议多食用柚子、猕猴桃、草莓、苋菜等新鲜水果和蔬菜。

此外，由于甲亢的患者出汗较多，建议每天至少饮用 1500～3000mL 的水，同时根据实际情况增加菠菜、香蕉等食物的摄入，有利于维持体内电解质的平衡。

十六、甲状腺功能亢进症的患者什么情况应进行手术治疗？

手术治疗主要适用于以下情况：

（1）中、重度甲亢，长期服药无效，停药后复发，或不愿长期服药的患者。

（2）甲状腺巨大或伴结节，有压迫症状者。

（3）胸骨后甲状腺肿伴甲亢者。

（4）结节性甲状腺肿伴甲亢者。

（5）疑有恶化的甲亢患者。

十七、甲状腺功能亢进症手术的禁忌证有哪些？

（1）合并其他严重系统疾病者。

（2）全身状况差不能耐受手术者。

（3）妊娠早期和晚期孕妇。

第二节　甲状腺结节

一、什么是甲状腺结节?

甲状腺结节（thyroid nodules，TNS）是甲状腺细胞异常增生后在甲状腺组织中出现的团块。

二、甲状腺结节的分类有哪些?

根据甲状腺的严重程度，可分为良性和恶性两类。良性甲状腺结节以结节性甲状腺肿和甲状腺腺瘤居多，大多较为安全，一般可以观察，腺瘤手术可根治。恶性甲状腺结节以分化型甲状腺癌居多，需要手术治疗，绝大部分可以得到根治，晚期病变更需要积极的综合治疗，防止癌肿向远处转移。

三、如何确定甲状腺结节的良性和恶性?

目前最常用且最可靠的方法是甲状腺细针穿刺活检，一般是在超声图像引导下，用细针穿刺，抽出一些细胞，由病理专家分析抽出的细胞形态和分化度，确诊结节是良性还是恶性的。截止到目前，全世界有超过 10 万例的甲状腺穿刺病例。超声引导下的细针穿刺没有明显的疼痛，一般也不会引起穿刺针眼的种植转移。PET-CT 是另一种有效的检查方法，可以通过检测细胞的活跃度的影像显示来确定是否为恶性。

四、甲状腺结节能治愈吗?

囊性的结节通常可治愈，但那些易复发的结节（即便是囊性），也需要手术干预，术后需要在一定时期内服用甲状腺激素类药物。严格意义上说，切除病灶并不属于治愈。当前国际医学界的争议在于：良性结节是否能用左旋甲状腺素治疗，是否结节的生长与促甲状腺激素相关，对左甲状腺素片（L-T$_4$）治疗是否有效。有文献表明：上述疗法对甲状腺功能正常的儿童和成人，收效甚微；对于慢性自身免疫性甲状腺炎，至今未发现有效；对甲状腺功能低下的人群有一定的疗效。

五、甲状腺结节能自愈吗?

甲状腺结节不可以自愈，大多数甲状腺结节不会有症状。

如果良性结节体积较小，不会对患者生活造成影响；如果是体积较大的良性结节，需要医生进行治疗干预。

如果是恶性结节，通常建议及时手术切除，患者不要寄希望于自行好转，以免进展为晚期不可治愈的甲状腺癌，甚至发生癌细胞扩散转移，危及生命。

六、甲状腺结节会出现哪些症状？

1.疼痛

大多数情况下患者没有任何症状，但有些人会出现结节周围疼痛、咽喉部异物感和压迫感。

2.水肿

有些晚期患者会发生颈部水肿的症状。

3.压迫性症状

当结节压迫周围组织时，可能出现声音嘶哑、咽喉部异物感、呼吸困难、气短、吞咽困难等相应的症状。

4.激素相关症状

当患者伴有甲状腺功能亢进症时，会出现心悸、多汗、手抖和消瘦；伴有甲状腺功能减退症，会出现怕冷、全身乏力的症状。

七、甲状腺结节的常见病因有哪些？

包括缺碘、正常甲状腺组织过度增生、退行性变、放射暴露史、遗传、甲状腺炎症等。还有一些潜在的致病因素，比如微量元素硒的缺乏、肥胖等。

八、甲状腺结节的饮食推荐有哪些？

1.摄入足够的热量

甲状腺结节的并发症之一是甲状腺功能亢进症，由于甲状腺结节分泌了过多的甲状腺激素，导致患者体内激素水平升高，出现甲亢。甲亢的症状之一是使患者身体新陈代谢速度加快，从而导致患者的身体能量消耗过快。

2.合理的碘摄入

合理进食含碘丰富的食物，如海带、紫菜等海产品。碘为合成甲状腺素的重要成分，给予患者适量的碘化合物，可以增加甲状腺素贮存量并减少释出，但是如果摄入过量的碘就会影响抗甲状腺素治疗，给患者造成伤害。

3.摄入富含维生素的食物

患者在日常生活中适宜进食猕猴桃、芥菜、油菜、芋艿等新鲜的水果和蔬菜。还可适量进食木耳、香菇、薏苡仁、山药、大枣等增加免疫力的食物。甲状腺结节的患者可能会有甲亢的出现，这部分人群新陈代谢速度加快，可适当增加肉类、蛋类、牛奶、河虾、河鱼等食物。

九、甲状腺结节的饮食禁忌有哪些？

甲状腺结节在临床上比较常见，一般来说此类患者应该在医生指导下，适时调整碘的摄入。对于合并有甲亢的患者，需要限制碘的摄入，禁食海带等高碘海产品。此外，建议患者能够戒烟、戒酒，避免咖啡、浓茶等刺激性饮品的摄入；平时尽量少吃辣椒、花椒、葱等辛辣的食物；尽量不要选太过于肥腻或者油炸的食物。

需要注意的是，饮食的调理只是甲状腺结节治疗中的一个环节。日常生活中如果有不适症状或者异常体征的出现，建议积极就医，医生会根据患者实际情况制订恰当的治疗方案，同时给予符合实际情况的饮食建议。

十、甲状腺良性结节可以用消融治疗吗？

随着医学技术的提高，我们建议"早诊早治""小病勿姑息"。传统观念里，很多患者认为良性结节不会对生命构成威胁，所以不必治疗。很多人到医院是因为疾病已经引起明显的症状，严重影响到患者的生活质量甚至威胁生命。少数患者因心理压力较大，或引起局部压迫症状需要手术治疗。临床采取射频消融方法进行治疗，经过皮肤穿刺直接插植到甲状腺结节内，通过产生高温使甲状腺结节物理消肿，达到凝固性坏死。手术治疗时间短，患者恢复快，无须麻醉。对于要求美观的年轻女性是较好的选择，治疗周期为4～5天，治疗费用低于传统手术。

十一、甲状腺结节手术的后遗症具体有哪些？

甲状腺功能减退症，甲状腺结节手术往往会损伤甲状腺，从而导致激素的缺乏，发生了甲状腺功能减退症，这时应该应用优甲乐口服替代治疗补充甲状腺激素。

甲状腺结节手术的后遗症还包括喉返神经的损伤，患者往往会出现声音嘶哑以及不能发音等情况。

甲状腺结节术后还会有出血的风险以及甲状旁腺的损伤导致甲状旁腺功能减退症（甲旁减），进而出现低钙血症等疾病。

一旦出现这些情况，应该马上告知医生，进行相关的抢救性治疗来降低风险。

第三节　甲状腺癌

一、什么是甲状腺癌？

甲状腺癌是一种起源于甲状腺滤泡上皮或滤泡旁上皮细胞的恶性肿瘤，也是头颈部最为常见的恶性肿瘤。

二、甲状腺癌的发生与哪些影响因素有关？

1. 癌基因

甲状腺癌的发生与发展，受不同的癌基因及多种生长因子所影响，与原癌基因序列的过度表达、突变或缺失有关。甲状腺癌发病相关基因异常包括：BRAF 突变、RAS 突变以及 PET/PTC 和 TRK 重排等。

2. 多肽生长因子

生长因子（促甲状腺激素、类胰岛素生长因子、上皮生长因子等）不仅作用于正常甲状腺滤泡细胞的生长及分化，也有可能与癌基因共同参与肿瘤的发生及发展。如促甲状腺激素（TSH），它对甲状腺癌的发生也起着促进作用，在甲状腺正常组织及肿瘤组织中，均可查见 TSH 受体的存在。

3. 电离辐射

电离辐射是目前甲状腺癌已明确的致病因素，甲状腺癌的发生与射线暴露、接触史有关。

4. 缺碘或高碘

研究显示碘与甲状腺乳头状癌发病相关，但多数是在宏观流行病学方面的研究，而碘与甲状腺乳头状癌在分子水平的相关性目前仍不清楚。

5. 性别

甲状腺癌发病性别差异较大，女性明显高于男性。

6. 遗传因素

有些甲状腺癌患者具有家族性发病倾向，如患有家族性腺瘤息肉病、加德纳综合征、多发性错构瘤等遗传性疾病，会增加甲状腺癌的患病风险。

7. 其他因素

一些甲状腺疾病患者，如腺瘤样甲状腺肿、功能亢进性甲状腺肿、甲状腺瘤、桥本甲状腺炎等可合并有甲状腺癌，其发病率明显高于普通患者。

三、甲状腺癌的诱发因素有哪些？

长期饮食不规律、营养不均衡、抽烟、饮酒等不良生活习惯，以及工作压力过大和不良情绪，可使身体整体状况下降，导致癌症的发生风险升高。

四、甲状腺癌的早期症状是什么？

大多数甲状腺癌患者早期没有临床症状。通常在体检时通过甲状腺触诊和颈部超声检查而发现甲状腺肿块。

（1）体征表现：甲状腺癌的体征主要为甲状腺肿大或结节，结节形状不规则，与周围组织粘连，边界不清，质硬并逐渐增大，早期可随着吞咽而上下移动，但后期多数不能移动。甲状腺未分化癌（anaplastic thyroidcacinoma，ATC）常表现为进行性颈部肿块增大，肿块质硬且迅速发展，部分进展期肿瘤累及表面皮肤呈暗红色。

（2）自觉症状：晚期的甲状腺癌患者有局部肿块的疼痛，可出现压迫症状，常可压迫气管、食管使气管、食管移位。肿瘤局部侵犯重时可出现声音嘶哑、吞咽困难或交感神经受压引起霍纳综合征，侵犯颈丛可出现耳、枕、肩等处疼痛或其他症状。

（3）部分患者可出现颈淋巴结转移及远处脏器转移。颈部淋巴结转移时常表现为颈部淋巴结肿大，尤其在 ATC，转移发生较早。远处转移如转移至肺部时，可出现咯血、呼吸困难等症状；若转移至骨，则出现骨痛、骨质破坏等症状。

（4）伴随症状：当甲状腺癌合并甲状腺功能异常时可出现相应的症状，如甲状腺功能亢进时出现激动、心慌、失眠等新陈代谢加快相关的症状；或甲状腺功能减退而表现为代谢减慢，出现畏寒、乏力、嗜睡、记忆力减退等症状。

甲状腺髓样癌（如髓样癌）由于肿瘤本身可分泌降钙素和 5-羟色胺，可引起腹泻、心悸、面色潮红等症状。

五、甲状腺癌的常规体格检查有哪些?

医生查体可见甲状腺肿大或结节，结节形状不规则，与周围组织粘连固定并逐渐增大，质地硬，边界不清，初期可随吞咽运动上下移动，后期多不能移动。若伴颈部淋巴结转移，可触及颈部淋巴结肿大。

1. 实验室检查

（1）实验室常规检查：目的是了解患者的一般状况以及是否适用于采取相应的治疗措施，包括血常规、肝肾功能、血清钙磷镁测定等其他必要的实验室检查。

（2）甲状腺功能检查：包括血液中 T_4、T_3、游离 T_4（FT_4）和游离 T_3（FT_3）以及 TSH 的测定。其中 TSH 检测是明确甲状腺功能的重要初筛试验，也是诊断甲状腺结节良恶性重要的指征之一。

（3）甲状腺自身抗体检测：自身免疫性甲状腺疾病相关的自身抗体主要包括抗甲状腺球蛋白抗体（anti-thyroglobulin antibody，TgAb）、甲状腺过氧化物酶抗体（thyroid peroxidase antibody，TPOAb）和促甲状腺激素受体抗体（thyroid stimulating hormone receptor antibody，TRAb）。其中 TgAb 检测是甲状腺球蛋白（Tg）检测的重要辅助实验。此外甲状腺过氧化物酶抗体（TPOAb）等协助诊断甲状腺髓样癌。

（4）肿瘤标志物检测：包括甲状腺球蛋白（Tg）、降钙素和癌胚抗原。Tg 是甲状腺产生的特异性蛋白，是判别患者是否存在肿瘤残留或复发的重要指标，可用于监测患者术后的复发和转移。甲状腺癌肿瘤标志物检测为进一步确定甲状腺癌病理类型提供证据。

（5）分子标志物检测：经细针穿刺活检仍不能确定良恶性的甲状腺结节，可对穿刺标本进行某些甲状腺癌的分子标志物检测，如 BRAF 突变、Ras 突变、RET/PTC 重排等状况，有助于甲状腺癌的诊断和临床预后预测，便于制订个体化的诊治方案。

（6）超声检查：是甲状腺最常用且首选的影像学检查方法，尤其对于甲状腺癌的早期诊断、合理评估、精确分期和及时治疗具有特有的优势。但超声检查对于微小隐匿病灶显示仍有局限性。对于甲状腺结节恶性征象中特异性较高的为：微小钙化、边缘不规则、纵横比＞1；其他恶性征象包括：实性低回声结节、晕圈缺如、甲状腺外侵犯、伴有颈部淋巴结异常超声征象等。

（7）颈部 X 线片检查：可观察有无胸骨后扩展、气管受压或钙化等情况。

（8）CT 检查：可为大多数病例提供良、恶性诊断的依据，而且可明确显示病变范围，尤其对扩展的病变范围以及与邻近重要器官及大血管的关系，对术前制订手术方案及预测术中可能发生的损伤有重要意义，必要时可行强化 CT。胸部强化 CT 还可早期发现有无肺转移。

（9）放射性同位素诊断：甲状腺同位素扫描，尤其是甲状腺功能成像，对于鉴别甲状腺良、恶性肿瘤有一定的帮助；同时对于怀疑为异位甲状腺体的诊断有重要临床价值。必要时行全身骨扫描，可发现是否已经存在骨转移。

（10）PET-CT 诊断：能更早地发现颈淋巴结转移。此外，PET-CT 对甲状腺癌治疗后的评估，确定复发或残留病灶及部分甲状腺良、恶性肿瘤的鉴别诊断同样具有较大的应用价值。但由于 PET-CT 价格昂贵，目前尚未普及，在颈部转移瘤诊断中的应用价值及诊断标准尚待进一步临床研究明确。

2. 病理学检查

（1）细针穿刺抽吸术（fine needle aspiration，FNA），是目前最准确、性价比最高的评估甲状腺结节的方法，在临床上已广为应用。尤其对于超声怀疑恶性的甲状腺结节应列为常规术前检查手段。FNA 的诊断效果取决于穿刺取材方法及阅片识别细胞的经验。B 超介导可明显提高穿刺及诊断准确率，国外报道术前 B 超引导下 FNA 的准确率可达 90% 以上。

（2）活体组织病理学检查：可切除的甲状腺肿块，一般不做术前活检，可施行手术切除，必要时可术中行冰冻切片检查。巨大甲状腺肿物，需术前明确诊断者，如无明显呼吸困难，可行针吸活检。

六、甲状腺癌的预后怎么样呢？

不同病理类型的甲状腺癌，在其发病机制、生物学行为、组织学形态、临床表现、治疗方法以及预后等方面均有明显不同。甲状腺乳头状癌和甲状腺滤泡癌生物行为温和，预后较好。甲状腺髓样癌可有颈淋巴结侵犯和血行转移，预后不如乳头状癌。未分化癌，临床上较少见，但其致死率极高，中位生存时间仅7～10 个月。

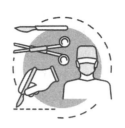

第十章
老年外科常见疾病

第一节　腹股沟疝

一、什么是腹股沟疝？

　　腹股沟区是前外下腹壁一个三角形区域，其下界为腹股沟韧带，内界为腹直肌外侧缘，上界为髂前上棘至腹直肌外侧缘的一条水平线。腹股沟疝是指发生在这个区域的腹外疝。俗称"疝气""小肠气"。男性腹股沟疝患者多于女性，以老人和小孩最常见。

二、腹股沟疝如何分类？

1. 根据腹股沟疝发病的位置分类

　　可分为腹股沟斜疝和腹股沟直疝（表 10-1-1）。

表 10-1-1　斜疝和直疝的鉴别

项目	斜疝	直疝
患者年龄	多见于儿童及青壮年	多见于老年人
突出途径	经腹股沟管突出，可进阴囊	由直疝三角突出，很少进入阴囊
疝块外形	椭圆或梨形，上部呈蒂柄状	半球形，基底较宽
回纳疝块后压住内环	疝块不再突出	疝块仍可突出
精索与疝囊的关系	精索在疝囊后方	精索在疝囊前外方
疝囊颈与腹壁下动脉的关系	疝囊颈在腹壁下动脉外侧	疝囊颈在腹壁下动脉内侧
嵌顿机会	较多	极少

腹股沟疝发生于男性者占大多数，男女发病率之比约为15：1，右侧比左侧多见。

2. 根据发病的类型分类

又可分为易复性疝、难复性疝、嵌顿性疝、绞窄性疝四种。

（1）易复性疝：疝内容物很容易回纳入腹腔的疝，称为易复性疝。

（2）难复性疝：疝内容物不能回纳或不能完全回纳入腹腔内，但并不引起严重症状者，称为难复性疝。与易复性疝一样，难复性疝的内容物并无血运障碍也无严重的临床症状。

（3）嵌顿性疝：疝囊颈较小而腹内压突然增高时，疝内容物可强行扩张囊颈而进入疝囊，随后因囊颈的弹性收缩，又将内容物卡住使其不能回纳，这种情况称为嵌顿性疝。嵌顿如能及时解除，患者即可恢复正常。

（4）绞窄性疝：肠管嵌顿如不及时解除，肠壁及其系膜受压情况不断加重可使动脉血流减少，最后导致完全阻断，即为绞窄性疝。

三、腹股沟疝会累及哪些部位或器官？

人体腹腔的器官，常见的如大肠、大网膜、盲肠、阑尾、乙状结肠、横结肠、阴囊、膀胱等。这些器官容易成为"疝"的内容物，也就是从腹股沟突出的、肿物里的东西。

四、腹股沟疝会传染吗？能治愈吗？会复发吗？

腹股沟疝不会传染，经过手术治疗后大多数效果较好，可以完全治愈。但少部分患者有复发的可能，若出现复发，则按照复发性腹股沟疝进行治疗。

五、腹股沟疝的常见症状有哪些？

腹股沟疝的基本临床表现是腹股沟区有一突出的肿块。有的患者开始肿块较小，仅通过深环刚进入腹股沟管，疝环处仅有轻度坠胀感，此时诊断较为困难；一旦肿块明显，并穿过浅环或进入阴囊，诊断较为容易。

1. 易复性疝

易复性疝除腹股沟区有肿块和偶有胀痛外，并无其他症状。肿块常在站立、行走、咳嗽或劳动时出现，多呈带蒂柄的梨形，并可降至阴囊或大阴唇。用手按肿块并咳嗽可有膨胀性冲击感。如平卧休息或用手将肿块向腹腔推送，肿块可向腹腔回纳而消失。回纳后，以手指通过阴囊皮肤伸入浅环可感浅环扩大、腹壁柔软；若此时咳嗽，指有冲击感；手指紧压腹股沟管深环，若起立并咳嗽，斜疝疝块并不出现，但一旦移去手指，则可见疝由外上向内下鼓出。疝内容物如为肠祥，则肿块柔软光滑，叩之呈鼓音。回纳时常先有阻力，一旦回纳，肿块即较快消失，并常在肠祥进入腹腔时发出咕噜声。若疝内容物为大网膜，则肿块坚韧叩之呈浊音，回纳缓慢。

2. 难复性疝

难复性疝在临床表现方面除胀痛稍重外，其主要特点是疝块不能完全回纳。滑动性斜疝疝块除了不能完全回纳外，尚有消化不良和便秘等症状。

3. 嵌顿性疝

嵌顿性疝通常发生在斜疝，高强度劳动或排便等腹内压骤增是其主要原因。临床上表现为疝块突然增大，并伴有明显疼痛。平卧或用手推送不能使疝块回纳。肿块紧张发硬，且有明显触痛。嵌顿内容物如为大网膜，局部疼痛常较轻微；如为肠祥，不但局部疼痛明显，还可伴有腹部绞痛、恶心、呕吐、停止排便排气、腹胀等机械性肠梗阻的临床表现。疝一旦嵌顿，自行回纳的机会较少，多数患者的症状逐步加重。如不及时处理，将会发展成为绞窄性疝。

4. 绞窄性疝

绞窄性疝的临床症状多较严重。但在肠祥坏死穿孔时，疼痛可因疝块压力骤降而暂时有所缓解。因此，疼痛减轻而肿块仍存在者，不可认为是病情好转。绞窄时间较长者，由于疝内容物发生感染，侵及周围组织，可引起疝外被盖组织的急性炎症，严重者可发生脓毒症。

5. 腹股沟直疝

腹股沟直疝常见于年老体弱者，其主要临床表现是当患者直立时，在腹股沟内侧端、耻骨结节上外方出现一半球形肿块，并不伴有疼痛或其他症状。直疝囊颈宽大，疝内容物又直接从后向前顶出，故平卧后疝块多能自行消失，不需用手推送复位。直疝很少进入阴囊，极少发生嵌顿。疝内容物常为小肠或大网膜。

六、为什么会得腹股沟疝？

1. 先天性发育不良

腹股沟处先天发育不良，导致腹股沟处薄弱，在腹腔压力下，患者肠管可经该处凸出形成腹股沟疝。

2. 后天性腹壁薄弱或缺损

老年人随着年龄的增长腹壁变薄，腹横筋膜和腹内斜肌薄弱，脏器在腹压下有可能在腹股沟薄弱处突出造成腹股沟疝。

3. 疾病

如患者经常便秘，患有慢性支气管炎经常咳嗽时，薄弱的腹壁网膜等组织容易被压力逐渐冲击缺损导致腹股沟疝形成。

七、出现哪些情况需要及时就医？

（1）出现腹股沟区肿物突出不能按压回去或者不能完全回去，同时局部疼痛明显。

（2）恶心、呕吐、腹部剧烈疼痛。

（3）异常的肿块：当患者自觉无异常，在站立后发现腹股沟有梨形的、可移动的、突出的半圆肿块，且有牵拉痛甚至影响日常行动时，应及时到医院就医。

八、哪些人容易得腹股沟疝？

1. 患有某些疾病或特殊情况的人群

如经常性便秘、慢性支气管炎、慢性咳嗽、排尿困难、腹水、妊娠、婴儿经常啼哭等人群。

2. 老年人群

年龄大于 60 岁的老人，由于年龄增大腹壁逐渐薄弱，在腹压下，腹股沟更容易形成缺损导致腹股沟疝的发生。

3. 儿童和青壮年

一些儿童和青壮年，由于先天性的腹股沟处腹壁发育不全，可引起腹股沟斜疝。但儿童随着发育和肌肉增长，腹股沟疝有一定概率的自愈。

九、就诊前可做哪些应对？

如果曾经确诊过本病，肿物又经常突出，可穿戴疝气带；带上既往病例和各项检查结果。

若出现肿物不能回纳、局部疼痛明显，应最短时间前往医院。

十、就诊时医生可能会问患者哪些问题？

（1）是什么时候发现自己起身时小腹有异常凸起的？

（2）包块自己能不能用手按回去？活动度如何？

（3）有没有觉得腹股沟处疼痛影响日常的活动？

（4）有没有发现自己会阴部异常肿大？

（5）最近一年是否有经常性的便秘？

（6）有没有诊断出前列腺增生的疾病？

（7）有没有慢性支气管炎的病史？

（8）最近几个月是否有持续性的咳嗽不止？

（9）日常生活中有没有规律作息？是不是经常熬夜？

（10）日常饮食如何？是否以肉类食物为主？蔬菜吃得多不多？

十一、患者可能需要做哪些检查?

1. 体格检查

目的是初步判断患者病情并做出初步诊断,为后续检查及治疗提供依据。医生会先询问患者有无不适,让患者撩开衣服从座位上站起,观察患者腹股沟处是否出现一个肿块;再用手触摸,观察肿块的移动、能否回纳;回纳后让患者咳嗽,指尖接触在肿块处,观察是否有冲击感。医生还可让患者躺下,观察肿块是否消失,目的是进一步判断是否为疝,同时排除其他疾病(如睾丸鞘膜积液)等。

2. 腹部 B 超检查

目的是通过 B 超检查观察患者腹股沟处的肿块,进一步辅助医生判断患者是否为腹股沟疝。同时,超声还可以协助医生评定腹股沟疝术后并发症。

3. 腹部 X 线检查

目的是医生可通过射线,检查观察患者腹壁处腹腔脏器的形状、位置是否有明显改变,辅助判断患者是否患有腹股沟疝。

4. 腹部 CT 检查

目的是可以判断患者是否有腹壁变薄缺损,以协助医生诊断,同时能判断腹腔器官的情况;在患者发生嵌顿性腹股沟疝或绞窄性腹股沟疝时,了解患者的整体情况及疾病的严重程度。

5. 腹部 MRI

目的是对患者腹腔软组织进行辨认,能够有效鉴别“隐匿疝”等不易察觉的情况,以免漏诊。

6. 辅助检查

(1)透光试验:因疝块不透光,故腹股沟斜疝透光试验呈阴性,而鞘膜积液多为透光,呈阳性,可以此鉴别。

(2)实验室检查:疝内容物继发感染时,血常规示白细胞计数增多和中性粒细胞比值升高;粪常规显示隐血试验阳性或可见白细胞。

(3)影像学检查:疝嵌顿或绞窄时,腹部 X 线片可见肠梗阻征象。

十二、腹股沟疝的治疗方式有哪些?

腹股沟疝如不及时处理,疝块可逐渐增大,终将加重腹壁的损坏而影响劳动力;斜疝又常可发生嵌顿或绞窄而威胁患者生命。因此,除少数特殊情况外,腹股沟疝一般均应尽早施行手术治疗。

1. 非手术治疗

(1)棉线束带法或绷带压深环法:适用于 1 岁以下婴儿。因为婴幼儿腹肌可随躯体生长逐渐强壮,疝有自行消失的可能。可采用棉线束带或绷带压住腹股沟管深环，防止疝块突出。

（2）医用疝带的使用：适用于年老体弱或伴有其他严重疾病而禁忌手术者。白天可在回纳疝内容物后，将医用疝带一端的软压垫顶住疝环阻止疝块突出。但长期使用疝带可使疝囊颈经常受摩擦而增厚，增加嵌顿疝的发病率，并可促使疝囊与疝内容物粘连，增加难复性疝的发病率。

（3）手法复位：嵌顿性疝在下列情况下可先试行手法复位。嵌顿时间在3～4h内，局部压痛不明显，也无腹部压痛或腹肌紧张等腹膜刺激征者；年老体弱或伴有其他较严重疾病而估计肠祥尚未绞窄坏死者。

2. 手术治疗

手术治疗腹股沟疝最有效的方法是手术修补。嵌顿性疝原则上需紧急手术治疗，以防疝内容物坏死并解除伴发的肠梗阻。绞窄性疝的内容物已坏死，更需紧急手术。

十三、腹股沟疝手术并发症有哪些?

1. 早期并发症

早期并发症包括手术部位的血肿和血清肿、阴囊血肿、阴囊积液、膀胱损伤、输精管损伤、尿潴留、早期伤口疼痛、切口感染等。

2. 晚期并发症

晚期并发症包括慢性疼痛、精索和睾丸并发症（缺血性睾丸炎、睾丸萎缩等）、迟发性补片感染、补片移位等。

3. 复发

现有的各种手术治疗腹股沟疝的方式仍均有复发的可能，总体复发率在1%～3%。

十四、腹股沟疝的治疗前后有哪些注意事项?

1. 非手术治疗/术前的注意事项

（1）卧床休息：疝块较大、年老体弱或伴有其他严重疾病暂不能手术者，减少活动，多卧床休息，建议患者离床活动时佩戴医用疝带，避免腹腔内容物脱出而造成疝嵌顿。

（2）消除引起腹内压增高的因素：有慢性咳嗽、腹水、便秘、排尿困难、妊娠等可引起腹内压增高的因素而暂不行手术者，积极治疗原发病，控制症状。指导患者注意保暖，预防呼吸道感染；患者需戒烟；养成良好的排便习惯，多饮水、多吃蔬菜等粗纤维食物，保持排便通畅；妊娠期间在活动时可使用疝带压住疝环口。

（3）棉线束带或绷带压深环法的护理：1岁以内婴儿若疝较小或未发生嵌顿

或绞窄，一般暂不手术。在使用棉线束带法或绷带压深环法时，应注意局部皮肤的血运情况，睡觉时可不用；避免长时间的哭闹，防止嵌顿疝的形成。

（4）嵌顿性/绞窄性疝的观察重点：观察患者疼痛程度及病情变化，若出现明显腹痛伴疝块突然增大、发硬且触痛明显、不能回纳腹腔，应高度警惕嵌顿疝发生的可能，立即前往医院及时就诊，并配合处理。

（5）完善术前准备：对年老体弱、腹壁肌肉薄弱或复发疝的患者，术前应加强腹壁肌肉锻炼，并练习卧床排便和使用便器等；术前戒烟；服用阿司匹林者术前7日停药，抗凝治疗者术前遵医嘱停药，或选用合适的拮抗药；便秘者可术前晚灌肠，清除肠内积粪，防止术后腹胀及排便困难；术前完成阴囊及会阴部的皮肤准备，若发现有毛囊炎等炎症表现，必要时应暂停手术；患者进手术室前排尿，以防术中误伤膀胱；高龄、糖尿病、肥胖、消瘦、多次复发疝、化学治疗或放射治疗后和其他免疫功能低下者，遵医嘱预防性使用抗生素。

2. 术后的注意事项

（1）休息与活动：传统疝修补术后当日取平卧位，膝下垫一软枕，使髋关节微屈，以降低腹股沟区切口张力和减少腹腔内压力，有利于切口愈合和减轻切口疼痛。次日改为半卧位。术后卧床期间家属可鼓励患者床上翻身及活动肢体。术后3～5日患者可离床活动。采用无张力疝修补术者一般术后当日或次日即可下床活动；年老体弱、复发性疝、绞窄性疝、巨大疝等患者可适当推迟下床活动的时间。

（2）饮食护理：若无恶心、呕吐，在局部麻醉下行无张力疝修补术者术后即可进软食或普食；经腹腔镜疝修补术者术后6～12h少量饮水或进流质，之后逐渐恢复到软食或普食；行肠切除吻合术者术后应禁食，待肠功能恢复后方可进食。

（3）防止腹内压增高：注意保暖，防止受凉引起咳嗽；如果咳嗽，可在咳嗽时用手掌按压，以保护切口和减轻震动引起的切口疼痛。保持排便通畅，便秘者可给予通便药物，避免用力排便。

（4）预防阴囊水肿：因阴囊比较松弛、位置低，渗血、渗液易积聚于此。为避免阴囊内积血、积液和促进淋巴回流，术后可用丁字带托起阴囊，并密切观察阴囊肿胀情况。

（5）预防切口感染：切口感染是引起疝复发的主要原因之一，一旦发现切口感染征象，应尽早处理。病情观察：注意体温和脉搏的变化；观察切口有无红、肿、疼痛，阴囊部有无出血、血肿；切口敷料是否清洁干燥。

十五、出院后有哪些注意事项？

1. 活动

患者出院后应逐渐增加活动量，3个月内应避免重体力劳动或提举重物等。

2. 饮食

调整饮食习惯，保持排便通畅。经常便秘的患者多吃膳食纤维等食物，少吃肉类和硬质食物，多吃水果蔬菜补充维生素。

3. 防止复发

减少和消除引起腹外疝复发的因素，并注意避免增加腹内压的动作如剧烈咳嗽、用力排便等。

4. 预防

若疝复发，应及时就诊。

第二节　克罗恩病

一、什么是克罗恩病？

克罗恩病是一种肠道炎症性疾病，在胃肠道的任何部位均可发生，最多见于回肠末端，可同时累及小肠和结肠，病变局限在结肠者较少见，直肠受累者则不及半数。克罗恩病的病因迄今未肯定。发病以年轻者居多，在我国男性发病率略高于女性。发病时，患者会有肠道溃疡的症状，但是肠道溃疡呈间断跳跃性分布的，并不一定会连续出现。另外，如果整个肠壁已经出现了损伤，那么可能会引起肠壁增厚、肠腔变窄，甚至肠道穿孔等症状。

二、哪些最常见的症状可能提示为这个病？

患者一般会有腹泻、腹痛、体重下降等症状，有时可见黏液血便。腹痛的位置常位于右下腹或脐周，常伴有局部轻压痛。部分患者出现肠梗阻症状，但多为不完全性。

1. 腹痛

在脐周或腹部右下角有疼痛感，并且这种疼痛一般是断断续续发作的。通俗点说，这种疼痛常常先出现一阵绞痛，然后减轻一些，过一会儿疼痛再次出现。患者一般在进食后疼痛会加重，排便后疼痛会减轻。

2. 腹泻

患病初期，一般偶尔会出现腹泻的症状。如果每天排便次数大于3次，并且大便是糊状，就可以认为患者出现了腹泻的症状。随着病情的发展，每天都会出现大便不成形的情况，也就是糊状，有时候还会在大便中看到泡沫一样的黏液或血液。

3. 胸骨后疼痛

克罗恩病还会出现在食管。如果已经出现了严重病变，那么在患者进食后，会在咽喉部和胸骨后方有疼痛感。

4. 营养不良，体重下降

长期的腹泻、胃肠功能紊乱，会让患者的营养吸收出现障碍，从而导致患者的体重下降，一般认为：近 6 月内体重下降小于 5% 为营养正常，5%～10% 为中度营养不良，大于 10% 为重度营养不良。

5. 肠梗阻

严重的病变会导致肠道梗阻，这时患者会出现腹痛、呕吐、肛门停止排便排气、腹胀等情况。

6. 发热

如果出现严重病变，患者会出现发热的症状。发热是低至中度的发热，也就是一般不会超过 39℃。

7. 关节疼痛

少部分患者可能出现肘关节、膝关节疼痛等症状。

三、克罗恩病常见的病因有哪些？

1. 遗传因素

约 12% 的患者具有克罗恩病家族史，一般认为克罗恩病是多基因遗传病，也就是说可能是由多个基因影响的，并且也是遗传异质性疾病，也就是说不同患者的致病基因不同。另外，克罗恩病的遗传规律还不是很明确。

2. 肠道菌群失调

在人体的肠道里有大量的细菌，当肠道细菌的组成种类和比例发生改变后，可能会导致克罗恩病。

3. 免疫因素

人体的免疫系统会攻击侵入人体的病菌以保护自身。在肠道中，有些物质被人体免疫系统错误地攻击时，可能会引起克罗恩病肠道炎症。也就是说，人体自身的免疫反应可能也是本病的病因之一。

四、克罗恩病可引起哪些并发症？

克罗恩病可引起肠梗阻、腹腔内脓肿、急性肠穿孔、癌变。

五、克罗恩病患者出现哪些情况下需要及时就医？

出现以下情况时需要及时就医：

（1）腹痛：如果患者右下腹出现持续的疼痛，并且疼痛没有缓解的征象时，一定要及时就医。

（2）腹泻：如果患者在 2 周内，几乎天天腹泻，需要及时就医。

（3）体重减轻：如果患者近6个月内，体重减轻大于本身体重的5%，需要及时接受检查。

（4）发热：如果患者长期出现不明原因的发热，也就是体温高于37.3℃时，并且还有腹泻的症状时，一定要及时就医。

（5）胸骨后疼痛：如果患者在进食后，咽喉部和胸骨后方出现疼痛，需要及时就医。

（6）关节疼痛：如果患者肘关节、膝关节出现不明原因的疼痛，并且这种疼痛会反复地出现，一定要及时就医。

（7）如出现以下情况应立即就医：

① 发热或寒战：一般是大于37.5℃，严重时可大于39℃。在发热的同时，患者一般会感觉很冷，会出现浑身发抖的情况。

② 大便经常带血：如果大便中长时间或者多次出现血液，一般指2周或者超过2周，一定要及时就医。

③ 剧烈腹痛：患者腹部出现明显的疼痛，疼痛像针刺一样，而且没有缓和的迹象，甚至越来越严重并停止排便排气，出现这种情况一定要及时就医。

六、医生如何诊断克罗恩病？

当医生怀疑是克罗恩病时，会通过询问病史、观察患者、体格检查、实验室及影像学检查等方式来确诊。

1. 触诊

医生会按压患者的腹部，尤其是右下腹和脐周，主要是看患者有无腹痛，疼痛部位、性质、有无肿块等。目的是判断疾病的严重程度，同时与阑尾炎、胆囊结石等疾病区分开。

2. 肠镜检查

肠镜检查是诊断克罗恩病最重要的手段。目的是观察消化道的受损情况，同时还可以取少量的组织标本，用于病理学检查。

3. 上消化道内镜检查

因为克罗恩病会出现在整个消化道，所以可以用食管镜或胃镜来观察食管、胃的情况，在必要时取组织标本。

4. 血液、粪便检查

一般是通过血红蛋白含量来判断是否存在贫血情况；通过白细胞数量、中性粒细胞数量及比例等来判断是否存在感染，以及感染严重程度；通过粪便隐血试验来判断是否存在消化道失血。

5. 影像学检查

医生会根据患者情况选择合适的影像学检查，必要时可能选择多种。目的是直观地观察患者的病情。

（1）X 线片：目的是判断是否有肠梗阻和肠穿孔。医生通过 X 线片可以判断疾病的具体情况。

（2）CT、MRI：目的是获得更加详细的肠壁、肠管及肠管周围的情况。

七、就诊时医生可能询问患者哪些问题？以及患者可以提前准备哪些信息？

1. 症状是从什么时候开始的？

患者或患者家属可以将症状出现的时间、频率、变化过程以及症状与进食及排便的关系等记录下来，方便医生详细了解发展过程。

2. 以前有没有做过治疗？

需要患者或患者家属向医生说明是否服药，或在其他医疗机构治疗过，以及服药和其他治疗的情况，比如具体的药名等，效果如何。有具体药盒或图片以及检查结果更有助于医生对既往病情的了解，从而对疾病诊断更加准确。

3. 家里有没有确诊克罗恩病的亲属？

尤其是直系亲属。若有，患者罹患本病的概率较大。

八、克罗恩病的治疗方式有哪些？

1. 内科治疗

克罗恩病一般采用内科治疗。

2. 手术治疗

约 70% 患者在一生中需要接受手术治疗。克罗恩病的手术适应证为肠梗阻、狭窄，慢性肠穿孔后形成腹腔脓肿、肠内瘘或肠外瘘，肛周病变，长期持续出血，以及诊断上难以排除癌肿、结核者，内科治疗无效者亦可考虑手术。

3. 其他治疗方式（如营养支持）

如果患有这种病，大多患者都存在营养吸收障碍的问题。因此，合理、营养、低脂的饮食就变得非常重要。比如瘦猪肉、牛肉、蛋类、豆类等。除此之外，补充肠内外营养也比较重要。常见的肠外营养补充静脉用氨基酸、脂肪乳或其他复方营养剂等；肠内营养补充肠内营养乳剂等。

若不及时接受正规的治疗，患者的肠道会进一步遭到破坏，还会出现感染或肠梗阻的情况。另外，即使刚开始的时候症状比较轻，也会出现腹痛、腹泻、营养不良等症状，无论如何，对患者的生活质量和营养状况都会产生影响。在特别严重时会出现大出血、腹腔脓肿、肠梗阻、肠坏死等症状，会危及患者生命。

但经过正规治疗后，克罗恩病虽无法治愈，但能够控制消化道炎症，防止肠道遭到进一步破坏。在炎症控制住后，能够明显地提高患者的生活质量，一般不会影响患者寿命。

九、克罗恩病治疗的注意事项有哪些?

1. 术后注意事项

如果患者需要进行手术，术后注意保护伤口，避免污染和弄湿伤口，伤口痊愈前不要洗澡，可以让家属用湿毛巾擦拭身体。如果有引流管，要把引流管固定在皮肤或衣物上，避免移动引流管。另外，排便时尽量使用坐便器，避免蹲便给腹部造成过大的压力，导致伤口开裂。

2. 用药注意事项

需要严格按照医嘱服药，尤其是糖皮质激素的使用。如果出现皮疹、关节痛、出血等不良反应时要及时告诉医生。

3. 定期复查

每3～6个月需要到医院复查1次，复查时主要检查粪常规、腹部CT等项目。

4. 饮水

患者每4h的饮水量应该达到600mL以上，以此来保证每日的尿量达到4L。同时，要保持夜尿1～2次。

5. 饮食

（1）术后饮食：术后1周内，应该多吃半流质、无渣的食物。要避免食用玉米、蔬菜等粗纤维食物。另外，也不要吃水果、冷饮和其他辛辣等刺激性食物。

（2）普通情况下饮食：病情得到控制后，可以增加高营养食物的摄入，比如瘦肉、豆制品等；这时候仍然要避免高脂和辛辣等刺激性食物，比如油炸食物、肥肉、辣椒、大蒜等。

6. 运动

（1）术后运动：术后两周内，要避免跑步、踢球等剧烈运动，以防止伤口裂开。可以在家属或医务人员陪伴下下床散步，运动量不要过大。在伤口正常生长、愈合的情况下，一般术后2～3周就可以拆线，拆线1周后，就可以恢复正常运动。

（2）普通情况下运动：规律生活，注意休息，尽量保证每天睡眠8h以上。平时适当进行运动锻炼，比如太极、散步等。

7. 大小便

不要憋尿，保持大便规律、通畅，避免用力排便。如果大便干燥或排便困难，可以使用软化大便的药物，请在医生指导下使用，比如乳果糖、甘露醇等。

8. 戒烟、戒酒

烟酒都是刺激性的，平时应尽量避免接触。

十、克罗恩病的预防措施是什么?

一般认为克罗恩病是多基因遗传病,但本病的遗传规律还不明确,所以现在还没有合适的预防和干预措施。

对于一些会引起疾病的危险因素,可以通过改变自己的行为或生活方式,从而避免复发或预防得病。

对于另外一些因素,虽然很难改变,但日常生活中格外注意也有助于避免复发或远离疾病。如果直系亲属中确诊过克罗恩病,并且患者长期出现腹泻和营养不良时,应该尽早就医。

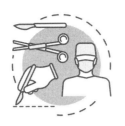

第十一章
血管外科常见疾病

第一节　下肢静脉曲张

一、什么是下肢静脉曲张?

下肢的静脉血管分为两个系统:一个是浅静脉系统,由表浅的静脉血管构成,也就是通常说的"青筋";另一个是深静脉系统,主要分布于肌肉及肌肉间隙内,肉眼一般是难以看见的。我们常说的静脉曲张是指浅静脉的弯曲、扩张、膨出,形成团块状或蚯蚓状突出于皮肤上。

二、哪些因素会导致下肢静脉曲张?

1. 血管本身的因素

因为高龄或遗传等因素导致静脉瓣膜功能不全或者静脉壁薄弱。通俗来讲就是血管壁撑不住了,所以鼓出来了(图11-1-1)。

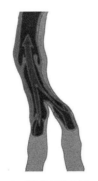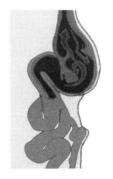

(a) 正常的静脉血管　　　(b) 发生静脉曲张的静脉血管

图 11-1-1　静脉曲张示意

2. 静脉负荷过重，血管腔内压力过高

长时间的站立、小腿肌肉泵功能减退以及各种疾病造成的深静脉回流障碍，下肢静脉持续高压，从而导致曲张。通俗来讲就是血液压力高，所以鼓出来了。

三、哪些人群容易得下肢静脉曲张？

1. 需长时间站立的工作者

例如教师、售货员、理发师、厨师、保安、收银员、护士等，由于重力作用，使血液压力较大地作用于静脉瓣，长此以往，使静脉瓣功能受损，血液不能正常回流而发病。

2. 老年人以及先天性静脉壁软弱者

随着年龄增长，静脉壁张力减退，瓣膜功能也在逐渐减弱，导致下肢血液回流困难；先天性静脉壁软弱者由于静脉壁缺乏弹性易于松弛，当静脉内压增大，引起静脉瓣关闭不全，血液会向下倒流，导致下肢静脉持续高压，继而发展成下肢静脉曲张。

3. 肥胖者

体重与下肢静脉曲张有着密切关系。肥胖产生的体重压力会造成下肢静脉血液回流受阻，同时肥胖人群通常血脂高、血液黏稠，也会阻碍下肢静脉回流，并可能增加炎症风险，从而导致下肢静脉曲张。

4. 妊娠妇女

妇女在妊娠的过程当中，激素改变和体重增加都可能会引起静脉内压力增高、回流受阻，而导致下肢静脉曲张；与此同时，妊娠使得妇女盆腔内血流量骤增，一定程度上会使下肢血液回流受阻。

四、腿上的静脉特别明显是静脉曲张了吗？下肢静脉曲张的主要症状是什么？

下肢静脉曲张早期症状的表现并不明显，常为久坐久站后下肢出现一些散在的类似蜘蛛网一样的小静脉网（图 11-1-2）。随着病情发展，出现下肢肿胀、发酸等表现，浅表静脉会进一步扩张、迁曲、隆起并形成静脉团；腿部皮肤出现色素沉着，或者出现像树瘤般的硬块结节，并且有下肢酸胀不适。患者不能长期行走，且影响美观，从而对生活质量产生影响。

由于静脉曲张引起血流瘀滞，有的患者可能会合并小腿皮肤组织营养障碍，激发皮炎、湿疹等，甚至可能出现溃疡，经久不愈，形成"老烂腿"，严重影响正常生活质量。有的患者甚至并发深静脉血栓，若血栓脱落则会发生肺栓塞而危及生命。

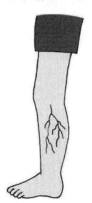

图 11-1-2　小静脉网示意

五、下肢静脉曲张需要做哪些检查?

1.体格检查

由于下肢浅表静脉肉眼可见的扭曲成团、突出皮肤,所以初步诊断非常容易。

2.下肢静脉彩超

下肢静脉彩超是下肢静脉曲张的首选检查,是一种无创、可反复的检查手段,其目的是明确静脉的病变情况。

3.静脉造影

静脉造影是诊断下肢静脉疾病的"金标准",但它是一种有创性的操作。

体格检查和下肢静脉彩超基本可以满足一般下肢静脉曲张的诊断,但对于复杂性的下肢静脉曲张,静脉造影是必要的检查措施。

六、下肢静脉曲张有哪些常见的治疗方式?

1.内科治疗

内科治疗适用于病变局限、症状较轻者,或妊娠期间可逆性发病及不能耐受手术者。

(1)避免久立、久坐,适当卧床休息,适时抬高患肢。

(2)有轻度下肢静脉曲张或症状并不明显的患者,可长期穿弹力袜或应用弹力绷带。

(3)年轻女性患者也可以通过注射硬化剂来提升下肢美观度。

2.外科治疗

外科治疗包括经典传统的大隐静脉高位结扎 + 抽剥术,以及微创的手术方式如腔内激光闭合术、微波血管腔内治疗术、腔内射频消融闭合术。

七、下肢静脉曲张都需要手术治疗吗?

美国静脉论坛拟定的 CEAP 分级是下肢静脉疾病的公认标准,CEAP 分级可以将静脉曲张分为 0~6 级:

C0 级:无可见或触及的静脉曲张疾病体征。

C1 级:有毛细血管扩张、网状静脉、踝部潮红。

C2 级:出现静脉曲张。

C3 级:出现水肿。

C4 级:出现静脉疾病引起的静脉改变如色素沉着、湿疹和皮肤硬化等。

C5 级:出现静脉疾病引起的皮肤改变和已愈合的溃疡。

C6 级:出现静脉疾病引起的皮肤改变和正在发作的溃疡。

对于临床分期 C2~C6 级的患者而言,应积极地寻求手术治疗。特别是当静脉曲张出现以下情况时，请及时到医院就诊：

（1）久坐、久站后出现腿部沉重感或酸胀不适。

（2）曲张的静脉周围有皮肤瘙痒或颜色改变。

（3）曲张静脉破裂出血。

（4）曲张静脉变硬伴疼痛。

（5）出现皮肤瘙痒或湿疹。

（6）有反复发作的皮肤破溃。

八、如何预防下肢静脉曲张？

下肢静脉曲张的预防原则就是改善静脉功能、减少静脉负荷。

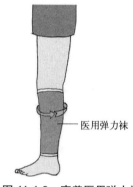

图 11-1-3　穿着医用弹力袜

（1）改变生活习惯，尽量避免久坐、久站。若因工作关系无法避免，应在工作间歇走动或行足泵运动，以促进下肢静脉回流；对于需长期从事久坐、久站的工作人员，可穿着医用弹力袜来预防静脉曲张（图 11-1-3）。

（2）保持合适体重，将体重指数控制在 $24kg/m^2$ 以下；适当进行有氧锻炼，如慢跑、游泳，增强腿部肌肉泵功能，促进静脉回流；晚间睡觉时，可用枕头将腿部垫高。

（3）少盐低脂饮食，少吃高脂肪、高胆固醇的食物，多吃富含膳食纤维的食物，促进大便通畅。

九、有哪些适合下肢静脉曲张患者的运动？

1. 屈腿伸腿

仰卧在床上，双手放在体侧，双腿先屈后伸，屈腿时，双腿大腿与身体尽量保持 90°，伸腿时，腿尽量伸直。此动作可来回做 20～50 次。可在早晨起床及睡觉前，各做一次（图 11-1-4）。

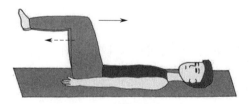

图 11-1-4　屈腿伸腿示意

2. 抬腿运动

双腿轮换进行抬腿运动（图 11-1-5），每次进行 20～30 次；久坐的人，可以在腿下放个箱子，不时抬起双腿踩到箱子，可以促进下肢静脉血液回流。

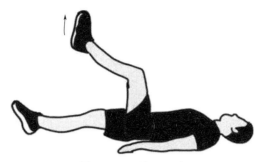

图 11-1-5 抬腿运动

3. 空中踩踏

做蹬车运动，抬起双腿，模仿骑自行车的动作不断前后摇摆，每次 4~5 次，这种蹬车运动可以促进腿部血液的流动，增加组织的供血量，还可以有效减轻下肢发冷的症状（图 11-1-6）。

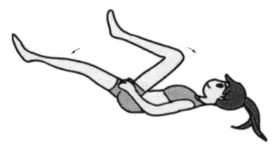

图 11-1-6 空中踩踏

4. 慢跑

也是缓解下肢静脉曲张的一项非常好的运动，因为慢跑不会导致腿部肌肉过度紧张，也不会导致腿部出现大量乳酸。相反，慢跑可以加速下肢血液循环，改善下肢静脉充血，帮助患者缓解静脉充血引起的下肢酸胀。

十、穿高跟鞋会引发下肢静脉曲张吗？

不能一概而论地说穿高跟鞋就会产生静脉曲张，还需要从疾病的病因角度具体分析。一般高度的高跟鞋，不会明显影响行走能力，肌肉泵的功能也在正常发挥，就不会增加静脉曲张的发生率；但是，高度过高的高跟鞋，可能就会影响正常行走，使人不自觉地增加站立时间，肌肉泵功能不能正常发挥，成为诱发静脉曲张的因素。

十一、下肢静脉曲张可以泡脚缓解吗？

一般不建议静脉曲张患者泡脚。一方面，泡脚一般水温较高，会导致血管扩张，对静脉回流反而会起消极作用，加重静脉曲张病情；另一方面，对于病情较重患者，皮肤营养差，抵御高温能力差，易发生烫伤等，一旦出现烫伤，就容易出现伤口经久不愈的情况。

十二、如何正确选择和使用静脉曲张袜？

弹力袜分为不同的压力梯度，医生会根据每个患者腿的粗细和病情来选择合适压力梯度的弹力袜，帮助患肢消肿和恢复；同时，穿医用弹力袜还可以预防活动后出现的下肢肿胀。和普通袜子一样，弹力袜在白天活动的时间穿着，晚上睡觉的时候就可以脱掉，一般要连续穿 3 个月左右。

只要是正规医院和药店，在哪购买医用弹力袜都可以。若网购，建议最好测量一个准确的下肢数据，以确保买到合适的产品，达到最佳的使用效果。

踝部周径：测量内踝与外踝最突出点连线的周长。将软尺围绕踝部，注意要在内外踝的水平位置，且软尺不能过松或过紧，以准确测量出踝部周径。

小腿周径：测量小腿最粗部位的周长，一般在小腿最丰满处。测量方法与测量大腿周径类似，用软尺水平环绕小腿，得到准确的数值。

大腿周径：一般测量大腿最粗处的周长，通常在臀横纹下 10～15cm 左右的位置。测量时，将软尺水平环绕大腿，保持软尺贴合皮肤，但不要过紧，读取测量值。

其次还可以测量腿部长度和使用者的身高、体重等信息，这些数据有助于医生或专业人员综合判断，选择合适压力等级、款式和尺寸的医用弹力袜。需要提醒患者的是医用弹力袜不可用洗衣液或过热的水洗涤，建议使用中性洗涤剂，或者直接用温水清洗即可。

大腿长度：从腹股沟中点（手指触摸到耻骨联合，向外侧旁开约 2～3cm 处）到膝关节内侧关节间隙的距离。测量时，可使用软尺或带有刻度的测量工具，沿着大腿内侧皮肤表面进行测量。

小腿长度：从膝关节内侧关节间隙到内踝尖的距离。同样使用软尺或测量工具，紧贴小腿内侧皮肤进行测量。

第二节　下肢动脉硬化闭塞症

一、什么是下肢动脉硬化闭塞症？

人体的动脉好比一个水管，动脉血每时每刻在动脉中流动，就好比人体内的流水，心脏就像一个水泵，通过不同管道将能量源源不断地输送至各组织器官，通向下肢的管道主要包括胸主动脉、腹主动脉、髂动脉、股动脉、腘动脉及小腿的动脉。

下肢动脉硬化闭塞症是指在动脉内壁上形成粥样硬化斑块（图 11-2-1），随着斑块不断增大，管腔逐渐狭窄，阻碍下肢动脉血流的通畅性，流向下肢的血流就会减少，狭窄到一定程度甚至完全闭塞时，就会出现下肢缺血症状。

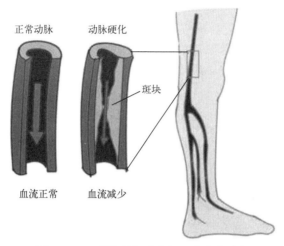

图 11-2-1 粥样硬化动脉与正常动脉对比

二、下肢动脉硬化闭塞症常见吗？

下肢动脉硬化闭塞症是属于血管外科范畴的常见疾病。在我国，随着人们生活水平的提高、饮食结构的改变及人口老龄化，被诊断为下肢动脉硬化闭塞症的病例有逐年增多趋势。中国目前大约有 2000 万患者，每年还会增加约 60 万人。该病患者大部分为男性，多在老龄人群中发病。

三、得了下肢动脉硬化闭塞症，主要有什么症状？

1. 轻微症状期

下肢动脉硬化闭塞症早期常表现为发凉、麻木，由于这些早期症状并不典型，很容易与其他病混淆，所以常会被患者误认为是老年人缺钙或是腰椎病，导致误诊、误治，延误了自己的病情。因此要提醒出现了以上这些症状的患者，及时到正规医院的血管外科检查确诊。

2. 间歇性跛行期

如果病情继续发展，就会出现跛行症状。这种疾病引起的跛行是一种"间歇性跛行"，特点是在行走一段距离后，出现下肢疼痛，通常表现为小腿肌肉酸痛，当患者被迫停下休息一段时间后疼痛缓解，可再继续行走，继续活动疼痛可以反复出现。随着病变的加重，能行走的距离越来越短，疼痛则会越来越剧烈。

3. 静息痛期

如果出现跛行症状仍没有得到及时治疗，病变继续恶化，就会出现"静息痛"，特点是患者即使在不运动的状态下下肢仍然疼痛难忍，尤其在夜间睡眠时疼痛加剧，使得患者端坐整晚、难以入睡。这个阶段患者必须赶紧积极治疗，否则就会进入疾病晚期。

4. 坏疽期

进入晚期后，由于下肢缺血，一旦脚上出现一点伤口就会难以愈合，下肢逐渐出现坏疽，最终只能截去坏死肢体，如果坏疽继续发展就可能出现全身严重的感染甚至危及生命。

四、腿痛都是得了下肢动脉硬化闭塞症吗？

不一定。腰椎疾病可以导致腿痛、跛行。腰椎疾病的疼痛为从腰部向臀部、大腿后方、小腿外侧直到足的放射痛，通常坐下或者蹲下休息可缓解症状。另外，骨质疏松、关节炎都可以表现为下肢疼痛。所以老年人出现无明显原因的肢体疼痛时要进行血管方面的检查，以免误诊。

血管外科中还有一种与下肢动脉硬化闭塞症相似的疾病称为"脉管炎"，但"脉管炎"好发于有吸烟史的青壮年男性，患者一般不患有其他基础疾病；而下肢动脉硬化闭塞症的患者多为老年，且常伴有"三高"。"脉管炎"在症状上与"下肢动脉硬化闭塞症"有相似之处，但治疗方式截然不同，需在正规医院的血管外科明确诊断，对症治疗。

五、去医院就诊时，通常需要做什么检查呢？

1. 踝肱指数（ABI）的测定

这是一种廉价、简便、无创的方法，适用于对下肢动脉硬化闭塞症的高危患者进行初步筛查。通过测量下肢胫后动脉或胫前动脉与上肢肱动脉的收缩压，得到下肢动脉压与上肢动脉压之间的一个比值，如果低于 0.8 预示着中度闭塞，低于 0.5 预示着重度闭塞。

2. 下肢血管彩超

下肢血管彩超是每一位确诊下肢动脉硬化闭塞症患者必做的检查。通过检查可以确定动脉闭塞范围、闭塞部位，管腔狭窄程度，评估血流速度等。该方法无创、简便、成本低，诊断准确率高。

3. CT 血管造影（CTA）

CT 血管造影是诊断下肢动脉硬化闭塞症的首选检查方法。能清楚地显示动脉病变的部位、范围和程度，为制订治疗方案提供依据。不足之处是由于需要使用含碘造影剂，合并肾功能不全的患者应慎用。

4. 数字减影血管造影（DSA）

DSA 是诊断下肢动脉硬化性闭塞的"金标准"，能准确地显示病变的部位、程度及侧支循环，DSA 对病变的评估和手术方法的选择有重要作用。但是 DSA 为有创性操作，一般多在术中使用，这种方法多用于血管腔内治疗，同时解决动脉病变，较少单独用于疾病诊断。

六、可以通过泡脚缓解疼痛吗？

下肢动脉硬化闭塞症患者切记不可泡脚，尤其是不建议温水或热水足浴。因为温度升高会增加肢体需氧量，增快肢体代谢，肢体会需要更多的血液来满足氧气和代谢需求。当肢体需要更多氧气和养分支持时，由于动脉硬化闭塞，会加剧下肢缺血的症状，造成远端肢体在泡脚后出现疼痛更甚的症状。患者如果发生下肢动脉硬化闭塞症，建议下肢保暖、保持干燥即可，切记不可额外加热。

七、下肢动脉硬化闭塞症会引起足部溃疡／坏死吗？足部溃疡／坏死该怎么办？

如果发现病情没有及早就医，下肢动脉缺血闭塞的情况继续加重，就会发展至坏疽期，出现患肢缺血和营养障碍的表现：皮肤温度降低，色泽呈暗紫色。可能会在足趾或足踝处出现破溃、溃疡，而且非常疼痛。如果此时缺血情况不能得到及时的改善，溃疡会逐渐加重，由开始时的干燥、灰白色逐渐变为黑色，并最终发展为坏死（坏疽）。组织坏死容易合并感染，或产生大量毒素，加重全身感染症状，严重时甚至造成多器官功能衰竭。早期坏疽和溃疡往往发生在足趾部，随着病变的进展，感染、坏疽可逐渐向上发展至足部、踝部甚至小腿。

对于已经发生坏疽的患者，干性坏疽为伤口周围无明显渗出的坏死，应采取暴露的方式，避免患者处于局部潮湿的环境，越干燥越利于伤口愈合；湿性坏疽为伤口周围渗出较多，建议到专业医院的换药中心进行及时换药及护理伤口。因此，出现坏疽一定要尽早就医，以免继续发展，感染症状加重。

八、什么样的生活方式容易导致下肢动脉硬化闭塞症？

下肢动脉硬化闭塞症的发生与生活方式密切相关。饮食结构不够健康，高盐、高脂饮食，喜食高饱和脂肪食物如红肉，缺少运动，体重超标，另外血糖、血压或血脂控制不佳也会导致下肢动脉硬化闭塞症。糖尿病、高血压、高血脂和吸烟是下肢动脉疾病的四大致病因素。糖尿病使下肢动脉硬化闭塞症发病率提高 3～5 倍，而且，合并糖尿病的患者，血管狭窄程度往往比其他患者要严重得多。长期的高血压可引起血管损伤，容易形成斑块造成狭窄。高血脂造成血液黏稠度增加，也容易发生血管狭窄，导致下肢动脉硬化性闭塞症。吸烟会损伤血管壁，同样吸烟也可以造成动脉收缩，促使动脉狭窄，加重肢体缺血，是下肢动脉粥样硬化的主要危险因素之一。

环境也与下肢动脉硬化闭塞症关系密切。寒冷、潮湿的环境容易发病，天气变冷，血管收缩，也会导致原有的病变加重，因此，下肢动脉硬化症患者经常在冬天出现症状恶化。

九、得了下肢动脉硬化闭塞症得截肢吗？

腿部动脉硬化闭塞在病症早期的时候，患者会出现腿部发凉，双腿温度不一致的症状，而且足背动脉搏动也会出现明显的减弱，甚至是消失。随着病情不断地发展，患者会出现行走时小腿肌肉疼痛，没有办法继续前行的情况，这种症状休息一会儿就会自行消失，在这个阶段，双下肢没感染坏死，可通过手术改善下肢供血，是不需要截肢的。如病症不能被及时干预、治疗，发展到晚期时，腿部动脉硬化闭塞的程度就会不断迅速发展，即使休息也感到疼痛，夜间往往疼痛难忍，无法入睡，多数患者都会拖延到此时就医，此阶段最坏的情况是进入坏疽期，下肢严重缺血，导致小腿溃疡或脚趾发黑坏死，这一阶段的患者往往面临截肢。

腿部动脉硬化闭塞疾病具有高度致残性，所以这种疾病需要积极预防，这是非常关键的。平时生活中要建立健康的生活方式，饮食要合理均衡，一定要积极地控制高血压、糖尿病以及高脂血症等基础疾病。如果患上了疾病，不可讳疾忌医，应在早期阶段及时就医。有些患者观念错误，认为这是一种慢性病，不着急治而错过治疗期。实际上，下肢动脉硬化闭塞症越到中晚期，狭窄速度就越快，患者很可能一个月前还可以做介入治疗，一个月后就可能得面临截肢的痛苦。

十、得了下肢动脉硬化闭塞症怎么办？有哪些治疗方法？

大部分患者的病情通过一般治疗和药物治疗都可以得到有效控制。但是对于疾病晚期患者，如静息痛阶段、坏疽期阶段患者往往需要接受腔内治疗或手术治疗。

下肢动脉硬化闭塞症的治疗包括一般常规治疗、药物治疗、腔内介入治疗和手术治疗。

1. 一般常规治疗

戒烟可以明显延缓病情的继续加重，预防疾病复发；合理安排膳食，多食用低盐低脂、高纤维和含有不饱和脂肪酸的食物，如豆类、水果、蔬菜等；进行适当的步行锻炼，可增加患肢侧支循环的形成，改善缺血。一般治疗还包括积极治疗糖尿病、高血压、高血脂等诱发下肢动脉硬化的疾病。

2. 药物治疗

除了按时服用降糖药、抗高血压药和降血脂药控制好血糖、血压和血脂外，对于跛行症状较重的患者，血管外科医师还会给患者开一些扩张动脉的药物、抗血小板药物或抗凝的药物，必要时开一些镇痛药，这些药物的主要作用在于控制疾病的继续发展、改善肢体缺血、缓解疼痛和促使溃疡愈合。

3. 腔内治疗（图 11-2-2），也被称为介入手术

指选择人体相对表浅没有病变的血管，如大腿根部的动脉、肘部的动脉等，用特殊的穿刺针穿一个小眼，从这个穿刺口放入一些特殊的导丝和导管到达病变位置，用药物涂层球囊进行扩张治疗，疏通堵塞血管的斑块，此外，对于较粗的血管，支架治疗有很好的治疗效果。腔内治疗相较于"开刀"，治疗后只在人体上留下一个穿刺的针眼，对血管以外的任何组织都不造成伤害。患者创伤小，痛苦小，恢复快。

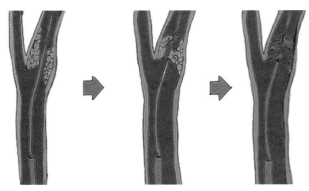

图 11-2-2　腔内治疗示意

4. 开放手术治疗

腔内治疗并不一定适合所有患者，有些病变更加严重的患者仍然需要开刀手术，疏通狭窄的部位，有时需使用自体血管或人造血管"搭桥"，将血液通过新建的"桥"重新输送到病变远端的血管。

无论是腔内治疗还是开刀手术，术后依然需要配合健康的生活方式以及药物治疗，起到巩固术后疗效、延缓疾病复发的作用。

十一、下肢动脉硬化闭塞症能根治吗？为什么做了手术，脚还是痛的？

下肢动脉硬化闭塞症治疗后仍有再闭塞的可能性，如果能控制高血脂、高血压、高血糖，遵医嘱规律服药、按时复查、保持良好的生活习惯，可以降低再闭塞的可能性。

为什么做了手术，脚还是痛的？首先，支架只是开通了血管，但是钙化的斑块并没有消除，所以术后必须坚持长期规律的药物治疗，继续行抗凝、降血脂、降血压、降糖等药物治疗，预防斑块会沿着支架网格继续生长。其次，动脉粥样硬化本身是一种炎症和内皮破损，损伤可能会持续较长时间，因此需要 6～12 个月的药物治疗辅助恢复血管内皮。最后，下肢缺血的患者往往存在多支血管病变，

支架只开通了部分血管，患者常常存在全身血管病变，支架未改变整体动脉粥样硬化的状况，未发生病变的血管仍有可能发生狭窄，最终导致硬化闭塞症复发。

十二、怎样预防下肢动脉硬化闭塞症？

下肢动脉硬化闭塞症要做到预防为本，科学的健康的生活方式和良好的生活习惯可以极大地降低发病的危险性：

（1）戒烟。

（2）低盐、低脂肪、低糖的清淡饮食，多食新鲜蔬菜、水果等富含维生素的食物。

（3）适当的健身锻炼可以控制体重，等于经常让血管做体操，可以增强弹性，防止老化。

（4）善于调整情绪，避免长期精神紧张压抑。

（5）注意保暖，但不可用暖水袋暖脚或热水泡脚，部分患者可能因皮肤感觉减退、对热不敏感而发生烫伤。

（6）定期到医院行正规全面的身体检查，能够早期发现高血压、糖尿病、高血脂等下肢动脉硬化闭塞的诱发因素。当发现自己患有这些疾病时，就有必要在医生的指导下服用抗高血压、降血糖或降血脂的药物，避免下肢动脉硬化闭塞的易患因素。

叮嘱广大老年朋友，如果出现下肢不适，切记不要讳疾忌医，也不要病急乱投医，尽快到有血管外科的正规医院就诊。否则，在疾病早期阶段没有通过药物治疗或是简单的手术方案改善症状、稳定病情，疾病就会发展为严重的"静息痛"甚至溃疡、坏疽，此时再治疗不仅增加了医疗成本，而且延误了最佳的治疗时机，造成不可挽回的损失。

第三节　血管瘤

一、什么是血管瘤？

血管瘤是最常见的先天性血管畸形，常见于婴幼儿，发病率约为3%～8%。血管瘤可以发病于人体的各个部位，最常见的是皮肤和皮下组织。尽管血管瘤多为良性肿瘤，但是某些血管瘤呈浸润性生长的方式会破坏周围组织，造成患儿容貌缺陷，甚至可能引起功能障碍。

二、哪些人更容易患血管瘤？

（1）新生婴幼儿是患血管瘤最常见的人群，新生儿血管瘤基本都为先天性的，是在胚胎发育期间因为血管异常发育而造成。导致血管在胚胎发育时期出现异常的因素有很多，如食物或药物的刺激、环境污染、腹部受到碰撞等。

（2）有不健康的生活习惯的人群，随着人们的饮食结构的改变，经常吃些烤、煎、炸的食物，重盐、重辣的饮食习惯，也会提升血管瘤发病的可能性。

（3）长期压力、劳累过度的人群，压力过大以及长期让身体处于超负荷的状态，都会增加血管瘤的发病率。

（4）妊娠也会增加血管瘤的发病率，由于孕期妇女的身体会出现一些变化，比如体内雌性激素的增多，这也会导致血管瘤的发生。这也是血管瘤发病女性多于男性的原因。

（5）有的时候血管瘤也是其他疾病的并发症，比如动脉硬化、高血压、肝脏慢性疾病等患者也属于发生血管瘤的高危人群。

三、哪些因素会导致血管瘤？

1. 基因突变

在人体胚胎发育过程中特别是在早期血管组织分化阶段，由于其控制基因段出现小范围错构而导致其特定部位组织分化异常，并发展成血管瘤。虽然基因突变可能会导致出现血管瘤，但血管瘤不具有遗传性。

2. 造血干细胞异位生长

胚胎发育早期，胚胎组织遭受机械性损伤，局部组织出血造成部分造血干细胞分布到其他细胞中，其中一部分分化成为血管样组织并最终形成血管瘤。

3. 不良因素的刺激

若母亲在妊娠期间，受到环境污染或药物刺激等，可能会导致胚胎在早期的血管分化中，血管网出现异常增长或者扩张，进而引发瘤体的出现，这也可能是毛细血管瘤的发病原因中最主要的一个因素。因此孕妇在妊娠期间，要远离环境污染严重的地方，尽量不要吃含有激素的药品和食品。

四、宝宝身上出现类似草莓的红色凸起是血管瘤吗？还有什么其他形状的血管瘤吗？

1. 毛细血管瘤

又被称为草莓状血管瘤。出生时或新生儿期出现淡红色边界清、不高出皮肤的先驱斑，随着婴儿发育迅速增生，变成鲜红色、稍高出皮肤的草莓状肿块，柔软、压之褪色（图 11-3-1）。

2. 海绵状血管瘤

瘤体位于皮下，较柔软，突出于皮肤表面，界限不清楚，皮肤隐现蓝色。用手按压会变形，被压后颜色变白。海绵状血管瘤比毛细血管瘤大而厚，具有扩张性（图 11-3-2）。

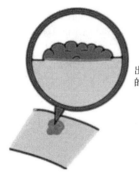

草莓状肿块
出现时像蚊虫叮咬、胎记一样的红点，高于正常皮肤

包块

图 11-3-1　毛细血管瘤示意　　　　　图 11-3-2　海绵状血管瘤示意

3. 毛细 - 海绵状血管瘤（混合型）

具有上述两种血管瘤的特点，比较常见，毛细血管瘤常分布于海绵状血管瘤的表面（图 11-3-3）。

4. 蔓状血管瘤

一般可发于人体血管径流之处，主要是头部。由较大的血管迂曲构成，外观呈蚯蚓状或条索状。一般呈现圆形或椭圆形隆起的肿物，皮肤有时潮红，皮下隐约可见迂曲的血管搏动和蠕动。表面皮肤温度高于正常皮肤，有搏动感，扪诊有震颤感，听诊有吹风样杂音（图 11-3-4）。

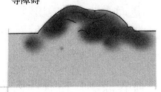

发病面积大，生长类似于草莓状毛细血管瘤，形状不规则，易破损。另外，由于混合型血管瘤不断增大，可导致患者出现呼吸、视觉、听觉等障碍

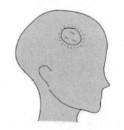

图 11-3-3　毛细 - 海绵状血管瘤（混合型）示意　　　图 11-3-4　蔓状血管瘤示意
蜿蜒状，有明显的压缩性和膨胀性

五、什么时候能从宝宝身上发现血管瘤？好发于哪些部位？

约 30% 的患儿在出生时就可以发现血管瘤，通常在婴儿两周大左右，体表血管瘤最容易暴露出来，而深部的血管瘤可能要等患儿 3～4 个月大时才会被发现。成人较少长血管瘤。

头颈部是血管瘤最好发的部位，约占 60%，其次是躯干和四肢。虽然多数的血管瘤发生在体表，但少部分可发生在呼吸道、肝脏、胃肠道，甚至颅内。

六、血管瘤有哪些常见的并发症?

1. 局部并发症

（1）疼痛：瘤体较大的血管瘤会压迫周围的组织和神经，导致明显的疼痛感。例如海绵状血管瘤会有酸胀沉重感，蔓状血管瘤因为瘤体与皮下神经相互缠绕，搏动时牵拉神经则会引起疼痛。

（2）破溃出血：瘤体中血运丰富，易受到创伤而破溃出血，尤其是病变部位较浅者，经常出血会造成患者贫血、免疫力下降。

（3）感染：血管瘤治疗前后，因护理不当容易出现感染、炎症，局部皮肤发生化脓、溃疡甚至坏死。

2. 全身并发症

（1）如果血管瘤发生在人体的功能部位则容易引起功能障碍。如鼻部血管瘤会导致呼吸困难；眼眶周围的血管瘤可阻挡视线，导致失用性斜视。

（2）血管瘤最严重的并发症是卡萨巴赫 - 梅里特综合征（Kasabach-Merrit 综合征）：表现为婴幼儿大面积的毛细血管瘤伴发血小板减少性紫癜，紫癜不单纯是由于血小板减少，而是消耗性凝血病导致的结果，此综合征虽然在婴幼儿血管瘤中发病率低，但病死率相对较高达。

七、要怎么区别血管瘤和胎记?

胎记在医学上称为母斑或者痣。是皮肤组织在发育时异常增生，在皮肤表面出现形状和颜色的异常。胎记不会褪色，面积不变，并且颜色比较红，与周围皮肤界限清楚，压迫不褪色，且生长较慢；血管瘤按压时局部颜色会变浅，按压停止后恢复紫红色，且大小会随着患儿成长而迅速增长。

八、宝宝身上的血管瘤都需要看医生吗? 会不会自然消退?

婴儿血管瘤是血管外科较常见的一种疾病，如果血管瘤位于浅表部位或位置较隐蔽，瘤体较小，并不影响儿童的形象，通常并不需要特殊治疗。大多数不需要用药治疗，但应引起重视，要到专业的儿童皮肤科进行长期的随访以及相关检查。每 3 个月左右带孩子到儿童皮肤科医生就诊，以评估血管瘤的生长状况、速度、有没有波及周边组织等。

九、什么样的血管瘤需要尽快就医治疗?

1. 血管瘤快速生长

有些血管瘤具有很强的侵蚀性，生长过于快速会严重侵害到正常的机体组织，所以一旦发现血管瘤快速生长，应及时接受治疗。

2. 大面积血管瘤伴出血、感染或溃疡

血管瘤若是出血的话很难止住，一旦引发感染容易造成全身反应，严重的还可能造成感染性休克。

影响正常器官功能：血管瘤要是长在特殊部位，影响了进食、呼吸、吞咽、听力、视力、排泄或运动功能等，必须要重视。

3. 伴血小板减少性紫癜

血管瘤伴血小板减少性紫癜是血管瘤最严重的并发症又称 Kasabach-Merrit 综合征，它是一种与遗传相关的威胁生命的消耗性凝血功能障碍疾病，如不及时治疗，死亡率相对高。

4. 侵犯面部重要结构

一些患儿因面部血管瘤造成的畸形而不能进入幼儿园、学校，很难与其他儿童正常相处。这种负面影响是血管瘤治疗中最容易被忽视的方面。在儿童个性特点形成阶段，"等待观察"可给患儿带来严重的社会心理创伤，所形成的个性特点在其成长过程中将难以改变。

十、大血管瘤什么情况下需要做手术？血管瘤的最佳治疗时间是什么时候？

如果血管瘤位于浅表部位或位置较隐蔽，瘤体较小，并不影响儿童的形象，通常并不需要特殊治疗，定期复查即可。随着年龄的增长，部分血管瘤可能停止生长，也有可能逐渐萎缩直至消退。如果血管瘤的病灶面积较大，或者有增大的趋势，影响患儿的正常生活，需要考虑进行治疗，可以在患儿 1 个月龄后进行相应的激光、冷冻等治疗。

因此，当婴儿出现血管瘤时，可每 3 个月左右到小儿皮肤科就诊，由医生检查评估血管瘤的生长状况，以决定下一步治疗措施。

十一、宝宝得了血管瘤一般要做哪些检查？

绝大多数的血管瘤可以通过体格检查及病史得到确诊。必要时可以行彩色多普勒超声、CT 或 MRI 检查，特殊情况还需放射介入来确诊。如果怀疑是恶性肿瘤，可能需要取活检，这是一种有创性的检查。

十二、血管瘤有哪些常见的治疗方法？

1. 冷冻治疗

治疗原理是用低温将病变血管以及周围组织、皮肤等冷冻至变性或坏死，从而达到治疗目的。该方法治疗过程简单，无毒副作用，对周围组织破坏也较少，但创面愈合较为缓慢，而且容易留下瘢痕，适用于较小血管瘤的治疗，面积较大或部位较深的则不适用。

2. 硬化剂注射治疗

该方法是将硬化剂注射到血管瘤部位，致使血管瘤以及周围组织坏死，使血管瘤缩小，达到治疗效果。通常注射后，病患部位会出现肿胀，数天后才会消失，而且想要彻底治愈疾病，通常需要反复注射。这种方法适用于皮下血管瘤的治疗，不适用于面积较大和部位较深的血管瘤。

3. 激光治疗

人体血液中的氧和血红蛋白会吸收特定波长的激光，从而产生热量破坏或凝固血管瘤病灶，治疗疾病。该方法快捷安全，对深度低于 0.4cm 的血管瘤效果显著，而超过 0.4cm 则会很容易留下瘢痕。

4. 超声射频消融无创介入术治疗

是目前在临床当中最为理想的一种治疗血管瘤的手段，医生通过彩超定位血管瘤病灶后在可视的状态下使用微导管细胞针在病灶利用超声消融术进行治疗，可以让血管壁慢慢乳化、凝固，从而缩小、消失。主要针对海绵状血管瘤、淋巴性血管瘤的治疗。

5. 手术切除

以上方法无法治疗的血管瘤，才会选择手术切除，但是血管瘤因其特殊性，病变周围血管丰富，术中可能出血量较大。

十三、日常生活中，家长应怎么防止宝宝的血管瘤破溃出血?

（1）减少摩擦：孩子和家属都要经常修剪患儿指甲，防止碰撞挠抓。另外，要给患儿穿棉质、柔软、浅色的衣物，减少摩擦和硬物刺激，以防划破出血。

（2）患处保持干燥，防止瘤体感染。某些发生在臀部、会阴部、腋下等特殊部位的血管瘤，透气度不好，不能避免被摩擦和分泌物刺激，容易发生破溃，引发感染，因此，要尽早治疗，去除安全隐患。

（3）要注意患处的清洁卫生，避免汗液浸湿瘤体表面。在给患儿洗澡时注意动作要轻柔，避免使用刺激性的洗涤用品。洗澡后，避免来回擦拭，用干毛巾将瘤体表面蘸干即可。患处没有破溃的孩子可以正常洗澡清洁，只是要注意破溃的患处千万不能碰水，家属可以用医用棉签蘸取消毒液来擦拭瘤体，避免瘤体长期被分泌物刺激，导致破溃感染面积越来越大，长时间不能愈合。

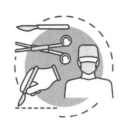

第十二章
泌尿外科常见疾病

第一节　前列腺炎

一、什么是前列腺炎？

前列腺是男性拥有的具有特殊生理功能的重要器官，是男人的"生命腺"。而前列腺炎是成年男性常见的疾病之一，是前列腺受到致病菌感染或者某些非感染因素刺激，导致骨盆区域疼痛或不适、排尿异常、性功能障碍等临床表现。

尽管前列腺炎一般不会对患者的生命造成威胁，但是它严重影响患者的生活质量，造成患者精神压力过大，十分痛苦。因此，值得引起重视和关注。

二、吸烟、饮酒会诱发前列腺炎吗？

烟草是含生物碱最多的植物之一，香烟中含有大量的有害成分如尼古丁、焦油、一氧化碳等对前列腺组织造成刺激和毒害。长期吸烟的人，生理功能降低，免疫力遭到破坏，容易遭受有害微生物的侵袭。

饮酒会促进血液循环，扩张血管，引起毛细血管充血。特别是急性前列腺炎发作时，严禁饮酒，避免血管扩张、血流加速，导致炎症的扩散。同时，大量饮酒同样会导致机体的防御能力降低，细菌、病毒等病原微生物容易入侵，感染的发病率和旧病的复发率均大大提高。

三、得了慢性前列腺炎会有什么症状？

1. 排尿症状

尿频、尿急、尿痛、排尿时尿道灼热感，尿道口出现"滴白"现象，即晨起、尿后、便后从尿道口滴出白色分泌物。

2. 会阴部疼痛

是最为常见的症状。患者感觉会阴部位沉重,伴随有疼痛,初期这种症状可能不明显,但是随着病情发展,炎症面积逐渐扩散,疼痛可由尿道部位放射至阴茎、睾丸、腹股沟,有些患者腹部、腰部、臀部等处会出现牵涉痛,虽然疼痛不是很剧烈,但足以使患者坐立不安。

3. 精神症状

临床上这类症状也不少,其痛苦的程度远超过疾病本身,患者常表现为头晕、疲乏、失眠、情绪低落等,对此需要引起高度重视。

4. 性功能障碍

由于病程长、精神压力大,以及前列腺慢性炎症的刺激,使兴奋敏感度降低等原因,导致患者性欲不高,害怕性生活,部分患者可出现性欲减退、阳痿、早泄等。

四、慢性前列腺炎需要做哪些检查?

1. 前列腺液检查

包括前列腺液常规检查和前列腺液细菌培养及药敏试验。前列腺液就是由前列腺分泌的乳白色半透明状的液体,前列腺液检查中白细胞在显微镜高倍视野中≥10个为增多,可以诊断为前列腺炎。

2. 直肠指诊

医生通过手指对前列腺进行触摸检查,正常的前列腺犹如一颗中等大小的栗子,表面光滑,硬如鼻尖。慢性前列腺炎患者前列腺会变小或变大、变硬、质地不均匀、表面不规则、两侧叶不对称等。

3. B超检查

目的是诊断前列腺炎的合并疾病,如前列腺结石、前列腺增生、前列腺癌等。

五、采集前列腺液时应注意什么?

检查前3天禁止性生活,因为时间过短会使前列腺液较难取出,白细胞数量可能增加,影响检查结果。检查前3天不要口服抗生素,口服抗生素以后会使白细胞数量降低,影响检查结果。标本采集失败或检测结果阴性而患者具有临床症状时,可以间隔一周重新采集标本复查。前列腺液取出之后,要及时送检。

六、慢性前列腺炎的病因是什么?

不正常的性生活是引发前列腺炎的诱因之一,包括性生活过于频繁、性生活被迫中断以及频繁手淫等。细菌、病毒、支原体、衣原体等病原微生物可以通过血液、淋巴液、直接蔓延等方式感染使其发生炎症。

身体受凉引发前列腺交感神经活动，增加尿道内的压力，阻碍排泄，产生淤积性充血，造成前列腺炎的发生。会阴部受压，腺体长时间被动充血也可造成慢性前列腺炎，例如长时间骑自行车、骑马、久坐等。吸烟、酗酒以及摄入过多刺激性食物等不良的生活习惯，都与前列腺炎的发病有着密切的关联。

七、患了前列腺炎能过性生活吗？

急性前列腺炎患者由于发热、会阴部位疼痛不适和肿胀，性功能会受到一定的影响，性生活时会引起疼痛。同时，在性生活过程中，前列腺处于充血状态，会使前列腺炎加重，因此，急性前列腺炎患者暂时不宜进行性生活。慢性前列腺炎患者在临床症状平稳期是可以进行、也应该进行性生活的。一方面，前列腺本身就是一个分泌器官，不断地产生前列腺液，需要定期地排放，性生活过程中通过射精动作，前列腺的平滑肌收缩，促进前列腺液的分泌和排放，有助于前列腺正常的新陈代谢；同时，还有利于清除前列腺内病原微生物和炎症细胞，加速炎症的消退。当然，性生活时间也不宜过长，一般 7～10min 一次为宜，因为性生活过度会导致前列腺充血，腺体频繁收缩，造成组织损伤而引发炎症。

八、慢性前列腺炎会导致男性不育吗？

慢性前列腺炎是否会影响生育功能存在一定的争议。男性精液由精子、睾丸液、附睾液、前列腺液、附属性腺分泌液等共同组成，其中前列腺液在精液中占有相当的一部分比例，主要由前列腺分泌。有的专家认为，慢性前列腺炎会对生育带来一定的影响：

（1）降低精子的成活率：慢性前列腺炎患者前列腺液中存在大量的细菌、毒素和炎性分泌物，会消耗精液的营养成分，从而影响精子的存活。

（2）降低精子的活力：前列腺出现炎症时，前列腺液中酶的活性就会下降，使精液的液化时间延长，阻碍精子的活动能力。

（3）杀死精子：慢性前列腺炎会使机体产生抗精子抗体，对精子有杀伤性的作用。所以前列腺炎会影响男性的生育功能。

临床上大多数慢性前列腺炎患者生育功能是正常的，只有少数患者合并不育，因此不必过于担心这方面问题，积极接受正规治疗，同时也要考虑到其他引起不育的原因并进行相应治疗，以免延误治疗时机。

九、坐热水浴对治疗前列腺炎有帮助吗？

坐热水浴是临床医生常建议慢性前列腺炎患者使用的一种物理治疗方法，此法操作简单，可行性强，患者在家里即可自行准备实施。热水坐浴前排空大便，清洗会阴及肛门，准备一个合适的坐浴盆，倒入适量的温水，水温在 40～45℃，以不烫手为宜，坐浴的时间为每次 15～30min，每日 1～2 次均可。热水坐浴可以促进局部血液循环，使血管扩张、会阴部温度升高，从而促进炎症的消散和吸收，缓解患者的临床症状。

十、怎样预防前列腺炎复发？

预防前列腺炎，首先应该从日常生活中的饮食起居做起。多喝水可帮助人体加快新陈代谢，加速排出体内毒素。多喝水、勤排尿、不憋尿，通过尿液冲洗尿道，促进前列腺分泌物的排出。健康饮食，科学、合理地安排食谱，忌酒精和一切辛辣等刺激性食物。避免久坐，比如长时间打麻将、看电视、玩游戏等，每隔一段时间要起身进行活动。养成良好的生活习惯，保持张弛有度、和谐美满的性生活，既不能完全禁欲，也不过度频繁。性生活后坚持清洗生殖器，保持会阴部的清洁，龟头、包皮等藏污纳垢的地方要清洗干净，包皮过长的患者及时进行手术。男性应避免穿过于紧身的内裤，选择相对宽松的内裤以保证前列腺部位不受压迫。只要大家引起重视，保持良好的心态，科学养生，规律生活，养成良好的卫生习惯，则可有效预防复发。

第二节　肾结石

一、什么是肾结石？

肾结石是指位于肾盏和肾盂内的结石。肾结石是泌尿外科常见的疾病，近年来发病率有增加的趋势，复发率高，我国是全世界三大泌尿系结石高发地区之一。

当尿液过度饱和或尿液偏酸、偏碱时，尿液中的晶体物质成核、聚集、沉淀等经过一系列复杂的过程而形成肾结石。身体代谢异常、尿液引流不畅、尿路感染、异物、药物等是肾结石形成常见的病因。肾结石的形成与大众饮食习惯、生活环境、遗传因素、性别、年龄等都存在一定的联系。常见的结石成分为草酸钙结石、磷酸钙结石、磷酸镁铵结石、胱氨酸结石、尿酸结石等，大多数结石可由两种或两种以上成分混合而成。

二、得了肾结石会有什么症状？

肾结石可能长期存在人体内而无明显的症状，特别是较大的鹿角形结石，有的患者仅有轻微的腰部隐痛。但是，临床上存在着一些患者在没有明显症状或仅有轻微腰部隐痛的情况下，检查发现结石堵塞泌尿系统导致肾脏重度积水或肾萎缩。

较小的结石因为体积小，活动度大，容易顺着泌尿系统向下移动，在移动的过程中，结石损伤尿路黏膜，导致尿路上皮的小血管破裂形成血尿。80%的肾结石患者会出现不同程度的血尿，但只有少部分患者能肉眼看到血尿，大部分患者需要通过尿常规检查，才能检测出血尿，称为"镜下血尿"。另一方面，当结石进入肾盂输尿管连接部或输尿管时，会引起输尿管的剧烈蠕动，管壁肌肉的强烈收缩，引起肾绞痛。

三、"肾如刀割"——正确认识肾绞痛？

肾绞痛是患者肾结石发作时引起的腰部剧烈疼痛，常常会沿着输尿管行程向下腹部、大腿内侧放射，直至女性会阴或男性阴囊、睾丸，时间长短不一，发作时影响人们的生活质量，无法正常工作、活动和睡眠，严重者疼得直不起腰、疼得满地打滚、面色苍白、大汗淋漓、血压下降、恶心呕吐甚至虚脱休克。由于疼痛剧烈，引起患者重视，常是肾结石患者就医的主要原因。

肾绞痛其实是患者与结石搏斗的过程，要么结石被排出，要么结石长期存在，最终导致肾积水。引起肾绞痛的原因是结石在活动过程中刺激输尿管平滑肌，导致平滑肌痉挛，引起剧烈疼痛；部分结石由于体积较大活动受限嵌顿于肾盂肾盏，反而疼痛感较轻；结石的反复刺激，引起炎症介质的释放，也会引起疼痛。

四、筛查肾结石的主要手段有哪些？

1. 腹部B超

超声波检查简便、经济、准确度高，是肾结石最常用的检查方法，还可以发现X线片不显影的阴性结石，适用于肾结石患者初步检查和随访复查。

2. 腹部平片

腹部平片操作简单，经济实惠，能清晰地显示90%的不透光阳性结石，有助于了解肾结石的位置、大小、形态等；但是肠道内气体或内容物较多的患者检查效果不理想，检查前1天晚餐进食无渣半流质食物（稀饭、面条等），检查当日禁食。

3. 静脉肾盂造影

确定结石的位置，显示结石的大小，还可以了解肾脏功能、肾积水的严重程度。对造影剂过敏和中重度肾功能不全患者不宜进行此项检查。检查前需要做好肠道准备，检查前1天晚餐进食无渣半流质食物（稀饭、面条等），睡前服用番泻叶、复方聚乙二醇电解质散等轻泻剂或检查前2h进行清洁灌肠。检查当日禁食。

4.CT

不受肠道内积气的影响，可以准确判断结石的大小、位置、梗阻和肾积水的情况，具有较高的敏感性和特异性，对结石成分的判断、治疗方法的选择具有重要意义。

五、如何快速排出肾结石？

并不是所有的肾结石都能自行排出，根据结石的大小、位置等情况，选择适合的治疗方式。

1. 排石治疗

适用于结石直径≤6mm、结石表面光滑、结石远端没有梗阻的患者。常见的排石治疗方法包括多饮水、跳跃运动、口服扩张输尿管的药物等。

2. 体外冲击波碎石

适用于肾结石直径<20mm的患者，但是碎石的疗效与结石的大小、位置以及结石的硬度有一定的关系。需要注意的是，妊娠期妇女不宜进行体外冲击波碎石，短时间内多次行体外冲击波碎石可能导致肾萎缩的风险。

3. 输尿管软镜碎石术

适用于肾结石直径≤20mm的患者，打个比方，输尿管软镜就像是一条"绳子"，镜体可以弯曲，从人体自然的腔道进行手术，体表没有伤口，创伤相对较小。但是，未控制的泌尿系统感染、严重的尿道狭窄，腔内手术无法解决等情况不宜进行输尿管软镜手术。

4. 经皮肾镜碎石术

几乎适用于所有需要手术干预的肾结石患者，包括≥20mm的肾结石、特殊类型的肾结石、体外冲击波碎石或输尿管软镜碎石失败的肾结石。

六、网上流传的排石茶、化石汤，可信吗？

临床上有的患者不愿意接受手术治疗，期望通过药物进行排石，但不是所有的患者都适用。药物排石一般适用于结石直径≤6mm，表面光滑，形状规则，结石停留时间短，结石远端输尿管没有梗阻、狭窄等情况。

目前，临床上没有特效的药物能够溶解结石，目前常用的排石药物分为2类，一类为中药或中成药，主要的作用是利水通淋，清热利湿，通过增加尿量，冲刷结石，促进结石排出体外；另一类是西药，比如α受体阻滞剂，主要是通过扩张输尿管平滑肌，为结石的排出创造有利的条件。还有一些药物比如枸橼酸盐，可以通过调节尿液的酸碱度来减缓结石生长的速度。由此可见，这些药物都不是直接作用于结石，溶解结石，特别是当结石远端的输尿管有梗阻，盲目使用一些利水通淋的药物反而会导致肾脏积水加重。因此，排石的药物一定要在医生的指导下进行服用，如果结石一个月没有排出，建议考虑采用其他治疗方法。

七、肾结石会引起尿毒症吗？

尿毒症不是一个独立的疾病，指各种肾脏疾病所致慢性肾功能衰竭发展和恶化的最终阶段，导致机体出现异常反应，严重影响患者生命安全。

肾结石长期停留在人体内，会造成泌尿系统的慢性梗阻，导致肾盂、输尿管扩张，肾积水；随着时间的推移，梗阻的持续存在，肾脏会不断扩张，肾脏皮质继续变薄，积水会越来越严重，导致巨大的肾积水或肾萎缩，出现肾功能的严重损害；如果双侧肾脏功能严重受损，最终会导致尿毒症的发生。因此，肾结石不容忽视。

八、为什么要做结石成分分析？

直径在 1cm 以上的结石即可进行结石成分分析，所有肾结石患者在获得肾结石标本的时候，不能随意丢弃，应主动送给医生去做结石成分分析。医生可以通过物理或化学的方法帮助患者寻找结石形成的原因，掌握结石的成分，才能在后续的治疗中有的放矢，进行针对性的预防。

九、留置输尿管支架管为什么会出现血尿？

输尿管支架管俗称"双 J 管"。双 J 管的材质柔软光滑，有较好的弹性，首尾两端反向上下弯曲，具有引流和支撑的作用。双 J 管广泛运用于临床，99% 的肾结石术后患者都会常规留置双 J 管。双 J 管一端悬挂于肾盂，通过输尿管后，另一端盘旋在膀胱内，目的是保持上尿路的引流通畅，起到引流和支撑的作用，利于肾结石碎石的排出。

一方面，双 J 管刺激肾盂、输尿管、膀胱黏膜，造成黏膜的充血和水肿；另一方面，患者在活动过程中，或者用力过度，比如用力解大便、腰部过度拉伸、突然下蹲、提重物、用力咳嗽等，双 J 管对尿路上皮产生摩擦导致血尿的发生。对于轻微的肉眼血尿，科学地认识血尿发生的原因，减少活动，注意休息，增加饮水量，每天饮水 2000～3000mL；但是，当血尿进行性加重，通过休息和多饮水不能缓解，或者出现腰部剧烈疼痛、发热等情况应及时就医。

十、多饮水可以预防肾结石吗？

多饮水可以稀释成石结晶，缩短结晶在泌尿系统的停留时间，阻止结石继续生长。有研究者指出，增加 50% 的尿量，可以使泌尿系结石的发病率降低 86%，因此多饮水是最简便、最经济降低泌尿系结石发病率的有效手段。养成良好的饮水习惯至关重要，推荐每天饮水量在 2500～3000mL 以上，保持尿量在 2000～2500mL 以上。可以设置饮水提醒时间，平均分配每日的饮水量，切记不能把饮水当成每天的任务，一天的饮水量三五次就喝完。老人以及心肺功能异常的患者，适量减少饮水量。矿泉水、山泉水等含矿物质丰富的硬水是否会增加结石的形成，目前还存在一定的争议。浓茶中含有促进结石形成的鞣酸，咖啡中含有咖啡因，也是结石的诱发物质，因此，要避免过多饮用。推荐多喝橙汁、蔓越莓汁和柠檬水。

第三节　泌尿系感染

一、什么是泌尿系感染？

泌尿系感染又称尿路感染，是肾、输尿管、膀胱和尿道等泌尿系统各个部位感染的总称，是泌尿外科临床中常见的疾病，多见于育龄女性、老年人、免疫功能低下者。细菌、病毒、支原体、衣原体等多种病原微生物都可以导致泌尿系统感染，尿路感染通常合并细菌尿和脓尿。尿路感染是一种常见病、多发病，应当引起人们的关注和重视。

二、什么是无症状菌尿？

无症状菌尿又称隐匿性菌尿，患者具有真性细菌尿而无任何尿路感染的症状，是一种特殊类型的尿路感染，通常存在于绝经前女性和泌尿系统有异常的患者。因为抗菌药物的滥用会导致尿路感染复杂化，大部分无症状菌尿患者没有出现什么严重后果，一般情况下不需要使用抗菌药物进行治疗，但除妊娠期妇女、需要进行泌尿外科手术以及尿路黏膜损伤者外。

三、什么原因容易诱发泌尿系感染？

1. 机体免疫力减弱

如糖尿病、慢性肝病、慢性肾病、妊娠、贫血、肿瘤及先天性免疫缺陷或长期应用免疫抑制剂治疗的患者。

2. 泌尿系统梗阻

如先天性泌尿生殖系统异常、输尿管狭窄、尿路结石、肿瘤、前列腺增生或神经源性膀胱等导致尿液引流不畅，尿液滞留，细菌繁殖能力增强，尿路上皮细胞防御细菌的能力减弱。

3. 医源性相关因素

留置导尿管、造瘘管、膀胱镜检、尿道扩张、前列腺穿刺活检等操作，由于黏膜损伤或欠缺无菌观念，病菌入侵导致感染。

4. 其他相关因素

女性尿道短、宽、直，容易引起逆行感染，特别是妊娠、经期时更容易发生。妊娠时由于内分泌与机械性原因，使输尿管口松弛扩张，尿液排出滞缓，容易上行感染。

四、泌尿系感染有哪些症状？

1. 膀胱刺激征

尿频、尿急、尿痛是最常见的症状，不同的患者轻重程度不一。主要原因是炎症刺激导致膀胱容易受刺激，有效的膀胱容量减少，排尿次数增多。

2. 尿液异常

泌尿系统感染可以导致尿液异常改变，比如细菌尿、脓尿、血尿等。

3. 全身症状

包括发热、寒战、头晕、头痛、恶心呕吐，主要是泌尿系统感染伴有梗阻的患者多见。

4. 腰痛

肾脏及肾周炎症是引起腰痛的主要原因，炎症刺激导致肾包膜、肾盂、输尿管等张力增大，产生疼痛。

五、发生泌尿系感染该怎么办？

1. 及时就诊

可选择泌尿外科、肾内科，必要时到急诊科就诊。

2. 完善相关检查

如留取尿常规、尿培养，抽血检测，遵医嘱根据情况进行 B 超、CT、X 线片等相关检查。

3. 明确尿路感染的性质，消除诱发因素，增强机体免疫功能

发病阶段注意休息，没有饮水禁忌证患者应多饮水（每日饮水量不应低于2000mL）、勤排尿以达到冲洗尿路、减少细菌在尿路中停留的目的。发热患者需要吃易消化、高热量、富含维生素的食物及对症治疗，调整相应生活方式。

4. 遵医嘱合理使用抗菌药物

抗菌药物是治疗泌尿系感染的主要药物，常用的抗菌药物包括头孢菌素类、喹诺酮类、青霉素类、氨基糖苷类、大环内酯类等等。遵医嘱科学合理地选择，足量、足疗程地应用抗菌药物，才能充分发挥抗菌药物在治疗尿路感染中的作用。根据尿常规、尿培养等检查结果，病变的部位，抗菌药物的使用时间充分、合理选用对致病菌敏感的药物，必要时选择联合用药。避免自行滥用抗菌药物，特别是避免使用具有肾毒性的药物。

六、如何正确留取尿常规和尿培养标本？

1. 尿常规留取方法

清水清洁外阴或尿道口，留取清洁中段尿约 10～15mL，清晨第一次尿最

好，留取的尿液应在两小时内检测。需注意的是，女性患者需避开月经期留取标本。

2. 尿培养留取方法

治疗前的中段尿标本培养是诊断尿路感染最主要的指标，中段尿标本收集不合格会影响尿培养结果的准确性。留取尿培养标本之前，洗净双手，充分清洁外阴、包皮及尿道口，留取清洁中段尿约 10~15mL，直接尿入无菌容器内，双手不可接触容器内侧，留取后尽快送检，避免放置过久造成假阳性，应用抗生素后最好停药三天再做尿培养，女性患者需避开月经期留取标本。

七、女性为什么容易泌尿系统感染？如何预防泌尿系感染？

女性尿道短、宽、直，长度仅有 3~5cm，尿道口紧邻会阴部和肛门，容易导致细菌繁殖，引起逆行感染，特别是月经期、妊娠期、围绝经期、性生活时更容易发生。妊娠期妇女因为体内激素水平的变化，尿道周围的菌群发生改变，局部免疫力降低，输尿管平滑肌张力降低，蠕动减慢，膀胱逼尿肌处于松弛的状态，收缩能力减弱。随着胎儿的逐渐长大，孕妇的各个脏器都会做出相应的调整，其中子宫的变化最大，逐渐增大的子宫会压迫邻近的器官，如膀胱、输尿管等，导致尿液排出滞缓，容易引起感染。女性月经期机体免疫能力降低，如果没有注意卫生，细菌极易进行繁殖，引起感染。

做到以下这些方面，远离泌尿系感染：保持心情舒畅，适当运动，增强体质，多饮水，少吃辛辣等刺激性食物，勤排尿、不憋尿。出现泌尿系感染症状，不盲目自行用药，及时就医，彻底治疗。保持良好的卫生习惯，注意清洁会阴部，勤换洗内衣裤，尽量选择棉质、舒适透气的面料，女性月经期间勤换卫生产品，大小便后擦拭方向由前往后，性生活前后注意清洁，泌尿系感染期间，最好暂停性生活。绝经期妇女，可辅助补充雌激素。

八、妊娠期尿路感染对孕妇和胎儿有什么危害？该怎么治疗？

妊娠期尿路感染是一个比较棘手的问题，孕妇下尿路感染（尿道及膀胱）如果不积极治疗，细菌可侵入上尿路（输尿管及肾盂），引起肾盂肾炎。急性肾盂肾炎容易造成胎儿流产、早产、畸形，甚至死亡，严重者可能会导致孕妇肾功能异常。

妊娠期尿路感染治疗包括一般治疗和药物治疗。一般治疗：多饮水，维持每天尿量在 2000mL 以上，保持良好的生活方式，注意休息。药物治疗：宜选用对胎儿和母亲影响较小的抗菌药物（如青霉素类、头孢菌素类以及 β 内酰胺类抗菌药物等），尤其是妊娠的头 3 个月，更加需要慎重。甲硝唑、红霉素、磺胺类、氨基糖苷类、喹诺酮类抗菌药物不宜用于妊娠期妇女泌尿系统感染。

九、肾结石与泌尿系感染有关系吗？

泌尿系感染与泌尿系结石发生关系密切，结石导致梗阻，梗阻引起感染，感染又促进结石的形成，三者互为因果，相辅相成，形成恶性循环。感染严重时可能会出现寒战、高热、肾积脓，甚至是尿源性脓毒血症等情况。导致尿路感染的一些细菌可以产生解脲酶，分解尿素，产生二氧化碳和氨，使尿液的 pH 值升高，尿液呈碱性，尿液中的某些物质在碱性尿液中呈饱和状态，容易析出而产生沉淀，形成结石。同时，尿路感染后尿路上皮充血、水肿甚至坏死，尿液中会停留大量的上皮坏死组织，这些都是结石形成的核心物质。因此，有效地控制泌尿系感染对结石的预防有益。

十、怎样预防泌尿系感染反复发作？

1. 养成良好生活习惯

多饮水（推荐＞2000mL/d）、勤排尿（每2～3h排尿1次），尿液中的细菌繁殖速度很快，多饮水可在对整个泌尿系统进行冲刷的同时会不断地稀释尿液，及时排出含有细菌的尿液，这样泌尿系统中的细菌数量保持在一个较低的水平。保持规律的生活，避免过度劳累，坚持体育运动，增加机体免疫力。女性要特别注意会阴部及肛周皮肤的清洁，勤换内裤（1天换1次），穿棉质透气内裤。

2. 保持健康性生活

性生活后立即排尿，清洗会阴部。避免与多个伴侣发生性关系。

3. 积极治疗原发病

积极治疗糖尿病、肾结石及尿路梗阻，男性包皮过长、包茎，要尽早进行治疗。积极寻找并去除炎性病灶，如男性的前列腺炎，女性的尿道旁腺炎、阴道炎及宫颈炎等。

4. 其他注意事项

妊娠5个月以上孕妇睡觉时以侧卧位为宜，避免子宫压迫输尿管，引起尿流不畅；减少不必要的泌尿道器械操作等。

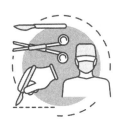

第十三章
烧伤整形科常见疾病

第一节　烧伤

一、生活中烧伤后怎么紧急处理？

无论是热水烫伤还是火焰烧伤，首先要紧急脱离热源，避免进一步损伤，尽量减少身体在热源中受损伤的时间；其次，要对伤口做必要的保护，最后送到医院里。

在临床上，烧烫伤后紧急处理总结成五个字：冲、泡、脱、盖、送。

"冲"：对中小面积的烧伤和烫伤，要立刻把受伤的部位放到冷水下冲半小时到1h。烫伤或烧伤后，如果在第一时间把局部温度降下来，烧伤程度就减轻很多。

"泡"和"脱"：冲之后，把烧伤的部位泡到冷水里，同时脱去被热水或火焰烧过的衣物。

"盖"和"送"：拿清洁的布料，对伤口做简单的遮盖，然后送到医院。

二、烧伤后伤口上可以抹酱油、牙膏吗？

烧伤后的伤口千万不要随随便便涂抹。民间有很多不规范做法，例如抹酱油、抹鸡蛋、抹牙膏、抹面粉，这些没有实际作用，反而会导致医生在清理过程中对伤口造成不必要的损伤，增加患者的痛苦。另外，不要往伤口上抹带颜色的药物，如红汞（红药水）、甲紫（紫药水），这些会让医生无法对受伤的深度和伤情做出准确判断，对后期治疗会造成非常大的干扰。

三、烧伤后伤口什么时候可以长好？伤口长好以后会不会留瘢痕？

烧伤的分类一般采用三度四分法，深度分为Ⅰ度、浅Ⅱ度、深Ⅱ度及Ⅲ度。

一般说来Ⅰ度烧伤无须特殊处理，可有短时间色素沉着，不会遗留瘢痕。浅Ⅱ度烧伤10～14天愈合，只要没有感染，一般不会遗留瘢痕，短时间内会有色素沉着。深Ⅱ度烧伤有的偏浅，接近浅Ⅱ度，有的偏深，临界Ⅲ度，如果没有感染，3～4周可以愈合，但深Ⅱ度烧伤愈合后有瘢痕。Ⅲ度烧伤愈合后形成瘢痕，造成功能障碍，一般需要手术治疗。

有的时候烧伤当时比较浅，但是以后各种原因造成感染导致创面加深也会遗留瘢痕。烧伤后的处理措施要正确、及时，防止感染，才能促进伤口尽快愈合。

四、烧伤后需要补吗？吃什么最好？

小面积烧伤患者，渗出丢失不多，只要平时没有营养不良，就按平时饮食就好，不用额外补充。对于严重烧伤患者来说，伤后普遍存在高代谢、机体组织蛋白分解代谢加快、消耗过快等问题，如不及时补充，患者容易出现营养不良、免疫防御功能下降，导致创面修复迟缓、全身性感染等现象。严重烧伤患者营养的调配原则上是高蛋白质、高热量、高维生素和适量的脂肪饮食，一般以易消化、清淡为宜，建议戒烟、酒，少吃炒货，多吃蔬菜，如青菜、白菜、芹菜、黄瓜、萝卜、芦蒿等，多吃水果如梨、苹果、西瓜等，多吃精肉、蛋类、鱼。忌过咸、过甜以及过于油腻不易消化的食物，忌辛辣等刺激性食物及油炸、油煎食物等。

五、烧伤后皮肤紧绷干燥怎么办？

皮肤组织受创伤后，当伤口和创面累及真皮深层，纤维增生、修复形成瘢痕。所以烧伤后瘢痕就是人体自然的一个代偿的过程，瘢痕组织部分或完全丧失正常皮肤的功能。

皮肤是人体最大的器官，具有分泌、屏障、体温调节、代谢等功能。如果正常的皮肤功能部分或完全丧失，会出现干燥紧绷的情况。

首先清洗时可以选用细腻柔软的毛巾，避免选用粗糙的毛巾进行清洁；选择清洁用品时，要用无刺激，含维生素A、维生素C多的植物系列；清洗后涂抹保湿型的护体乳。

另外要注意饮食，避免辛辣等刺激性食物，戒酒，注意个人卫生，保持局部清洁，创面愈合后可以局部外用保湿型瘢痕药物。

六、烧伤需要打破伤风吗？

要具体情况具体分析。烧伤之后要进行创面的评估，面积比较小的浅Ⅱ度烧伤、由开水或者是热油造成的浅度烫伤，不用打破伤风抗毒素；没有夹带爆炸伤，或者意外的摔伤损伤、深部损伤，这类创面也是不需要打破伤风的。但是一些创面比较深的、深Ⅱ度以上或Ⅲ度的烧伤，特别是一些电击伤，或者是一些化学性污染程度比较严重的创面，即使面积比较小，建议这类烧伤都注射破伤风抗毒素。

七、烧伤一定要做手术吗？烧伤创面的处理原则有哪些？

不是所有的烧伤都要做手术。烧伤的分类中深Ⅱ度及Ⅲ度烧伤创面可能需进行手术（植皮）才能愈合。烧伤后手术次数，需根据患者的具体烧伤情况而定：若Ⅲ度烧伤面积小于10%，可能进行一次自体皮肤移植即可修复创面；Ⅲ度烧伤创面为10%以上，可能需分次进行自体皮肤移植；部分特大面积深度烧伤且自体皮源较少的患者，可能需借助先进的组织工程技术进行创面修复。

一般说来Ⅰ度烧伤无须特殊处理，主要是镇痛和防止再损伤，早期可以通过冰敷改善刺痛、火辣辣的感觉。浅Ⅱ度烧伤除镇痛外，主要是防止感染，促进创面早期愈合，可采用包扎疗法，创面可用凡士林纱布、各类中药制剂、银离子制剂等包扎。如果是偏浅的深Ⅱ度烧伤尽可能采取暴露疗法，最大程度地保留皮肤附件，经3周左右可愈合。深Ⅱ度创面感染，应及时去除痂皮，创面取半暴露或包扎。超过3周或预计在3周内不能自愈的偏深的深Ⅱ度烧伤和Ⅲ度烧伤，需要植皮才能消灭创面。

八、家长如何预防小儿烧伤？

（1）进行冲泡奶瓶、灌注热水瓶、从微波炉中取出食物、端热汤上桌等接触热液、热食的操作时，要远离小儿。

（2）热水瓶，电饭煲，热粥、热汤锅等器皿盛放热液或热食时，不放在地上和低处等小儿容易接触、碰撞的地方；家中饮水机应上锁，或者放在小儿不易碰到之处；冬天使用取暖器，要注意安全。

（3）小儿洗澡时不要使用温度太高的热水，以37~40℃为宜，放水洗澡时应先放冷水，再放热水。

（4）厨房是最容易发生烧烫伤的场所，不要让小儿在厨房玩耍。注意关好厨房门（特别是做饭时），防止小儿的突然闯入。

（5）教育小儿不要玩火。点火用具放在小儿不能取到之处。煤气不用时关掉开关，以防小儿模仿点火。

（6）家中切勿堆放汽油、油漆等易燃物品，储存酸、碱物质的容器，应远离小儿接触范围，避免其误食。

（7）给小儿玩电动玩具时，要检查其电路和电池是否完好；不要边充电边给小儿玩充电式玩具；不要让小儿拿钥匙或硬币去接触电源插座。

（8）选购安全的烟花爆竹，不要让小儿单独燃放烟花爆竹。

九、烧伤后发生瘢痕痒，该怎么办？如何止痒？

瘢痕增生期间，部分瘢痕会产生痒感，部分瘢痕会产生痛感。目前，引起瘢痕痒的原因及机制尚不明确，因此无特效的药物及治疗方法。

瘢痕增生期间，需要注意以下方面：

（1）瘢痕痒的时候要禁止抓挠患处，尽量不要让衣服摩擦伤口，以免加重瘙痒的感觉，并且还会对伤口造成感染，影响伤口的愈合速度。在伤口瘙痒的时候，尽量转移注意力。

（2）保持皮肤干燥、清洁，在瘢痕出现瘙痒的时候，要对瘢痕进行清洁，出汗之后尽早把汗水擦干净。

（3）患者在日常饮食中，应该要多吃一些新鲜的蔬菜、水果，少吃发物、海鲜，防止瘢痕发炎。还要注意尽量少喝酒、少抽烟，这样可以缓解瘢痕痒的症状。

（4）尽量避免受冷热、强紫外线和化学物质的刺激，平时注意防晒，减少接触一些化学物质。

（5）涂瘢痕药可以部分缓解瘢痕痒的情况。

十、烧伤瘢痕能修复好吗，多久才能变平、变软？

烧伤后一般深度烧伤创面伤后都会形成瘢痕增生。增生性瘢痕增生期一般是半年到一年，有少数病例可以达到两年以上。增生期过后充血增生症状逐渐减轻，质地逐渐趋于变软，颜色逐渐变暗，瘢痕逐渐趋平；但是临床工作中相当一部分增生性瘢痕很难自行消退，需要康复治疗或一些其他治疗。

瘢痕修复是采用手术或非手术方法，将较大或大的瘢痕修复成小的或不明显的瘢痕。虽然瘢痕无法完全去除，但是可以抑制。通过规范的抗瘢痕治疗，可以将瘢痕抑制到最轻的程度，最大限度地减轻对功能和外观的影响。

十一、对于烧伤后瘢痕，临床上有哪些治疗手段？

单一方法治疗瘢痕，一般收效差，联合多种治疗方法是目前临床上治疗瘢痕的常用方案，也是国内外治疗指南或者共识的推荐治疗方案，预防瘢痕手段包括：

1.压力治疗

压力治疗是大面积烧伤瘢痕的首选治疗方案。对有可能发生瘢痕的烧伤愈合部位，用压力制品进行持续不间断的压迫，造成纤维细胞缺血缺氧，使胶原纤维合成纤维减少，促进瘢痕软化，从而限制瘢痕增生的幅度和程度，预防瘢痕生成。

目前常用的压力制品主要包括压力衣、压力垫、弹力绷带、硬质接触式面罩、矫形器，其中压力衣和弹力绷带应用最多。压力制品除每天洗澡、换药、瘢痕治疗等必须操作外，其余时间应持续穿戴，中间去除时间每次不超过 30min。压力治疗应长期坚持，直到瘢痕充血消退、变软、变平、弹性改善，此过程常需要持续到伤后 1～2 年甚至更长时间。

2. 瘢痕按摩及药物敷膜治疗

瘢痕按摩被广泛推荐用于瘢痕治疗，可能有如下作用：

（1）烧伤瘢痕表面常干燥，使患者感到不舒服的同时可能会出现瘙痒、破溃等问题。按摩时涂抹一些润肤品或油剂，瘢痕表面会变软、延展性增加、瘙痒感减轻，从而使患者感觉舒适。

（2）当瘢痕变厚隆起，其内部会有多余的体液存留，从而降低其可塑性。通过深度有力的按摩可帮助瘢痕内液体吸收，肢体屈伸运动时配合瘢痕按摩有助于扩大关节活动度。

（3）深度、小范围旋转按摩可帮助瘢痕形成过程中内部胶原纤维等组织结构有序排列。

（4）深度烧伤后常伴发皮肤感觉减退或敏感，瘢痕按摩对疼痛敏感的部位有脱敏作用，可促进感觉恢复。瘢痕按摩结束后，可配合使用具有淡化色素、软化瘢痕、促进充血消退、保湿等功能的药物敷膜进行愈合皮肤的恢复治疗，每周 2～3 次，疗效确切。

3. 硅酮制剂的使用

硅酮制剂可抑制瘢痕增生、止痒、软化瘢痕，配合压力制品效果更好。

4. 瘢痕内药物注射治疗

对于小面积、局限、瘙痒、疼痛明显的增生性瘢痕可选择瘢痕内药物注射来缓解症状、促进瘢痕软化消退。目前常用于瘢痕内注射的药物是皮质类固醇，其中曲安奈德和复方倍他米松应用广泛。虽然瘢痕内注射药物在抑制瘢痕增生和促进瘢痕软化消退方面有确切的疗效，但尚无统一明确的标准治疗方案。

5. 其他治疗

可采用放疗、激光治疗、手术治疗等。

第二节　皮肤创面

一、瘢痕能够完全去除吗？

在当前的技术条件下，瘢痕修复是采用手术或非手术方法。无论是用外用药物，还是用切除法、磨削法、激光治疗，瘢痕都不可能完全消除，只是将较大或大的瘢痕修复成小的或不明显的瘢痕。即使美容手术，刀口也会形成新的瘢痕，只是会相对轻且隐蔽。瘢痕大小不同，选择手术方法也不同。

二、预防瘢痕措施主要有哪些?

瘢痕预防措施包括两方面：创面处理和手术操作及瘢痕形成期的治疗。

首先创面处理和手术操作主要是针对瘢痕形成前预防着手，这里主要是与医生的技术水平有关，良好的创面处理和缝合技术，可以最大限度地减少瘢痕的形成。例如：外伤伤口能够及时清创并精细缝合，瘢痕会比较轻；深度烧伤及时行切削痂植皮手术瘢痕会比较轻；创面或伤口愈合后根据专业医生建议给予规范的抗瘢痕治疗，瘢痕会比较轻。反之，如果伤口或创面早期处理不当，比如未及时手术或者缝合技术欠佳、伤口或创面出现了感染，则瘢痕会较严重。

其次，瘢痕无法完全去除，但是可以抑制。通过规范的抗瘢痕治疗，可以将瘢痕抑制到最轻的程度，最大限度地减轻对功能和外观的破坏。目前治疗瘢痕的主要方法有：硅酮制剂外用，植物提取物外用，局部压力治疗、放疗和激光治疗，激素局部注射，手术治疗等等。

三、为什么有些人采取抗瘢痕措施后，瘢痕依然不断加重?

瘢痕是人体受到外来损伤时——哪怕是极轻微的伤害（如蚊虫叮咬伤），伤口或创面自然愈合过程中一种正常的生理反应。瘢痕的病程分期可分为增生期、成熟期与消退期。一般增生期可长达3个月至半年，增生期瘢痕组织会变硬、充血，继而进入成熟期，当它开始变软、颜色变淡之后转入消退期。所以伤口或创面愈合后，一般说来前3~6个月处于增生期。在这段时间里，现有的抗瘢痕手段包括硅酮制剂，都无法完全阻止瘢痕增生。无论采取什么抗瘢痕措施，瘢痕整体表现都是逐渐加重，但这不等于抗瘢痕措施无效；如果不采取抗瘢痕措施，瘢痕增生会更为严重。

四、瘢痕体质患者能否做整形手术?

瘢痕体质是一个比较模糊的概念，并没有完全明确的定义。瘢痕是自我修复的一种现象，有很多种表现，而其中增生性瘢痕和瘢痕疙瘩属于病理性瘢痕。如果很容易出现明显的增生性瘢痕或瘢痕疙瘩，那么可以说具有瘢痕体质。原则上来说，瘢痕体质的患者要避免做切口面积大的整形手术，因为可能留下难看的瘢痕，影响整形的效果；但是一些简单的微整形治疗，伤口很小或者很隐蔽，还是可以做的；而且一些隐蔽的部位或者不是病理性瘢痕高发部位，也是可以手术的。整形医生会选择较为隐蔽的部位设计手术切口，同时做好缝合的减张技术，术后配合使用防止瘢痕增生的治疗，可以避免或者减少术后瘢痕的形成。术后一定要及时随访，一旦发现瘢痕增生，要及时治疗。

五、痣会癌变吗?

每个人的身上，都躲不过长几颗甚至几十颗痣。绝大多数情况下，这些痣都乖乖地躺在那儿，最多也就是影响美观。但如果痣长在了不该长的地方或突然变得和以前不一样，那就该引起注意了：

（1）皮带区：系皮带时挤压摩擦会使癌变风险增大。

（2）手掌：包括指甲里的痣，都是黑色素瘤的高发部位。

（3）脚底：需要特别留意由于长期走路摩擦会更容易癌变。

（4）腹股沟、肩部的痣：女性穿着过紧的文胸、内裤会过度地挤压肩部以及腹股沟等部位，容易影响局部的血液循环并导致良性的痣变成黑色素瘤。

（5）黏膜的痣：嘴唇以及女性阴道、男性包皮等黏膜部位容易有细菌感染的问题，也会诱发恶性黑色素瘤。

（6）冷冻激光治疗后的痣：现代人注重外表而不喜欢皮肤表面有痣，因此会通过激光或冷冻等方式除去碍眼的痣，但是也会在无形中损伤皮肤并导致良性的痣变成黑色素瘤。

六、要怎么去除痣?

祛痣本身就是一种刺激，要么不祛，要祛就要彻底。祛痣首选手术切除，尤其对于有癌变风险的痣。手术切除的优点很多：可以取到组织标本进行化验；可以完整切除，不易复发；手术很快，不易遗留瘢痕。而对于直径比较小的不超过2mm 的色素痣，是可以通过激光治疗消除的，操作很简单，不会留下瘢痕。

七、皮肤良性肿瘤和恶性肿瘤如何区别?

由于肿瘤对人体的影响不同，可被分为良性肿瘤与恶性肿瘤两大类。恶性肿瘤俗称癌症，是由于人体细胞变异引起的，对人体生命健康的危害不容小觑，需要及时的诊断、治疗。

早期鉴别肿瘤的良、恶性能更好地进行后期治疗，那么如何进行鉴别就显得尤为关键：

（1）生长速度：良性肿瘤生长速度缓慢，有些甚至多年不生长或自行消失；恶性肿瘤生长速度快，短时间会出现明显的增大。

（2）生长方式与周围组织关系：良性肿瘤呈膨胀性生长，常有包膜形成，因此与周围正常组织分界清楚，不粘连，包块偏软，活动性好，很少发生出血、坏死；恶性肿瘤生长速度快，多以浸润性和外生性方式生长，常无包膜形成，且与周围组织分界不清，多不能推动，常发生坏死、出血或溃疡。

（3）转移扩散：良性肿瘤不转移也不扩散，治疗后较少复发，对人体的危害较小，主要是瘤体的局部压迫和阻塞作用带来的影响；恶性肿瘤可发生转移，治疗后常复发，对机体的危害除压迫和阻塞带来的不良后果外，还可以破坏组织引起出血、感染，造成恶病质。

（4）患者身体状况：良性肿瘤不对身体进行消耗，所以对身体损伤小；恶性肿瘤则会对身体进行消耗，引起消瘦、贫血、疼痛等一系列症状。

八、什么是糖尿病足？

糖尿病足是糖尿病患者常见的一种并发症。糖尿病足的发生有以下两个条件：患者是糖尿病；患有糖尿病后，合并血管神经的病变，导致足部软组织的损伤、溃烂、坏死、感染等症状。

糖尿病足是糖尿病患者的晚期并发症，也是糖尿病患者致残的一个很重要因素，对于患者的生活质量会有很大的影响。一旦发生，给家庭和社会带来沉重的负担。糖尿病足对于糖尿病，是一个非常严重的并发症，所以一定要及时到医院就诊、治疗，而不是自行在家来判断。

九、糖尿病足怎么洗脚？

（1）因为糖尿病足患者往往存在不同程度的外周神经病变，对热力的感知相对比较迟钝，所以在洗脚时一定要保证水温适宜，可以用手来感知水的温度或者由家人来帮忙设定水温，避免温度过高造成皮肤烫伤。建议购买一个温度计，专门用来设定洗脚水的温度。

（2）泡脚的时间不宜过长，在泡脚之后一定要用松软的毛巾把脚，尤其是趾缝之间的水分擦干净，保持干燥。

（3）针对容易出现皲裂的皮肤，建议使用一些油性的皮肤保护剂进行相应的保护以避免损伤。

（4）洗脚后，选择干净、合适的鞋袜。选择鞋的长度要超过脚 1～2cm，鞋的宽度要和脚的宽度相当，深度（就是鞋的高度）要能把脚全部容纳在鞋当中，在穿着一天之后要自我感觉比较舒适，没有夹脚、挤脚的感觉，脚没有受压的痕迹。

十、为什么长期卧床患者会容易皮肤烂？

（1）对于长期卧床的患者，背部、臀部等部位的皮肤常因不能翻身和长时间卧床而受到身体的挤压，在这种情况下，皮肤的血液循环变得很差。

（2）长时间躺在床上，食欲变差、不方便吃东西使得患者营养不良。

（3）长期卧床患者卫生条件差，难以保证个人卫生，如经常洗澡、换衣等。

（4）神经损伤患者发生功能障碍后，会影响神经对皮肤的营养，使患者容易出现皮肤损伤、坏死和溃疡。

十一、长期卧床患者怎么预防皮肤溃烂?

长期卧床患者注意以下事项可以预防皮肤溃烂:

(1)勤翻身:一般每 2~3h 给患者翻身一次,最长不超过 4h,使患者轮流保持平卧位,左、右侧卧位。翻身时应避免推、拖、拉等动作,防止擦伤皮肤。骨突处如骶尾部、髋部、肩肘部、外踝、足跟、枕部等可使用气圈或棉垫使突出部位悬空,减少受压。还要选择合适的床垫,一般用海绵垫、气垫床。

(2)良好的营养:在饮食中提供营养丰富、易消化、低糖、低盐、低脂的食物,保证患者有足够的营养。

(3)注意保持皮肤和床褥干燥:如大小便失禁,应及时清理;定期用温水给患者擦澡、按摩以促进血液循环,改善局部营养状况;对于汗水浸湿、尿湿的床垫要随时更换;擦洗后在背部、骶尾部扑上爽身粉。

(4)多按摩:对皮肤溃烂易发部位进行检查,每日 3~4 次,按摩时手掌或拇指紧贴皮肤,压力由轻到重,再由重到轻进行环形按摩。

十二、外伤后多长时间进行美容缝合最好?

当然是越快越好。一般情况下,最好是在受伤 8h 以内、污染不重的伤口可以进行美容缝合,最迟不超过 24h;对于超过 24h 的伤口就需要视情况而定。

十三、为什么美容缝合后需要拆线?

美容缝合的效果与是否拆线并无直接关联。是否需要拆线取决于具体情况,若采用可吸收线缝合则无须进行缝合,也就无须拆除缝线;若采用不可吸收线,则需要拆线。而是否应用可吸收线需要根据病情进行选择。

根据受伤部位不同,拆线的时间也是不同的,一般情况是 7 天拆线,具体情况需遵医嘱。头面部 1 周内可拆除,躯干部 7~10 天左右拆除,四肢根据情况 1 周进行间断性拆线或 10~12 天时全部拆线。

拆线术后 1 个月出现伤口局部奇痒无比,切记不要搔抓,防止刺激瘢痕进一步增生。如果是小孩,可以在晚上睡觉时双手套上袜子,避免搔抓。

第三节　整形美容

一、单眼皮割什么双眼皮好看些?

1. 术前设计

双眼皮手术的术前设计应遵循和谐统一、双侧对称的原则,根据求美者的年龄、性格、职业、面形、眼形及面部各器官的个体情况,设计出特定的、协调的重睑形态。

2. 形态选择

双眼皮的形态各式各样，其分类方法也有多种，但较公认的是三型分类，即平行型、开扇型、新月型。

3. 宽度选择

双眼皮的宽度即双眼皮线至上睑缘之间的距离，可以归为较宽、适中和较窄三种。

（1）较宽的双眼皮：是指宽度在 8mm 以上。

（2）适中的双眼皮：是指宽度在 6～8mm，这种设计适合大多数受术者。

（3）较窄的双眼皮：是指宽度在 5mm 以下，这种设计适合眼裂小及不愿被人察觉做了重睑术者。在实际设计中，还会综合考虑睑裂的长度、眉眼的距离和提上睑肌的功能。

4. 手术方法

非切开（埋线或缝线）、切开法。

二、双眼皮术后需要注意什么？

（1）术后洗脸时留意不要打湿伤口。术后 1～2 天可摘掉眼睛上包扎的敷料，如果伤口上有血痂或分泌物，可用无菌盐水或 75% 乙醇擦拭，注意保持伤口清洁，防止感染。

（2）手术当日伤口会有些疼痛，但随着时间的推移会逐渐减轻，不可随意服用镇痛药。

（3）重睑术伤口出血、淤青或血肿的情况，可对局部伤口加压包扎或用冰袋冷敷，但压力不宜大，以免损伤眼睛。术后一旦发生出血不止和严重血肿，应及时到医院复诊。

（4）重睑术一般需覆盖切口一天，术后第二天就要揭去覆盖的纱布。早日做睁眼运动，能促进眼睛肌肉舒缩和四周组织的血液循环，减轻并逐渐消除手术部位的肿胀，促进手术淤血的早日吸收。

（5）重睑术后应在有安静舒适的环境休息。饮食上增加蛋白质的摄取量，同时多吃水果和蔬菜。术后 1 周内不要看电视、报纸，卧床休息时最好半卧位 (把枕头垫高)，以免眼睛过度疲惫或加重伤口肿胀。

（6）术后 3～6 个月内是手术瘢痕的增生期，在这个时期，切不可使用含有重金属的化妆护肤品。

三、鼻整形术后注意事项有哪些？

（1）局部麻醉患者手术当天可取半卧位休息，全麻患者在麻醉清醒 6h 后可将头部抬高 30°；术后第一周内睡觉时要用两个枕头抬高头部，以利血液循环，减轻局部充血和肿胀。

（2）术后 48h 内可对鼻部及眼部给予冰敷处理，每次 20～30min，每隔 1～2h 重复一次，以减少出血，减轻疼痛，缓解鼻部及眼部肿胀。72h 后可进行热敷，以加速鼻部血液循环，促进伤口愈合，同时也有消肿和镇痛的作用。注意冰敷或热敷鼻部时，不要对鼻部施加压力。

（3）一般情况下，术后 3h 内会停止伤口渗血。若有少量血液渗出，可用消毒棉签轻轻擦除；若有血痂出现，可先用浸湿的过氧化氢棉签轻轻清洗，然后用生理盐水棉签再次轻轻清洗一遍。

（4）术后应保持伤口清洁，避免污染。从术后第 1 天开始，每日可用生理盐水棉签轻轻对鼻部伤口及鼻腔进行清洗，再遵医嘱涂抹少量抗生素药物，直到伤口完全愈合。

（5）术后常规 7 天拆线，拆线 24h 后伤口无分泌物即可沾水，此时可涂抹去瘢药物，预防瘢痕增生。去瘢药物应坚持涂抹半年至一年。

（6）术后 2 周内应避免搓鼻或者吸鼻，以免刺激鼻部出血，同时要注意预防感冒，尽量不要打喷嚏。

（7）术后 3 周内不做剧烈运动，术后 4 周内避免鼻部受到击打或碰撞。

（8）若需鼻夹板固定者，应 24h 佩戴不少于 2 周，之后可在夜间入睡前佩戴，时间为 3 个月。去掉鼻夹板之后，4 周内应避免戴框架眼镜或在鼻子上放置物体。

四、先天性小耳畸形什么时候修复最好？

一般小耳畸形的手术治疗在孩子 6 岁以后进行比较好（如果是外伤导致的，一般在不影响生命体征的情况下即可做手术），这个时候孩子耳朵的大小已经发育到成人的 85%～90%，按照健侧耳的大小进行耳郭再造手术，能获得对称的双耳，孩子成年后也不会有大的变化。大部分孩子都是 5～6 岁开始意识到自己的耳朵缺陷，此时通过手术加以弥补，能最大程度减少患儿心理影响，同时 6 岁以后的孩子也能很好地配合治疗。

五、外耳郭如何再造？

外耳再造手术是整形外科最复杂的手术之一，手术方法有两种：

1. 扩张器法

一般所需要的皮肤用皮肤扩张器方法解决，扩张器就像一个水囊，放到耳后的皮肤下面，埋入一周后不断向扩张囊内注入生理盐水，一周注入三次，逐渐扩张局部皮肤，为再造耳朵预制出足够的皮肤量。

2. 皮瓣法

一期手术取肋软骨，直接将肋软骨雕刻的耳支架植入耳后的皮肤下。术后3～5天常规抗生素治疗，如无特殊情况一般术后10日拆线、换药。出院后注意保护再造耳，保暖、勿碰撞和受压，至此第一期的手术顺利完成。二期手术是在半年后再将其掀起形成一个有耳颅角（耳朵的平面和颅骨的平面之间所形成的角度，正常值是30°左右）的"立"耳朵。如做第三次，可以修得更美观。

六、吸脂后容易反弹吗？

脂肪厚度主要是由2个因素决定：脂肪细胞大小、局部脂肪细胞的数目。理论上讲，人体脂肪细胞在数量上是恒定的，吸脂后，脂肪细胞数量是一定会减少的，但是脂肪细胞本身是会变大的。所以，即使吸了脂，也要注意饮食有所节制，防止脂肪细胞增大导致肥胖反弹。

七、抽脂有危险吗？

吸脂减肥是非常成熟的、相对比较安全的手术，但是所有的手术都是有风险的，没有一种手术是绝对安全的。吸脂手术的风险主要有两方面：一方面有麻醉的风险，比如麻醉药过敏、中毒等；另一方面有大量液体注射后的身体负荷加重和电解质紊乱等风险。因此，必须要选择正规的医疗机构。另外，不要贪心，不能一次抽吸太大量或进行太大范围抽取，可以选择分次手术，保证手术的安全，避免出现不必要的风险。吸脂手术也会有一些术后的并发症，比如吸脂区不平整，局部瘀斑、积液，伤口感染，局部瘢痕，两侧不对称等。

八、肉毒毒素注射除皱能维持多久？影响维持时间的因素有哪些？

肉毒毒素一般单次注射可以维持4～6个月，有效时间因人而异。维持时间的影响因素，主要有注射剂量、位置的精确性，以及个人因素。比如经常运动者，代谢水平高，其有效的维持时间就相对较短。多次注射后，部分患者可能产生抗体，从而出现耐药性增高的问题，这也会影响注射治疗的效果和维持的时间。

九、肉毒毒素注射后的注意事项有哪些？

肉毒毒素注射后需要注意以下几点：

（1）注射后4h内禁止平躺，如果出现淤青或肿胀，可使用软性冰袋在各淤青处每1～2h冰敷10～15min直至改善。

（2）注射后6～24h内避免按摩注射部位，以免肉毒毒素扩散，造成肌麻痹。

（3）注射后24h之内，最好不要洗脸和化妆。

（4）3 天内忌按摩和热敷注射部位。

（5）一周内禁烟酒，忌辛辣食物及海鲜，不要进行剧烈运动。一个月内禁止局部热敷、揉搓按摩。

肉毒毒素注射后早期可会出现咀嚼无力、局部酸痛现象，因此，应尽量避免咀嚼硬物。少数人可能对药物不敏感，所以在注射后 2 周需要复诊观察。肉毒毒素注射治疗后局部肌肉的麻痹是可恢复的，也就是说它在 3～6 个月之后会逐渐恢复到之前的状态，如果希望继续维持治疗效果还需要再次注射。

十、玻尿酸可用于哪些情况？

玻尿酸又称透明质酸，可用于以下情况：

（1）常用于面部静态皱纹的注射，可以减轻和祛除面部皱纹，如额纹、眉间纹、口周纹、眼周纹、颈部的横纹等。

（2）改善四沟，如鼻唇沟、泪沟、上陷、额部等，可以通过注射充填改善老年化的外观。

（3）通过注射皮肤充填剂到需要增加轮廓的部位，比如面部凹陷、额部凹陷、额部过小、颧弓低平、额低平等，可以改变面部的轮廓，使之符合面部美学的标准。

（4）五官的修饰，可以通过注射皮肤充填剂进行适当的修饰，比如隆鼻、丰唇、丰耳垂等注射。

（5）修饰一些凹陷性的瘢痕或先天性的组织凹陷。

十一、玻尿酸注射前需要注意哪些事项？

玻尿酸注射前应做以下准备：

（1）治疗前保持肌肤清洁，化妆品和护肤品都需要清洁干净。

（2）为防止注射部位出血和肿胀，治疗前一周内，不要服用阿司匹林等抗凝药物。

十二、玻尿酸注射后有哪些注意事项？

玻尿酸注射后应注意以下事项：

（1）术后严格遵守医嘱。

（2）保持面部放松，勿做过多的面部表情。

（3）治疗后至少两周内，避免处于高热环境。

（4）避免触摸或按摩注射部位。

（5）若不良反应持续一周以上应尽快联系医生。

（6）避免服用抗凝药物。

十三、腋臭的治疗方法有哪些？腋臭能完全根治吗？

目前任何治疗方法都不能 100% 根治腋臭，都有部分复发的可能。但是不同患者可以根据自身情况选择适合自己的治疗方法，通过手术、注射等治疗，还是能把异味减少到周围的人不能察觉的程度。治疗方法如下：

1. 肉毒毒素注射治疗

将肉毒毒素注射于腋下皮肤，通过抑制神经递质的释放，使汗腺分泌的汗液大大减少，从而改善腋臭，效果明显。不足之处是肉毒毒素注射效果短暂，一次注射只能维持半年左右。在每年 4 月左右注射一次，这个方法适合夏季腋臭明显、冬季少有异味者。

2. 手术治疗

手术治疗主要针对腋窝局部顶泌汗腺和腺管，将其彻底破坏、毁损及去除，是根治腋臭最可靠的方法。其中包括微创单纯吸脂法、小切口全切法和搔刮法。

十四、整形术后的日常护理有哪些？

（1）术后拆线前伤口不能接触水，也要避免出汗流经伤口。如果伤口接触到水，应加强换药和消毒，防止伤口感染。暴露性的伤口，应保持干燥，避免出汗和灰尘。

（2）术后的伤口清洁是很重要的，如果伤口不干净，很容易发生感染，导致伤口瘢痕的形成。

（3）受损的肌肤光敏感以及发黑都是常见的状况，为了预防色沉、避免皮肤干燥，应坚持严格防晒 1 个月，应用 SPF30 以上的防晒霜，有条件的话同时打伞或戴宽檐帽。

（4）整形术后都有伤口肿胀期，一般术后 7～15 天，70%～80% 的肿胀即可消退，完全消肿要到术后 1～3 个月，嘱患者应有心理准备。个别患者术后会有伤口周围皮肤的淤血（表现为淤青），一般 7～15 天即可消退，不必紧张。

十五、整形术后如何正确化妆？

（1）眼部：眼部整形常见的有全切双眼皮、埋线双眼皮、开内外眼角等。埋线双眼皮不用拆线，恢复正常的话，一般 15 天之后可以化妆。全切双眼皮由于有切口，一般需要 1 个月以后才能化妆。

（2）鼻部：拆线后 2 周，可以化淡妆，但是谨记不能碰撞、挤压，化妆动作要轻柔，注意避开切口。

（3）面部：脂肪填充术后至少两周后可以化淡妆，理论上表面的皮肤完全可以沾水化妆；但由于术后需要持续佩戴弹力面套，所以化妆意义不大，建议摘了面套后再化淡妆。

（4）注射类：玻尿酸、肉毒毒素注射两三天后可以化妆，但要避开针眼（建议针眼长好后再化妆），动作要轻柔。另外，注射类项目术后是不可以按摩的，化妆时的按压会让药物分散，更不要拍打和揉搓注射部位。

（5）激光类：激光分为无创伤、有创伤两类。无创激光术后可以正常洗脸化妆，有创激光术后须等掉痂后才可以化妆。

十六、整形术后可以吃什么？不能吃什么？

术后的恢复需要补充蛋白质及维生素，因此建议多食用牛奶、鸡蛋、瘦肉等富含蛋白质的食物，适当吃些含有糖分的水果。蛋白质是伤口愈合不可或缺的成分，因此补充蛋白质是必需的。此外多吃新鲜的蔬菜和水果，因为蔬菜、水果富含维生素C，而维生素C可以促进伤口愈合；另外多吃水果，还可为皮肤补水分。

忌食辛辣等刺激性食物，在食用辛辣或过烫的食物以后，会出现燥热、出汗等反应。由于汗液里不可避免地会存在一定数量的细菌，若手术切口附近的汗腺大量分泌汗液，不利于创面愈合，还容易导致局部细菌繁殖，增加术后感染的风险。忌食发物，对于术后减少伤口感染和促进伤口愈合具有重要意义。在通常情况下，如果之前对海鲜并不过敏，适量食用可能不会产生副作用或引起不适。

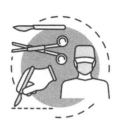

第十四章
肝脏移植

第一节　基础知识

一、什么是肝移植？

顾名思义，就是将一个人的肝脏通过手术移植到另一个人的体内，通俗地称为"换肝"手术。捐献肝脏的人称为供者，接受肝移植的人称为肝移植受者，简称"受者"。

二、什么人需要做肝移植？

《中国肝移植受者选择与术前评估技术规范（2019 版）》提及：急、慢性肝病经其他治疗方法无法控制或治愈者，生活质量因肝病而严重下降时，均为肝移植适应证。就具体适应证而言，主要包括了肝炎、饮酒引起的终末期肝硬化，急性肝功能衰竭，终末期非酒精性脂肪性肝病，胆汁淤积性肝病，先天性代谢性肝病，肝脏良性肿瘤以及某些肝脏恶性肿瘤。

三、肝移植的肝脏哪里来？

目前，器官来源是限制器官移植临床的最重要因素。国内用于移植的器官来源包括两种，分别是中国公民逝世后器官捐献和活体器官捐献。

中国公民逝世后器官捐献指的是在满足法律法规、医学、伦理以及知情同意等前提条件下，公民在逝世后捐献其器官用于移植。捐献的器官将由中国人体器官分配与共享计算机系统（COTRS）分配给等待移植的患者。自 2010 年以来，中国公民逝世后器官捐献工作得到了飞速发展。根据中国人体器官捐献管理中心（网址：https://www.codac.org.cn/）数据显示：截止到 2024 年 6 月 25 日，志愿登记人数达 6801664 人，已实现捐献 53416 例，捐献器官 164501 人。

活体器官捐献，是指健康人将器官捐献给其他人。国内对活体器官捐献的供、受者有严格的研究，仅局限于下列关系：

（1）结婚 3 年以上或婚后育有子女。

（2）直系亲属（父母、子女、兄弟姐妹）。

（3）三代以内旁系血亲。

（4）民政部门认定的亲情关系（养父母和养子女、继父母与继子女）。

活体器官移植的供、受者在接受医学、伦理方面的评估时必须提供相关关系证明。

四、哪些人不能做肝移植？

具有肝移植禁忌证的人不能接受肝移植，肝移植的禁忌证分为绝对禁忌证和相对禁忌证。

1. 绝对禁忌证

（1）患有肺、心、脑和肾等重要器官实质性病变：如严重的肺动脉高压、晚期心肌病、心室功能差、严重的脑水肿等，这些脏器疾病显著削弱了患者对肝移植手术的耐受能力，也会影响肝移植的长期效果。

（2）患有难以控制的感染：如活动性结核，因肝移植后需应用免疫抑制药物削弱受者的免疫力，这容易诱发致命性感染或不良事件，故应在移植前彻底治愈。

（3）患有难以控制的心理或精神疾病：除医疗手段外，患者的认知、交流沟通能力等因素均对肝移植长期效果具有重要作用。

（4）难以根治的肝脏外恶性肿瘤：当存在难以根治的肝脏外恶性肿瘤时，肝移植手术对于患者远期预后可能不具有绝对的优势；此外，肝移植后免疫抑制药物削弱了患者的免疫力，不利于肝脏外恶性肿瘤的控制或治疗。

（5）戒不了的酒瘾或毒瘾：戒酒是肝移植的必备条件，对于大多数移植中心而言，酒精性急性肝炎是肝移植的禁忌证；此外，肝移植后饮酒会严重影响肝移植的长期效果。吸毒容易引起各种感染和肝损伤，并且此类患者可能存在心理方面的问题。

2. 相对禁忌证

相对禁忌证是指这些因素能够影响手术的效果，但不是决定性因素。

（1）患者年龄＞ 70 岁。

（2）患者依从性差。

（3）门静脉血栓形成或门静脉海绵样变。

（4）患者伴有 HIV 感染。

（5）患者既往有精神疾病史。

五、肝移植的优势在哪里？

自 1963 年全世界首例成功的肝移植以来，在外科技术的进步、对移植免疫认知的提升、免疫抑制药物的发展、器官保存技术的创新等多方面的推动，肝移植取得了巨大的进步。目前，肝移植是治疗终末期肝病的有效手段，其目的主要体现在延长受者的生存时间和提高受者的生活质量两个方面。

在存活率方面，接受肝移植后，目前受者的最长存活纪录为术后 40 年；术后 1 年存活率约 90%，5 年存活率约 70%。在生活质量方面，随着受者的顺利恢复，其可以实现生活自理，并且也能够从事一定强度内的工作、学习及活动，这有利于家庭和社会的和谐与发展。

六、肝癌患者接受肝移植的条件是什么？

1. 肿瘤情况

（1）肿瘤大小和数量：一般来说，单个肿瘤直径不超过 5cm，或肿瘤数目不超过 3 个且每个直径不超过 3cm 的肝癌患者适合进行肝移植。这是目前较为常用的标准，符合该标准的患者移植后复发率相对较低。

对于一些超出上述标准但经严格评估认为生物学行为较好的肝癌患者，也可能考虑肝移植，但复发风险会相应增加。

（2）肿瘤生物学行为：肿瘤没有血管侵犯、淋巴结转移和远处转移。如果肝癌已经侵犯了血管（如门静脉、肝静脉等），或者出现了肝外淋巴结转移、远处器官转移（如肺、骨、脑等），通常不适合进行肝移植，因为移植后肿瘤复发的可能性极高。

肿瘤的病理分级较好，即肿瘤细胞分化程度较高，恶性程度相对较低。

2. 肝功能情况

（1）严重的肝功能损害：患者患有严重的肝硬化、肝功能失代偿，表现为血清胆红素显著升高、白蛋白水平降低、凝血功能异常（如凝血酶原时间延长）、出现大量腹水、肝性脑病等。

经内科治疗效果不佳，预期生存时间较短，此时肝移植可以同时治疗肝癌和改善肝功能，提高患者的生存率。

（2）肝脏储备功能差：通过一些肝功能评估指标，如 Child-Pugh 分级、终末期肝病模型（model for end-stage liver disease，MELD）评分等判断肝脏储备功能。Child-Pugh 分级为 C 级或 MELD 评分较高的患者，可考虑肝移植。

3. 患者身体状况和其他因素

（1）一般身体状况：患者身体状况能够耐受手术，没有严重的心肺等重要脏器功能障碍、严重感染、不可控制的糖尿病、严重的高血压等。术前需要对患者进行全面的身体检查和评估，确保患者能够安全地接受肝移植手术。

年龄一般不宜过大，虽然目前对于年龄上限没有严格的规定，但年龄较大的患者手术风险和术后并发症的发生率相对较高，需要综合考虑。

（2）依从性和社会心理因素：患者及家属对肝移植手术有充分的了解，能够积极配合治疗和术后的长期随访。肝移植术后需要长期服用免疫抑制剂等药物，并且要遵守严格的饮食、生活作息等要求，患者的依从性对于手术的成功和长期生存至关重要。

有良好的社会支持系统，包括家庭的关爱和经济支持等。肝移植手术费用较高，术后长期的治疗和随访也需要一定的经济投入。

七、中国公民逝世后器官捐献来源肝移植流程是什么？

中国公民逝世后器官捐献来源肝移植流程包括以下步骤：

1. 术前咨询

患者携带相关病历资料至肝移植中心进行咨询，初步了解肝移植的相关风险及相关事宜，让移植医生评估患者是否具有手术指征。

2. 医学评估

患者至移植中心，接受细致的医学评估。

3. 术前等待

移植中心将患者的相关资料上传至中国人体器官分配与共享计算机系统（commercial orbital transplant response system，COTRS）。

4. 移植手术

在获得 COTRS 分配的肝脏后，移植中心为患者安排肝移植手术。

八、活体器官捐献肝移植流程是什么？

亲属捐献肝脏移植的流程包括以下步骤：

1. 术前咨询

患者携带相关病历资料至肝移植中心进行咨询，初步了解肝移植的相关风险及相关事宜；由移植医生评估患者是否具有手术指征。

2. 医学评估

患者及有捐献意向且符合关系要求的亲属至移植中心，接受细致的医学评估，确定合适的捐献者及手术方案。

3. 伦理评估

移植中心将供、受者的医学资料及关系资料上交医院移植伦理委员会进行讨论。

4. 省卫生与健康委员会批复

移植中心在获得伦理委员会同意意见后，将相关资料提交至省卫生与健康委员会，由省卫生与健康委员会相关部门批准同意。

5. 择期手术

获得省卫生与健康委员会同意后，移植中心安排择期进行肝移植手术。

九、肝移植术后常用的免疫抑制药物有哪些?

人的免疫系统能够识别非自身的成分，从而产生免疫反应排斥非自身的成分。因此，为保证移植的肝脏能够在体内长期生存，必须应用免疫抑制药物抑制住这些排斥反应。为尽量减少单一药物的毒副作用，往往采用多种免疫抑制药物联合应用的策略，在抑制排斥反应的同时，也能降低单一药物的剂量。目前，肝移植术后常用的免疫抑制药物包括：

① 钙调磷酸酶抑制剂。
② 吗替麦考酚酯（霉酚酸酯）。
③ 西罗莫司（雷帕霉素）。
④ 糖皮质激素。
⑤ 生物制剂。

十、活体肝移植中供者可能会面临什么风险?

面对器官来源的短缺以及肝移植受者需求的急切性，活体肝移植可在一定程度上缓解这些矛盾。供者的选择及安全性是活体肝移植首先面对的问题。首先供者的适宜年龄为18～65岁，且与受者血型相同，无重大疾病或手术史。在捐献前，需对受者进行严格的身体状况、肝脏血管走行及解剖结构、肝脏功能等情况评估。目前常见的术式包括左外叶肝移植、左半肝移植、右半肝移植、右后叶肝移植、肝段肝移植。

在活体捐献肝脏过程中，供者将面临常见的手术、麻醉风险。术后并发症的发生率约10%。大多数供者在术后6个月方能完全恢复术前的工作和劳动。术后应定期进行随访。

十一、首次肝移植后能进行再次肝移植吗?

首次肝移植后，因为各种原因可能导致移植肝脏失去功能或各种并发症，从而需要再次肝移植。然而，因为手术区域的组织粘连水肿、重要脉管结构的扭转、瘢痕形成、正常的解剖结构被破坏等因素，与首次肝移植相比，再次肝移植的手术难度加大。此外，再次肝移植后受者的生存率明显低于首次肝移植。

第二节　儿童肝移植

一、儿童肝移植的适应证有哪些?

随着儿童肝移植相关学科的发展,儿童肝移植已在世界上多个移植中心得到应用和推广。目前,随着人们对健康需求的提升,适合肝移植的儿科疾病不断扩大,儿童肝移植的需求量迅速增长。为此,2019年中华医学会器官移植学分会制定了《中国儿童肝移植操作规范(2019版)》,以此指导国内儿童肝移植技术。规范中明确提出儿童肝移植的适应证包括:

(1)可能导致肝功能衰竭的原发性肝脏疾病。

(2)急性肝功能衰竭。

(3)原发性肝脏代谢性疾病。

(4)全身性疾病导致的肝脏病变。

(5)原发性肝脏恶性肿瘤。

二、儿童肝移植的禁忌证有哪些?

《中国儿童肝移植操作规范(2019版)》中明确指出,儿童肝移植的禁忌证包括:

(1)可预见移植术后生存质量不佳,例如伴有难以逆转的中枢神经系统受损的患儿。

(2)合并其他器官功能衰竭,严重影响肝移植预后。

(3)伴有严重心功能不全的主动脉瓣狭窄、严重瓣膜性心脏病以及晚期心肌病。

(4)严重的全身性感染。

(5)多数病毒感染在控制前不应接受肝移植手术,但部分疱疹病毒(CMV、水痘病毒和单纯疱疹病毒1型)感染除外。

(6)存在难以根治的肝外恶性肿瘤。

三、儿童肝移植的手术方式有哪些?

儿童肝移植的手术方式主要分为全肝移植和部分肝移植。全肝移植包括经典原位肝移植与背驮式肝移植。背驮式肝移植保留了肝后下腔静脉,将移植肝脏上下腔静脉与受者肝静脉吻合。该术式简化了肝移植手术操作。部分肝移植包括活体肝移植、劈离式肝移植与减体积肝移植。活体肝移植供者的选择一般为18~55岁健康成人,并根据受者年龄和体重选择合适体积的移植肝脏。

四、儿童肝移植后生长发育会受影响吗?

术前长期的病态,会严重影响患儿的生长发育。肝移植能够显著改善患儿的疾病状态,有利于儿童的生长发育。这些作用包括激素紊乱的改善、消化吸收功能的恢复等。在肝移植术后的 6 个月到 2 年期间,患儿会有追赶生长的现象。然而,与正常人相比,肝移植患儿整体呈现发育迟滞状态,主要体现在身高显著低于正常儿童,认知与学习有所延迟。

五、儿童肝移植术前、术后的注意事项有哪些?

儿童肝移植是一个系统工程。术前,移植中心会对儿童受者进行系统的评估,包括生长发育与营养状况、病毒学指标、影像学检查等内容。儿童在认知、思维、心智方面欠成熟,作为患儿的亲人或监护人,应充分了解肝移植相关知识,理解医务人员的健康宣教,积极监督或指导患儿依从医务人员的医疗活动。若为活体肝移植,移植医生将向供者介绍肝脏捐献的相关知识及风险,并进行必要的评估。移植术后,患儿的亲属或监护人应按照医嘱对患儿的用药、复查进行督促与管理,对生活环境、健康防护、生活习惯、心智的发展等多方面进行指导与管理,与医务人员一道为患儿的健康进行保驾护航。

第三节　肝移植术前

一、等待做肝移植的人需要做什么术前检查和准备?

肝移植受者在术前需完善一些检测,检查的目的在于评估受者的机体状态、是否具有禁忌证,传染性疾病的筛查,移植相关检测以及是否存在需要予以纠正的异常等。检查的内容如下:

1. 常规检测

血型,血、尿和粪常规检测,肝肾功能、电解质、血脂、血糖、凝血功能、血气分析。

2. 传染病相关检测

肝炎全套、肝炎病毒 DNA、艾滋病毒、梅毒螺旋体、巨细胞病毒等检测。

3. 肿瘤标志物检测

如甲胎蛋白 (AFP)、脱 -γ- 羧基凝血酶原（DCP）等。

4. 影像学检查

如 B 超、胸部 X 线片、CT 检查等。

除了必要的检查,等待肝移植的患者需要作以下准备:

（1）接受相关移植知识的健康宣教。

（2）调整心态，以积极的心理状态迎接肝移植手术。

（3）积极配合医生治疗存在的身体异常或疾患。

（4）纠正营养不良。

（5）做好必要的费用方面的准备。

二、肝移植手术是如何进行?

经过长期的积累，肝移植手术技术已成熟稳定。肝移植手术过程主要包括以下步骤：

（1）移植肝脏的修整，包括肝脏的评估、肝脏血管的修整和多余组织的剔除。

（2）受者自身病变肝脏的切除。

（3）移植肝脏的植入，包括移植肝脏血管与受者血管的吻合、移植肝脏胆管与受者胆管的吻合。

（4）手术伤口的缝合。

三、肝移植术前是怎样打麻醉的?

肝移植手术均采用全身麻醉，这种麻醉需要气管内插管。全身麻醉往往采用复合麻醉方式，即吸入麻醉气体和静脉注射麻醉药物相结合。这种麻醉方式便于术中医生对受者的生命体征进行管理，也便于手术医生开展腹部大手术。

第四节　肝移植术后随访

一、肝移植常见的并发症有哪些?

目前，肝移植受者的生存率普遍提高，然而术后各种并发症的发生率约为14%～35%。这些并发症是影响肝移植受者生存质量和移植肝脏长期存活的重要因素。肝移植术后的常见并发症包括以下内容：

1. 原发性无功能

指的是肝移植术后移植肝脏无功能，它是肝移植术后最严重的并发症。它的发生包括供者因素、器官保存、缺血再灌注损伤和受者自身因素，发生率约为0.6%～10%。虽然良好的移植肝脏评估与维护、良好的器官保存技术、完备的移植技术以及移植前受者状态的调整等策略有助于降低原发性无功能的发生风险，但是原发性无功能一旦发生，将严重威胁受者的生命安全，且只能进行二次肝移植。

2. 术后出血

机体的凝血系统功能状态与肝脏息息相关，移植前及移植后均有可能因为受者的肝功能不全而引起受者凝血功能紊乱。同时，肝移植手术的手术创面较大，增加了出血的风险。此外，大量的输血、受者合并门脉高压等情况也提升了出血的可能性，出血的主要表现为腹腔引流管内持续流出深红色血性液体。针对出血的处理方式包括输注凝血因子、再次手术止血等。

3. 血管并发症

人体的血管内层由连续的血管内膜构成，它可以通过防止血细胞与内膜下层接触，从而防止凝血的发生。肝移植过程中，需将肝脏与受者的血管进行缝合连接，血管内膜受损有可能导致血栓形成。血管吻合不当、血管过长都有可能导致血管扭曲或成角。此外，血管吻合不当或愈合过程中的收缩均有可能导致血管狭窄。

4. 胆道并发症

胆道并发症主要有胆漏、胆管吻合口狭窄、胆管缺血性改变和胆管结石。这些都与手术操作、各种原因导致的胆管缺血等因素有关。

二、什么是排斥反应？肝移植排斥反应类型有哪些？

抗原是能够引起免疫反应的物质，移植抗原是指能够引起排斥反应的抗原。移植后，移植肝脏的移植抗原能够被受者的免疫系统识别，受者的免疫细胞能够通过浸润和直接的杀伤、炎症因子的产生等多种机制介导针对移植肝脏的排斥反应。

排斥反应的类型分为以下几种：

1. 超急性排斥反应

因为既往移植、输血、妊娠等原因，或者 ABO 血型不相容肝移植，移植前受者体内存在针对移植肝脏的抗体或免疫记忆。超急性排斥反应来势凶猛，往往发生于移植肝脏恢复血流后的几分钟或几小时内。一旦发生，将严重威胁受者的生命健康，只能及时切除移植肝脏。

2. 加速性排斥反应

其发生原因与超急性排斥反应有些类似，主要为移植前受者体内存在针对移植肝脏的抗体或免疫记忆。主要为术后 3～5 天发生剧烈、不可逆的排斥反应。发生后移植器官迅速丧失功能并出现坏死。一旦发生，也只能切除移植肝脏。

3. 急性排斥反应

急性排斥反应是器官移植后最常见的排斥反应类型，通常发生在移植术后 1～6 周。尽管免疫抑制药物的使用能够显著减少移植急性排斥反应的发生，但约 60% 患者会经历一次急性排斥反应。急性排斥反应的常见症状包括发热、乏力、食欲欠佳、肝区压痛、腹水增加。急性排斥反应发生时，胆汁变得稀薄、颜色浅、量减少。血液检测会发现转氨酶升高、胆红素升高。肝脏穿刺活检是诊断急性排斥反应的金标准。

及时的药物治疗可以逆转多数急性排斥反应，其策略包括免疫抑制药物剂量的调整、激素冲击治疗。

三、原发病在肝移植术后会复发吗？

肝移植后，受者面临原发病复发的风险，这些原发病包括病毒性肝炎、肝癌、原发性胆汁性肝硬化和原发性硬化性胆管炎。

1. 病毒性肝炎

随着抗乙型肝炎病毒（HBV）治疗方法的不断进步和发展，HBV 感染患者肝移植取得了良好的临床效果。乙型肝炎免疫球蛋白和核苷类似物联合治疗方案能够有效预防肝移植受者的复发性 HBV 感染。常见的预防方案包括术中、术后应用乙型肝炎免疫球蛋白、口服抗病毒药物。对于丙型肝炎病毒（HCV），肝移植术后复发率很高，术后 1 年的复发率达到 50%～80%，而复发性 HCV 肝硬化是丙肝患者接受肝移植后移植肝脏失功最常见的原因。丙型肝炎的复发主要取决于 HCV 的基因型、病毒载量和术后免疫抑制的应用。肝移植术后第 1 年内应常规行移植肝脏穿刺活检，以评估丙型肝炎复发情况。对于复发性丙型肝炎，目前最佳的治疗方案为索非布韦联合达拉他韦。

2. 肝癌

肝癌的复发是肝癌患者接受肝移植后发生死亡的最主要原因。肝癌复发的最主要原因可能是移植前肝癌细胞的残留或转移。虽然切除了病变肝脏，但这并不能完全避免癌栓、循环肿瘤细胞或转移灶存在的可能。移植后肝癌复发的诊断主要依赖于甲胎蛋白（AFP）检测、影像学检查。然而，复发性肝癌的临床症状往往并不明显。连续检测 AFP 是一种有效的辅助监测手段。然而，在 AFP 升高后的很长一段时间内，影像学检查可能仍无阳性发现。对于复发性肝癌，目前并无良好的系统性预防和治疗手段。

3. 原发性胆汁性肝硬化

原发性胆汁性肝硬化在肝移植术后复发的风险较高，约 4%～33%。移植后免疫球蛋白、自身抗体等免疫学指标持续异常提示受者存在原发性胆汁性肝硬化相关疾病的风险。原发性胆汁性肝硬化复发的诊断依赖于肝组织病理学检查。有资料显示，原发性胆汁性肝硬化首次复发对移植肝脏功能和生存时间的影响较小。因此，对于原发病为原发性胆汁性肝硬化的移植受者，应定期进行相关性指标的监测。

4. 原发性硬化性胆管炎

肝移植术后原发性硬化性胆管炎的复发率较高。移植 5 年，约 50% 的受者会复发原发性硬化性胆管炎。其复发的危险因素包括男性未行胆肠吻合、耐糖皮质激素排斥反应、难治性复发性排斥反应、活动性慢性溃疡性结肠炎、使用抗淋巴细胞生物制剂等。病理学检查、影像学检查是诊断原发性硬化性胆管炎的有效手段，然而目前还缺乏针对复发性原发性硬化性胆管炎的特异性治疗手段。

四、有哪些措施能够有效地预防肝移植术后感染？

早年，肝移植术后感染高发，严重威胁着肝移植受者的生命健康。随着器官供者管理与评估水平的提高、病原菌筛查策略的进步、抗菌药物的合理应用、围手术期管理水平的提高、术后预防性抗感染治疗策略的完善，肝移植术后因感染导致的死亡率有所下降。肝移植受者发生感染的风险因素包括以下几个方面：

（1）术前长期病态，营养状况欠佳。

（2）手术时间长、术中置管、术中输血等因素。

（3）供者来源的感染。

（4）长期服用免疫抑制药物。

除了因长期处于免疫抑制状态而致使对病原微生物高度易感外，在感染发生后，其症状与正常人不同，表现为感染症状不典型、容易被掩盖，甚至可能出现症状缺乏的情况。此外，肝移植术后的感染中多重耐药现象常见，这给肝移植术后感染的早期及时诊治带来了困难。这也体现了及时、定期随访的重要性。

在强调对感染早诊断、早治疗的同时，我们更强调感染的预防。术后预防感染的策略包括：

（1）做好个人卫生：勤洗手、做好环境卫生。

（2）做好个人防护：戴口罩、不去人群密集的场所、不与感染人员接触。

（3）做好个人体温监测。

（4）感染易发季节的积极防护。

（5）必要的疫苗接种。

五、如何控制肝移植术后出现的代谢综合征？

随着人民生活水平的提高，代谢病的发生呈现升高趋势。代谢病包括糖尿病、高血压、高血脂、高尿酸和肥胖症等，其中具备 3 项及以上可诊断为代谢综合征。肝移植临床效果的提高，肝移植术后代谢病的发生率也逐年升高，其中糖尿病的发生率约为 30%～40%，高血压的发生率超过 50%。长期服用免疫抑制药物会促进代谢病的发生，而代谢病是肝移植术后慢性肾病、心血管疾病的重要危险因素。因此，应注重代谢病的防治。

普遍的防治策略包括：

（1）改变饮食习惯和生活方式。

（2）重视免疫抑制药物的不良影响，减量或停用与代谢病相关的免疫抑制药物。

（3）监测并控制血糖。

（4）定期复查血脂，并合理使用降血脂药物。

（5）定期检测血尿酸水平，合理饮食，避免引起高尿酸血症的饮食行为。

（6）合理监测并控制体重。

六、为什么肝移植术后肌酐会升高？

肾损伤在肝病患者中较为常见，除了原发性肾脏疾病和一些系统性疾病继发的肾损伤外，肝肾综合征、病毒性肝炎均能引起肾脏损伤。此外，肝移植手术、一些药物等因素也会促进肾损伤的发生。有资料显示肝移植术后急性肾损伤发生率约为 60%，慢性肾病的发生率约为 17.6%～80%。因此，移植医生在肝移植前会注重肾脏功能的评估、制订保护肾脏的策略，术后随访时定期监测受者的肾功能。

七、什么是肝脏穿刺活检？

肝脏穿刺活检是指利用穿刺针穿刺肝脏，获取少量肝脏组织进行病理学检测的方法。肝脏组织病理检测能够最直接地反映肝脏的变化，是诊断移植后并发症的"金标准"，如移植肝原发性无功能、排斥反应。它具有快速和准确的特点，其结果能够及时用于指导临床诊疗。

八、为什么肝移植术后需要终身门诊复查？

为维护移植肝脏功能的稳定及长期生存，术后门诊复查至关重要。移植的肝脏对于机体而言属于外来物，肝移植受者需终身服用免疫抑制药物以抑制自身的免疫系统。免疫抑制药物的用药剂量并非一成不变的，随着移植术后时间的推进，它是一个递减的过程，因此有一个用药剂量调整的过程。受者的遗传背景、生活习惯等多因素能够影响免疫抑制药物的吸收与代谢，需要通过定期监测发现免疫抑制药物血药浓度水平的变化，并及时地调整至最佳治疗浓度。移植肝脏的功能状态也需要长期监测，以维持最佳、长期的健康状况。此外，对于其他疾病、并发症或不适，也需要通过多次的复查，予以监测、预防或进行及时合理的诊疗。

一般而言，肝移植术后的随访频率为术后 3 个月内每周 1 次，术后 3～6 个月内每 2 周一次，术后 6～12 个月每月 1 次。检查的项目包括血常规、肝肾功能、电解质、凝血功能、免疫抑制药物的血药浓度、必要的免疫功能监测、B 超或 CT 等影像学检查、乙肝等感染学指标检测。

除了医学方面的检查，定期的随访也是医患沟通的重要环节。复查时，受者可以和移植医生诉说最近的状态、存在的疑问，并寻求医疗、生活、工作、心理等多方面的指导。医务人员也能够对受者进行必要的健康宣教，提升其依从性；督促受者维持良好的生活状态，普及感染等并发症的预防策略，以利于移植肝脏功能的长期稳定。

九、为什么要定期检测免疫抑制剂的药物浓度？

免疫抑制药物的用量决定了免疫抑制程度和药物不良反应。用药剂量的过多一方面容易出现药物的不良反应，也可能导致免疫抑制过强从而增加感染或肿瘤等免疫力低下相关性风险；免疫抑制强度过弱增加了排斥反应的风险。

他克莫司、环孢素和雷帕霉素的用量具有个体差异性，但最终合适剂量体现在血药浓度，它们的血药浓度应被控制在合理的范围。此外，随着移植术后时间的推移，免疫抑制药物的用量及血药浓度是一个由高到低的过程。因此，术后应定期检测他克莫司、环孢素或雷帕霉素的血药浓度。

血药浓度又分为最低浓度（谷浓度）和最高浓度（峰浓度）。应定时服用免疫抑制药物，一般谷浓度出现于当日首次服药前，故检测谷浓度时需在服药前采血。

十、免疫抑制剂服用时间是如何确定的？是否可以调整？

常见的免疫抑制药物的服用频率为每日两次，两次服药间隔 12h。单次服药变动时间不应超过 20min，以便维持良好的血药浓度。此外，为便于检测血药浓度，首次服药时间应根据个人生活习惯以及医疗机构的工作时间进行设定。常见的首次服药时间为上午 9～10 时。

十一、肝移植术后的生活指导包括哪些内容？

肝移植受者术后应注意以下事项：

（1）观察个人的食欲、体力及体重的变化，学会监测个人的血压、体温等。

（2）禁烟，禁酒，禁止服用中药或滋补品，禁止使用对血药浓度影响较大的食物，如柚子。若需服用具有免疫调节作用的药物或食物，服用前应咨询移植医师。

（3）建议低盐、低脂、优质蛋白质饮食，避免食用容易引起身体不适的食物。

（4）做好个人卫生与防护。个人居所注意通风和定期消毒，尽量避免至人群密集场所，避免接触发生感染的人。不建议养动物或植物。

（5）适当运动，避免过度劳累。

（6）因其他疾病需服用一些药物时，必须先咨询移植医生。

十二、肝移植术后什么时候可以恢复工作？

肝移植受者在顺利恢复后，若无明显并发症，且肝功能稳定的前提下，为实现个人价值，可以在 3～6 个月后重返工作岗位。然而，应注意以下事项：

（1）避免过度劳累，避免重体力劳动和长时间劳动。

（2）工作环境应干净卫生、无人群聚集。

（3）避免从事对身体具有危害风险的工作。

（4）应做好个人防护工作。

十三、肝移植后能生育吗?

对于男性肝移植受者，肝移植后其性功能显著改善，总体而言其完全具备生育能力。

对于女性肝移植受者，肝移植后其月经和生育能力明显恢复。然而，移植肝功能的恢复程度、受者的年龄及免疫抑制剂的使用等因素可能对女性受者的妊娠造成影响。

为避免不必要的风险和进行必要的调整，男性和女性受者在备孕前均应咨询移植医生。内容包括生育的意愿、移植肝脏功能的评估、免疫抑制方案的调整以及生育时机的选择。一般而言女性最佳的受孕时间为肝移植术后 2 年左右。

十四、肝移植术后可以接种疫苗吗?

疫苗是来自各类病原微生物经过人工减毒或灭活的生物制品，它能够激活机体的免疫系统产生保护性免疫能力。因此，疫苗能够有效防止一些传染性疾病。疫苗分为活疫苗和灭活疫苗。活疫苗是指无毒或微毒病原体制成的疫苗，如卡介苗、麻疹疫苗；灭活疫苗是指将病原微生物灭活后，提取所需成分制成的疫苗，如乙肝疫苗、破伤风。对于肝移植受者而言，应尽可能在术前就接种相关疫苗。对于术后接种疫苗，不建议接种活疫苗或减毒疫苗。

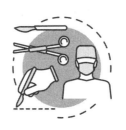

第十五章
肾脏移植

第一节　基础知识

一、什么是肾移植？

肾脏移植是将健康的肾脏通过手术方法移植到尿毒症患者的体内，用以代替其失去功能的肾脏的一种治疗方法。与血液透析、腹膜透析一样，肾移植是终末期肾病肾脏替代治疗方法之一。随着技术的不断成熟，肾脏移植已经成为了挽救终末期肾病患者生命最有效的措施之一，是大部分治疗终末期肾脏疾病患者的最佳选择。

供肾来源目前主要包括公民逝世后器官捐献和亲属活体供肾。供肾植入部位最常采用的部位是髂窝，一般首选右髂窝。髂窝离自体肾脏较远，且足以容纳新的肾脏。因此，肾移植一般不需要将患者已有的肾脏切除。

接受肾移植手术之后，肾脏功能恢复到正常状态，并且可以纠正慢性肾脏病的所有代谢异常，显著提高患者的生存率和预期寿命，明显提高其生活质量。但肾移植手术只是肾移植整体治疗的第一步，接下来还有漫长的术后治疗期需要度过，移植肾和患者的长期存活需要依靠术后的规律随访、个体化用药以及各种并发症的防治。

二、肾移植的适应证和禁忌证有哪些呢？

1. 肾移植的适应证

（1）肾小球肾炎。

（2）慢性肾盂肾炎，慢性间质性肾炎。

（3）遗传性疾病：①遗传性肾炎，如奥尔波特（Alport）综合征；②多囊肾；

③肾髓质囊性变。

（4）代谢性疾病：①糖尿病性肾病；②原发性高草酸尿症；③胱氨酸肾病；④法布里病（Fabry disease）；⑤肾淀粉样变；⑥痛风性肾病。

（5）终末期梗阻性肾病。

（6）血管性肾病：①高血压肾病；②肾血管性高血压；③小动脉性肾硬化症等。

（7）中毒性肾损害：①镇痛药性肾炎；②阿片滥用性肾病；③重金属中毒。

（8）系统性疾病：①系统性红斑狼疮性肾炎；②血管炎性肾炎；③进行性系统硬化病性肾炎；④溶血性尿毒综合征（hemolytic-uremic syndrome，HUS）。

（9）肿瘤：①肾胚胎肿瘤；②肾细胞癌。

（10）先天性畸形：①先天性肾发育不全；②马蹄肾。

（11）急性不可逆性肾衰竭：①双侧肾皮质坏死；②急性不可逆肾小管坏死。

（12）其他：如肾严重外伤、神经源性膀胱、德尼 - 德拉什综合征（Denys-Drash syndrome，DDS）等。

2. 肾移植的禁忌证

（1）绝对禁忌证

① 肝炎病毒复制期：伴肝功能异常，提示病毒复制活跃，传染性强，近期应禁止移植，应进行抗病毒、护肝等治疗，待病毒复制减低且肝功能稳定后再择期肾移植。已确诊的肝硬化患者可考虑肝肾联合移植。

② 近期心肌梗死：对于冠状动脉粥样硬化性心脏病（冠心病）、心肌梗死的患者不宜马上做肾移植。有明显症状的冠心病患者应先行冠状动脉造影评估，必要时行经皮冠状动脉成形术或冠状动脉旁路移植术后再接受肾移植。

③ 活动性消化性溃疡，溃疡治愈后3～6个月方可考虑肾移植。

④ 体内有活动性慢性感染病灶：如获得性免疫缺陷综合征、活动期结核病、泌尿系统感染及透析管路感染等。

⑤ 未经治疗的恶性肿瘤。

⑥ 各种进展期代谢性疾病：如原发性高草酸尿症。

⑦ 伴发其他重要脏器终末期疾病：如心、肺、肝衰竭等（除器官联合移植外）。

⑧ 尚未控制的精神病。

⑨ 一般情况差，不能耐受肾移植手术者。

（2）相对禁忌证

① 过度肥胖或严重营养不良。

② 癌前期病变。

③ 依从性差：不能坚持按医嘱服用免疫抑制剂和随访，是发生排斥反应和

移植肾功能不全的常见原因。

④ 酗酒或药物成瘾。

⑤ 严重周围血管病变，尤其是伴有糖尿病的患者。

三、肾移植的优缺点有哪些呢？

1. 优点

肾移植是治疗终末期肾病患者最合理、有效的治疗方法。肾移植后，患者不需要进行透析就可以拥有完整的肾脏功能，这将大大地提高患者的生活质量。

2. 缺点

（1）肾源短缺，等待时间较长。

（2）患者需终身服用免疫抑制剂，并可能出现免疫抑制剂相关副作用，且发生感染、排斥和肿瘤的风险增大。

（3）移植肾功能可能会因为多种原因近期或远期丢失，患者需恢复透析或再次移植。

（4）器官移植相关的疾病传播风险。

四、什么是活体肾移植？

器官移植根据移植物供者来源进行分类，包括尸体供者和活体供者。其中活体供肾又可分为活体亲属供者和活体非亲属供者。我国活体供肾者为亲属供者，亲属活体肾移植约占肾移植总数的30%，近年来比例有所增加，较发达国家相比较低，主要原因包括：传统观念的束缚、对相关知识认知不足以及医生对医疗环境的顾虑等。

亲属活体肾移植的供肾切取可采用传统开放取肾法或腹腔镜供肾切取术。腹腔镜供肾切取术因为手术创伤小、手术时间短、术后恢复快，近年来被广泛运用于临床。

五、活体肾脏捐献者要满足哪些条件？

活体器官移植实施需满足相关的法律原则，符合伦理要求，获得捐献者充分的知情同意，此外还应进行供者医疗评估，确保供者在心理、生理上符合肾脏捐献的要求。

1. 法律原则

依据我国 2007 年颁布实施的《人体器官移植条例》及 2009 年制定的《关于规范活体器官移植的若干规定》：开展活体肾移植医疗机构仅限于卫生部指定机构；活体器官捐献者必须自愿、无偿，年满 18 周岁且具有完全民事行为能力；活体器官捐献人和接受人限于以下关系：

（1）配偶（仅限于结婚 3 年以上或者婚后已育有子女）；

（2）直系血亲或者三代以内旁系血亲；

（3）因帮扶形成亲情关系（仅限于养父母和养子女之间的关系、继父母与继子女之间的关系）。

2. 伦理要求

实施活体器官移植的医疗机构需成立人体器官移植技术应用和伦理委员会，摘取活体器官前，先向伦理委员会提出申请，经伦理委员会审查同意后，上报省级卫生行政部门，根据批复意见实施。

3. 知情同意

各移植中心必须充分履行活体供肾移植相关事项的告知义务。

4. 供者医疗评估

包括 ABO 血型、组织相容性检测、全身情况的医学鉴定、肾脏解剖学评估、肾功能评估、年龄、体重指数、高血压、糖尿病、心血管事件风险评估、尿常规、传染性疾病、家族性肾病、恶性肿瘤等。

六、肾移植术后常用的抗排斥药物有哪些?

临床常用的免疫抑制剂有如下几类：

（1）皮质醇类，如甲泼尼龙、泼尼松、泼尼松龙等。

（2）环孢素（新山地明、新赛斯平、田可）。

（3）他克莫司（FK506、普乐可复、福美欣、赛福开）。

（4）霉酚酸类（骁悉、赛可平、米芙）。

（5）咪唑立宾（布雷迪宁）。

（6）兔抗人胸腺细胞球蛋白（即复宁）、兔抗人 T- 细胞系淋巴母细胞免疫球蛋白（ATG）、抗 IL-2R 单克隆抗体（巴利昔单抗）、抗 CD20 单克隆抗体（利妥昔单抗）、抗浆细胞药物（硼替佐米）、抗 IL-6 受体单克隆抗体（托珠单抗）等。

（7）中成药物制剂，如雷公藤、昆仙胶囊、火把花根片等。

第二节 儿童肾移植

一、什么是儿童肾移植?

儿童终末期肾病的肾脏替代治疗包括血液透析、腹膜透析和肾移植，以肾移植作为首选治疗方式。

接受肾移植治疗的终末期肾病患儿 5 年生存率为 95%，血液透析和腹膜透析患儿 5 年生存率分别为 76% 和 81%。长期的透析治疗易导致营养不良、骨代谢异常，造成患儿生长发育和心理异常。肾移植可以有效避免上述并发症，同时克服长期透析对儿童生存质量的影响。

中国儿童（儿童年龄范围规定与《中华人民共和国未成年法》中的规定一致，为未满 18 岁）肾移植临床指南提示，只要选择合适的供肾、成功手术及良好的护理，进行肾移植的最小年龄无须严格限定。指南建议终末期肾病儿童选择在 1～12 岁，有条件的在 1～5 岁进行肾移植手术。患儿最好及早登记等待，以便在合适供肾时选择不经过透析的"抢先"肾移植。

二、儿童肾移植的适应证有哪些？禁忌证有哪些？

1. 儿童肾移植的适应证

各种原因导致的儿童终末期肾病均有肾移植的手术指征，但不仅限于以下疾病：肾小球肾炎、慢性肾盂肾炎、遗传性疾病（如多囊肾、肾单位肾痨等）、代谢性疾病（如糖尿病、高草酸尿症、痛风等）、梗阻性肾病、药物性肾损伤、系统性疾病（如系统性红斑狼疮、血管炎、进行性系统性硬化症等）、溶血尿毒综合征、其余先天性疾病（如先天肾发育不全等）、不可逆的急性肾衰竭、严重创伤。

2. 儿童肾移植的禁忌证

（1）绝对禁忌证

① 广泛播散或未治愈的肿瘤。

② 严重精神性疾病及存在难以解决的心理社会问题。

③ 不可逆的多器官功能衰竭而无条件进行多器官联合移植。

④ 不可逆脑损伤等严重神经系统损害。

⑤ 药物滥用者。

⑥ 急性活动性肝炎等。

（2）相对禁忌证

① 已经治愈的肿瘤。

② 慢性肝病、人免疫缺陷病毒（HIV）感染。

③ 供受体 ABO 血型不相容或受体预存供体特异性 HLA 抗体（供体特异性抗体）。

④ 曾有药物滥用史。

⑤ 泌尿道严重畸形或神经源性膀胱等。

⑥ 严重营养不良或恶病质。

⑦ 有证据表明依从性差、缺乏家庭和社会支持。

⑧ 活动性感染、终末期肾病原发病处于活动期。

⑨ 腹主动脉及髂动脉疾病。

三、儿童肾移植术后肾病是否会复发?

儿童肾移植术后肾病可能会复发。因此,肾移植术前,通常会评估肾移植后原发病复发的风险。

(1)对于原发病为肾小球微小病变、IgA肾病、膜增生性肾小球肾炎(membranopro-liferative glomerulonephritis,MPGN)、抗肾小球基底膜肾病或抗中性粒细胞胞质抗体(antineutrophil cytoplasmic antibody,ANCA)相关性血管炎等有复发可能的肾脏病的肾移植受者,应在相应免疫指标转阴一年以上接受移植,术后应定期检查相关免疫指标、尿常规,筛查有无尿蛋白、镜下血尿。

(2)对于原发病为溶血尿毒综合征的受者,在出现移植肾功能不全时筛查血栓性微血管病相关指标(例如血小板计数、外周血涂片观察血细胞形态、血浆结合珠蛋白及血清乳酸脱氢酶),并且行补体相关基因检测寻找可能的致病原因。

(3)当肾移植后出现蛋白尿或血尿时,需要及时追溯原发病,并行移植肾活检,明确是否为原发病复发或者新发肾小球疾病。

四、儿童肾移植术后常见的并发症有哪些?

1. 血管并发症
常见的血管并发症包括动脉血栓、静脉血栓和移植肾动脉狭窄。

2. 尿路并发症
包括尿漏、输尿管梗阻、膀胱输尿管反流和泌尿系结石。

3. 移植肾功能延迟恢复
移植肾功能延迟恢复发生,应积极寻找病因,对可处理的病因进行相应处理,无尿期应控制液体入量,必要时采用透析治疗过渡,避免发生心力衰竭、高钾血症等并发症。

4. 急性排斥反应
怀疑发生急性排斥反应时,建议及时进行移植肾穿刺活检,明确诊断,避免延误治疗。

5. 慢性移植物损伤
对于不明原因的移植肾功能下降的受者,建议进行移植肾活检发现潜在的可逆原因,一旦确诊,及时给予药物对症治疗。

6. 病毒感染
包括BK病毒、巨细胞病毒、EB病毒、单纯疱疹病毒1型、单纯疱疹病毒2型、水痘-带状疱疹病毒、丙型肝炎病毒、乙型肝炎病毒、人免疫缺陷病毒等。受者应定期监测相关指标,发现异常及时予以治疗。

7. 其他感染

包括尿路感染、耶氏肺孢子菌肺炎、结核等。

8. 心血管及代谢性并发症

如糖尿病、高血压、血脂异常、肥胖等。

9. 钙磷代谢异常

术后应定期检测血清钙、磷及血骨化二醇、甲状旁腺激素等，及时纠正维生素 D 的缺乏和不足。

10. 血液系统并发症

包括不明原因的贫血、中性粒细胞减少、血小板减少等。

11. 高尿酸血症和痛风

首选饮食调整，减少高嘌呤食物摄入，碱化尿液，若无效，加以药物控制。

12. 生长发育障碍

术后定期监测生长和发育情况，对于持续存在生长发育的障碍，应及时评估原因，视情况使用生长激素。

第三节　肾移植术前

一、肾移植术前要做哪些检查?

肾移植术前检查包括病史采集、体格检查、实验室检查和其他辅助检查。

1. 病史采集

除了常规采集病史，还需了解患者的既往器官移植史，透析史，输血史，孕产史，患者对饮食、药物治疗的依从性，是否吸烟、饮酒及程度，患者有无药物依赖和吸毒史、免疫接种史及家族史。

2. 体格检查

除进行常规的全面体格检查外，还需了解患者的透析通路、是否有周围血管病变以及成年性多囊肾、双肾的大小。

3. 实验室检查

（1）血、尿、粪常规。

（2）血型检测（ABO 及 Rh 血型）。

（3）凝血全套。

（4）肝肾功能、电解质、血脂、空腹血糖。

（5）感染性疾病筛查：乙型肝炎病毒、丙型肝炎病毒、人类免疫缺陷病毒抗体、梅毒螺旋体、巨细胞病毒抗体、EB 病毒抗体等。

（6）免疫学检测：群体反应性抗体（panel reactive antibody，PRA）检测，

供、受者交叉配型实验，供、受者间补体依赖的淋巴细胞毒性（complement dependent cytotoxicity，CDC）试验，人类白细胞抗原（human leucocyte antibody，HLA）测定。

（7）选择性检查：尿糖或空腹血糖异常的患者需行口服葡萄糖耐量试验（OGTT）、胰岛素、C肽分泌功能测定、糖化血红蛋白测定；有结核病史或疑似结核病的患者需行结核感染T细胞斑点试验（T-SPOT）、病灶区结核分枝杆菌染色、结核分枝杆菌培养、结核菌素纯蛋白衍生物（tuberculin purified protein derivative，PPD）试验、血液结核分枝杆菌抗体、结核分枝杆菌DNA等。

4. 其他辅助检查

（1）心电图检查。

（2）肺部CT。

（3）腹部及盆腔超声检查。

（4）纤维胃镜。

（5）选择性检查：心电图异常或有心脏疾病史、体征的患者可行超声心动图、动态心电图监测、运动心电图、同位素心脏显像、冠状动脉造影或CT冠脉成像；怀疑有外周血管病变的患者可行双侧髂血管彩色多普勒超声检查，必要时可行数字减影血管造影、CT血管造影或MRI血管造影；有消化道病史及症状者需行胃肠钡剂检查、纤维结肠镜检查。

二、在等待肾源时可以开展哪些治疗或准备？

1. 透析治疗

终末期肾病患者若无明显水钠潴留和高钾血症等并发症可直接接受肾移植，否则应充分透析治疗，改善机体内环境，排除心、肺、肝等重要器官合并症，以保证患者能耐受肾移植手术。

2. 纠正贫血状况

终末期肾病患者贫血时，应尽可能避免输血，可以通过使用罗沙司他、促红细胞生成素，补充铁剂、叶酸及维生素 B_{12} 等纠正。

3. 改善全身状况、控制高血压、改善心功能

对于有高血压、可控制性心脏病的患者要控制好血压，改善心功能。肾移植前患者要稳定心态，改善全身状况，无活动性消化性溃疡，糖尿病者要控制好血糖，以稳定和良好的状态进行手术。

4. 治疗和处理其他影响肾移植并发症

解除尿路梗阻，如后尿道瓣膜切除、尿道狭窄内切开；神经源性膀胱在移植前或同期进行尿流改道、膀胱造瘘等。

5. 自体肾脏手术切除指征

（1）多囊肾体积巨大或伴有明显的腹痛、反复感染、出血或严重的高血压者。

（2）难以控制的慢性肾实质感染。

（3）肾性高血压，经透析及降压治疗等难以控制。

（4）肾脏结构异常，合并感染的梗阻性肾病，如膀胱输尿管反流、多发性或铸形结石合并感染等。

（5）怀疑有恶性病变。

（6）其他，如大量血尿、严重的蛋白尿等。

6. 控制感染

术前进行皮肤、口腔、耳鼻咽喉、肺部、肝胆胃肠及泌尿生殖道等处检查，有感染灶必须控制或清除。

7. 改变生活方式

戒烟、戒酒。过度肥胖者减肥。并发焦虑、抑郁者和心理不稳定者应进行心理咨询和必要的治疗。

三、肾移植术前是选择血液透析还是腹膜透析为好？

血液透析是通过血管通路（动静脉内瘘、临时或长期深静脉置管）将体内血液引流至体外，经一个由无数根空心纤维组成的透析器，血液与透析液在一根根空心纤维内进行物质交换，清除体内的代谢废物，纠正水、电解质和酸碱失衡，并将经过净化的血液回输。

腹膜透析是利用人体自身的腹膜作为透析膜的一种透析方式。腹透液通过腹部的腹膜透析管灌入腹腔，与腹膜另一侧毛细血管内血浆成分进行交换，清除体内毒素和过多的水分，同时通过透析液补充机体所需的物质。

尿毒症的早期患者若一般情况良好、有合适的供者，可以术前不进行透析而直接肾移植。透析方式的选择对肾移植和移植肾存活率的影响无明显差异，患者可根据透析相关适应证和自身情况选择透析方式。

不管是血液透析还腹膜透析，透析都要充分，并且及时纠正中重度贫血、低蛋白血症、水肿、肝功能异常等并发症，为肾移植做好相应的准备。

第四节　肾移植术后随访

一、肾移植术后需要自我监测哪些内容呢？

1. 生命体征

包括体温、心率（脉搏）、呼吸、血压。生命体征出现异常提示可能发生感染或排斥反应等。肾移植术后短期血压受到多个因素的影响，短期内可能无法恢复到正常范围，一般收缩压在 160mmHg 以下即可。另外，建议患者同时监测血氧饱和度，血氧饱和度正常值在 95% 以上。

2. 尿量

患者应每日监测自己的尿量，若突然出现尿量减少、尿液颜色异常、排尿时出现不适时，应及时就医。

3. 体重

每日监测体重，一般选择服用早餐前、大便后称体重。若体重突然增加，伴随水肿等水钠潴留的情况，应及时就医。

4. 其他

若患者出现水肿、移植肾区疼痛等机体不适症状，休息后仍不可缓解，建议及时就医。

以上这些自我监测的内容，患者应在家里详细、如实地记录好，在随访复查时将其告知主治医生，以便医生可以了解患者在家里的各项情况，有利于调整治疗方案。

二、肾移植术后复查的常规内容有哪些？术后随访的频率如何？

1. 术后复查的频率

（1）术后 1 个月内，每周复查 1 次。

（2）术后 2~3 个月内，每 2 周复查 1 次。

（3）术后 3 个月至 1 年，每 1~1.5 个月复查 1 次。

（4）术后 2 年后，每季度至少复查 1 次。

（5）但对于检验结果指标异常的受者，需酌情增加复查次数。

2. 术后复查的常规内容

（1）常规检查项目：包括血常规、尿沉渣、血生化检查和免疫抑制剂（如环孢素、他克莫司、雷帕霉素、吗替麦考酚酯等）血药浓度等。生化检查包括肝功能、肾功能、血糖、血脂，其中血脂除总胆固醇和甘油三酯外，还包括高密度脂蛋白胆固醇和低密度脂蛋白胆固醇。尿蛋白阳性者需检测尿微量白蛋白、24h 尿蛋白测定等。

（2）特殊检查项目：包括淋巴细胞亚群检测、免疫球蛋白系列检测、病毒检测（BK 病毒、JC 病毒、巨细胞病毒、EB 病毒、乙型肝炎病毒、丙型肝炎病毒等）、群体反应性抗体、供体特异性抗体（donor specific antibody，DSA）、移植肾彩超、胸部 CT、骨密度、心功能检测等，条件允许可进行移植肾程序性活检。

（3）肿瘤筛查：对于肾移植受者需要定期进行肿瘤筛查，需增加影像学检查如胸部 X 线片或胸部 CT，腹部、泌尿系统和甲状腺超声，并进行肿瘤标志物检查。同时根据性别不同进行相应的检查，女性需进行乳腺和妇科方面体检，男性需进行前列腺特异性抗原检测。

三、为什么要进行免疫抑制药物浓度检测？

不同移植受者存在年龄、体重、胃肠道功能等个体差异，并受遗传因素、环境因素和药物间相互作用等诸多因素影响，药物在受者体内的代谢过程差异较大。因此，定期进行免疫抑制剂血药浓度监测，优化给药剂量，确保有效预防排斥反应，对于移植受者具有十分重要的意义。

四、肾移植后为什么我的尿量、血压、肌酐水平和其他患者不一样呢？

每个人的生理特点、既往疾病、身体素质、体内接受的移植肾以及术后的治疗都不尽相同，多方面的因素都可能影响术后的各项生理指标。每个肾移植术后都会有各自的恢复过程，可能有些人恢复得快，有些人恢复得慢一些，和其他患者不同不代表一定有异常或是出现了某种并发症。患者在密切观察自己病情变化的同时，应及时与移植中心的医护人员进行沟通，无须事事与其他病友作比较，应该保持积极乐观的心态，遵照医嘱，配合移植中心医护人员的工作，以保证移植后身体机能的最大恢复。

五、肾移植后需要一辈子吃药吗？

肾移植术后，移植肾若一直存在机体内，受者仍需长期、规律地服用免疫抑制药物。若受者出现移植肾失功，行移植肾切除术后，仍想进行二次移植，那么仍需继续服用免疫抑制药物，应咨询医生服药的剂量和频次。

移植术后正确、规律、按时、按量地服药，对于减少移植后排斥反应的发生、延长移植器官存活时间起着至关重要的作用。有研究表明，约有20%的急性排斥反应以及36%的移植失败与患者的服药依从性有关。因此，肾移植受者应做好长期服药乃至终身服药的心理准备，提高自己的服药依从性，减少因服药不当而带来的危害。

六、什么是排斥反应？

排斥反应是影响移植肾长期存活的主要并发症，分为超急性排斥反应、急性加速性排斥反应、急性排斥反应和慢性排斥反应。

1. 超急性排斥反应

是临床表现最为剧烈且后果最为严重的一类排斥反应，多发生在移植术后数分钟至数小时内，一般发生在24h内，也有个别延迟至48h，多是受者体内预存的供体特异性抗体所致。临床表现主要为术后出现血尿、少尿或无尿，肾区疼痛，血压升高等。

2.急性加速性排斥反应

多发生在移植术后 2～5 天内，发生越早，程度越重，严重时可致移植肾破裂出血，移植肾功能迅速丧失。其病因与超急性排斥反应类似。临床表现主要为术后移植肾功能恢复过程中突然出现少尿或无尿，移植肾肿胀、疼痛，原已下降的血清肌酐水平又迅速回升，可伴有体温上升、血压升高、血尿，病情严重，进展迅速，甚至导致移植肾破裂。

3.急性排斥反应

是最常见的排斥反应类型，多发生在移植术后早期，移植后远期仍可能偶发急性排斥反应，且症状多不典型。

（1）急性 T 细胞介导的排斥反应：是急性排斥反应中最常见的临床类型，约占 90%，多发生在移植术后 3 个月内，临床表现主要为无明确原因的尿量减少，连续几日体重增加，已下降的血清肌酐又持续回升，移植肾肿胀和压痛，出现蛋白尿和血尿，突发的不可解释的血压升高、发热 (以低热为主)、乏力、关节酸痛、食欲减退、心动过速、烦躁不安等。

（2）急性抗体介导的排斥反应：绝大多数发生在术后 2 周内，尤其是术后 1 周内，主要表现为：突然尿量显著减少并进行性加重，伴体重增加；已经恢复正常或正在恢复中的血清肌酐水平快速回升等。

4.慢性排斥反应

是移植肾或组织功能逐渐而缓慢恶化的一种排斥反应，一般发生于移植手术 3 个月之后，持续 6 个月以上，并且有特征性组织学变化。

七、肾移植术后为什么容易发生感染?

肾移植术后发生感染主要是两方面的原因：一方面是由于接触来自外界的病原体及机体潜伏的病原体激活，另一方面是由于免疫抑制剂、潜在的基础疾病等导致的受体自身免疫力低下。这些都增加了肾移植受者的感染风险。感染一般多见于移植后半年内。

（1）肾移植术后的感染根据病原体类型可以分为细菌感染、病毒感染、真菌感染、非典型病原体感染等。

① 细菌感染：肾移植术后早期主要以细菌感染为主。主要的感染部位是肺部、尿路和切口。肺部感染是肾移植术后最常见的感染，也是肾移植术后最主要的死亡原因之一。肺部感染通常起病急、进展快，早期即可出现低氧血症，若不及时控制，可能进展到急性呼吸窘迫综合征，死亡率高达 50%。

② 病毒感染：肾移植术后病毒感染常见的有巨细胞病毒、BK 病毒、单纯疱疹病毒、水痘 - 带状疱疹病毒、EB 病毒、乙肝病毒、丙肝病毒等。肾移植术后

患者往往受到多种病毒的威胁，应定期检测相关指标，发现异常及时就医，尽早治疗。

③ 真菌感染：常见的真菌感染致病菌为念珠菌、曲霉菌和毛霉菌。真菌通常可以侵入人体，在组织、器官或血液中生长繁殖，并导致组织损伤及炎症反应。由于肾移植患者真菌感染病情往往进展迅速，临床表现却滞后，临床常常采用对可能出现真菌感染的高危患者早期进行经验性抗真菌治疗，并密切监测患者，发现阳性结果及时选用敏感药物进行对症治疗。

（2）肾移植术后想要预防感染，患者应在日常生活中注意以下方面：

① 在日常生活中，应保持房间清洁，每天通风换气，室内定期消毒杀菌。

② 术后 6 个月为感染高发期，避免出入人群密集的公共场所，出行时佩戴好 N95 口罩，且做好防寒保暖工作，避免感冒。

③ 保证自身有足够的休息时间，规律作息，进行适当的身体锻炼，但要量力而行。

④ 注意个人卫生，养成勤洗手、勤换衣等习惯。个人使用的毛巾、牙刷等，定期更换。

⑤ 注意饮食清洁，不吃生冷的、变质的食物，碗筷应专人专用，做好消毒工作。

⑥ 如出现伤口，应及时消毒，或到医院处理。

⑦ 避免接触、饲养家禽和宠物，不要养花草。

八、为啥术前没有糖尿病，术后却出现血糖异常？

移植术后血糖受到很多因素的影响，如性别、是否有糖尿病家族史、年龄、体重等。

肾移植术后糖尿病的发生主要是由于外周组织的胰岛素抵抗和胰岛素分泌不足导致的。

1.胰岛素抵抗

患者的糖耐量降低，即患者对葡萄糖不耐受，由外周组织在胰岛素分泌正常水平时摄取和利用葡萄糖的生理效应显著减弱导致，称为胰岛素抵抗。患者由于服用糖皮质激素和神经钙蛋白抑制剂（如环孢素和他克莫司），会使外周葡萄糖利用率下降、肝糖输出增多，从而导致血糖水平上升。尤其是术后早期发生急性排斥反应时，采用大剂量激素冲击治疗，对患者血糖有较大影响。

2.胰岛素分泌不足

免疫抑制剂的使用会增加体内胰腺中分泌胰岛素的胰岛 B 细胞凋亡，降低胰岛素的分泌，从而引起血糖控制不佳。

九、什么情况下需要做移植肾穿刺活检？

目前，移植肾穿刺活检是确诊肾移植术后急性排斥反应最准确的方法。临床上，很多移植后并发症、药物毒性反应、急性肾小管坏死及新发或复发的移植肾病，与排斥反应的临床表现相似，此时，临床医生需要进行移植肾穿刺活检做出鉴别。

十、为什么肾移植后不能吃补品？

移植术后，为了让移植肾免受免疫系统的攻击，患者需要长期服用免疫抑制剂将自身的免疫功能维持在较低水平。很多补品如人参、灵芝、木耳、鹿茸等，在食用后会刺激或提高患者的免疫功能，可能会诱发机体发生排斥反应，造成移植肾功能损害，甚至导致移植肾功能丧失。

因此，移植后肾移植受者不能服用任何形式的补品，如果确实需要服用某些中成药治疗，应在专业的肾脏移植医生指导下进行。

十一、为什么肾移植后肾功能恢复正常了，医生还要叮嘱患者保护好自己的腹透管和动静脉瘘？

肾移植术后，可能会出现排斥反应或移植肾功能延迟恢复等情况，导致尿量减少、水电解质失衡等，需要进行透析治疗来清除体内多余的水分和代谢废物，减轻机体的负担。

腹膜透析管和动静脉内瘘是患者可以反复使用的稳定透析通路，一旦这些透析通路无法使用，只能建立临时的透析通路。

肾移植术后患者的移植肾功能保持稳定，药物治疗方案也相对稳定后，可以咨询医生，手术拔出留置的腹透管或结扎动静脉内瘘。

十二、肾移植术后如何锻炼身体？

肾移植术后运动锻炼有助于降低患者的 BMI、血压、血糖等，有效降低移植受者骨质丢失发生率和高脂血症的发生率，维持患者身体能量平衡，促进血液循环，提高心肺功能，促进患者的整体康复，提高患者的生活质量。患者不要过度担心进行身体锻炼会伤害自己新生的肾脏，应进行适当的体育锻炼，否则长期的卧床休息反而可能引起下肢肌肉僵化或萎缩、肺功能下降、下肢深静脉血栓等并发症，影响自身身体健康。

1. 锻炼时机和方式

一般来说，肾移植术后 4～6 天开始，即可开始运动锻炼，主要方式包括在床上适当活动肢体、下床进行短时间步行锻炼等，然后逐渐过渡到慢走。移植术后初期锻炼还是以散步为主，患者可以在家里进行小范围的活动，也可佩戴好口罩，在人不多的公园、小区进行锻炼。除了散步之外，肾移植受者还可以选择太极拳、八段锦、瑜伽等舒缓的有氧运动方式。注意不要一开始就进行剧烈运动，要遵循循序渐进的原则，以免加重肾脏的负担。不要进行举重、仰卧起坐等易增加腹压以及篮球、足球等可能导致撞击的剧烈运动，避免对移植肾造成伤害。

2. 锻炼时间

移植受者的锻炼应张弛有度、循序渐进，每次锻炼时间不宜过久，每天次数最好不超过 2 次。可以选择在一天当中温度最适宜的时间段，比如夏天的早晨或者傍晚，冬天的午后等。防止受凉感冒，若患者出现身体不适，应暂停锻炼。此外，饭后 2h 内以及睡前也不宜进行运动。

3. 锻炼强度

运动强度为稍稍出汗即可，确保自己能够在身体不感到疲乏的情况下进行适度的锻炼。过度的体育锻炼可能会导致患者出现微量蛋白尿、镜下血尿等。复查时若出现类似表现，应及时咨询医生，并且调整锻炼强度。

4. 其他注意事项

若移植受者患有糖尿病，运动时注意携带饼干或者糖果，避免发生运动性低血糖。

十三、肾移植术后多久能正常工作或者继续回学校上学？

肾移植手术对机体是很大的创伤，尽管术后肾功能恢复正常，但往往尿毒症患者身体基本情况较弱，出院回家后仍需一段时间休养。

肾移植受者术后应从轻度的家庭活动做起，但应避免提重物等影响到腹部肌肉的活动。一般来说，半年后即可恢复中等的劳动，可以尝试工作或者继续回学校上学。但由于个体差异，患者应根据自身的情况循序渐进，量力而行，工作或学习时间应由短至长，要保证足够的休息时间。若机体出现不适症状，应减少工作或学习的时间和强度，若出现不适，及时到医院就诊。

十四、肾移植后多久可以有性生活？可以生育吗？如果生育，应采取哪种分娩方式？

一般肾移植术后 3 个月后患者可以开始正常的性生活，但需根据个体差异来调整开始时间。建议早期性生活不要太过频繁，并且要注意个人卫生。

育龄妇女肾移植术后可以生育，如果有生育要求，应先进行医疗咨询，了解相关的医疗知识，做好充分的思想准备，认真评估妊娠风险再决定是否生育。多数学者认为，育龄妇女的妊娠时间应在移植后肾功能恢复正常状态的 3 年之后，过早的妊娠会加重患者的肾脏负担，可能诱发排斥，危及患者健康。

肾移植术后分娩方式的选择要遵循产科专家的意见。如无剖宫产指征，推荐阴道分娩。肾移植术后妊娠属于高危妊娠，建议由产科医生、新生儿科医生以及肾移植医生组成的多学科团队进行妊娠期管理，这样有助于肾移植术后的准妈妈们顺利生产。

如果没有生育要求，育龄妇女应采取有效避孕措施。常用的避孕措施包括：

（1）口服避孕药：部分口服避孕药可能引起机体水钠潴留，引起患者血压控制不佳，应在医生指导下服用。

（2）宫内节育器：不建议使用宫内节育器，宫内节育器会增加肾移植受者的感染风险，且易导致异位妊娠的发生。

（3）安全套：这是目前最安全的避孕方式。在正确使用的情况下，避孕率高。

（4）长效避孕药：目前暂无研究在移植受者中的使用情况，应咨询医生后在其指导下服用。

十五、肾移植术后可以进行母乳喂养吗？

肾移植患者往往长期服用免疫抑制剂，免疫抑制剂可能通过乳汁对婴儿造成一定程度的影响。美国儿科协会不支持服用环孢素的母亲进行母乳喂养。

目前，选择母乳喂养的器官移植女性受者日趋增长，有国外研究发现母亲服用泼尼松、环孢素、他克莫司进行母乳喂养时婴儿并未出现不良反应，且母乳喂养较在子宫内免疫抑制药物的吸收率更低。考虑到母乳喂养自身的优点，哪种喂养方式对宝宝的生长发育更好仍需进一步研究。

十六、肾移植术后饮食方面有什么注意事项？

（1）进食富含优质蛋白质的食物：肾移植术后早期，由于大剂量激素的使用以及机体的应激反应，患者体内的大量蛋白质分解，应进食足够的优质蛋白质食物如鸡肉、鱼肉等。

（2）以清淡、易消化的食物为主，少吃油腻食品。

（3）多吃蔬菜和水果，蔬菜和水果营养丰富，含有丰富的维生素、膳食纤维和多种矿物质，能有效降低心血管疾病的发生。但是食用时一定要注意卫生，且在胃肠道不适时不宜大量食用水果，以免刺激肠胃。服用他克莫司、西罗莫司等药物的患者，避免食用西柚、葡萄等影响免疫抑制剂药物代谢的水果。

（4）不要吃变质过期的食物，避免进食生冷食物。

（5）不要吃腌渍、熏制、酱制品及高脂肪食物（如煎炸食物）。

（6）不要吃胃肠道刺激性食物如辛辣食物、咖啡、浓茶等，并且戒烟酒。

（7）不要吃清热解毒的食物，有些中药具有肾脏毒性，应咨询医生后再服用。

（8）不要吃过咸食物，尿酸高的患者不要食用高嘌呤食品如海鲜、动物内脏等。

（9）不要吃提高免疫功能的食物或保健品：如灵芝、蜂王浆、人参、鹿茸等。此类食物会提高机体的免疫功能，可能诱发排斥反应的发生。

十七、肾移植后可以打疫苗吗？

儿童在肾移植前，尽量全面接种疫苗，成人移植前可根据自身情况和医疗条件选择合适的疫苗接种。移植术后患者不能接种活疫苗和半灭活疫苗，可以接种灭活疫苗，由于免疫抑制药物的使用，移植术后保护性抗体可能出现下降，建议动态监测并酌情补充接种疫苗。

（1）乙肝疫苗：乙肝疫苗移植前后均可接种，以移植前接种效果最佳。

（2）流感疫苗、百日咳疫苗、白喉疫苗、破伤风疫苗、肺炎链球菌疫苗、脊髓灰质炎减毒活疫苗在移植前后均可接种。

（3）水痘疫苗、轮状病毒疫苗、麻疹疫苗、腮腺炎疫苗、风疹疫苗和卡介苗至少在术前2个月接种，术后不建议接种。

（4）接受肾移植后6个月内应尽量避免接种除流感疫苗之外的其他疫苗。

（5）对于因为年龄、直接暴露、居住或曾经在疾病流行地区旅游或者面临其他流行病学风险可能罹患某种疾病的肾移植受者按需接种以下疫苗：狂犬疫苗、蜱传脑膜炎疫苗、流行性乙型脑炎灭活疫苗、脑膜炎球菌疫苗、肺炎球菌疫苗、伤寒沙门菌灭活疫苗。

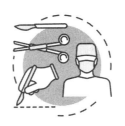

第十六章
眼科

第一节　眼科基础知识

一、挂号的时候那么多眼科亚专科，该怎么选择?

眼科门诊又细分成许多专科，患者可根据自身的症状和需求选择相应的专科。

（1）白内障专科：视力逐渐下降、看东西模糊不清、年长者。

（2）青光眼专科：眼胀、头痛、虹视（看灯光周围出现七彩光圈）、恶心呕吐者。

（3）青光眼神经专科：一两天内视力急剧下降，甚至无光感者。

（4）视网膜或糖尿病视网膜专科：视物变形、眼前黑影遮挡、夜视能力差者、糖尿病患者想检查眼睛、眼内注药。

（5）小儿视网膜专科：早产儿筛查眼病、瞳孔出现黄白色反光者。

（6）斜弱视与儿童眼病专科：斜视、弱视、倒睫毛、上睑下垂者。

（7）低视力与屈光或眼视光专科：近视、远视、验光配镜者。

（8）近视激光手术门诊：想做近视眼激光手术者。

（9）眼外伤角膜病或干眼专科：眼睛受伤、眼红、眼痒、眼睛干涩、角膜移植者。

（10）眼整形眼眶病专科：做双眼皮、祛眼袋手术，眼球突出、眼眶骨折、眼睑肿块、装义眼者。

当然，可现场咨询分诊护士或者先选择眼科门诊任意一位医生，或再根据实际情况做出处理或推荐到对应的专科就诊。

二、如何叮嘱患者在看门诊时短时间内向医生提供信息?

主诉：描述主要症状、症状持续的时间、是哪只眼睛，比如：我左眼红、痒

10 天。

现病史：近来发病情况，包括部位、诱因、症状、发生时间、病情经过，如果做过检查或治疗请描述检查结果和治疗经过。

既往史：有没有其他疾病如高血压、糖尿病、结核等，眼睛以前有没有受过外伤、有没有做过手术。

药物过敏史：有无对药物过敏，如有需主动说明具体是哪种药物。

家族史：家里是否有人患有与遗传相关眼病如青光眼等。

婚育史：现在是否妊娠。

辅助检查：如果曾经做过相关眼睛检查，请携带好以往所有的检查结果，帮助医生诊断也可防止重复检查。

温馨小贴士：可以叮嘱提前在家准备好自己病情的简单介绍和想咨询的问题，不要隐瞒自己的情况，能够提高看病的效率并节省费用。

三、眼部检查有哪些项目？

眼部检查有许多项目，医生会根据具体情况开出相对应的检查，其中最常见的为视力检查、眼压检查、裂隙灯检查。

另外，还有视野、视觉电生理、眼表分析、眼底造影［荧光素眼底血管造影术（fluorescein fundus angiography，FFA）、吲哚菁绿血管造影术（indocyanine green angiography，ICGA）］、角膜内皮镜、角膜地形图、眼部 A 超、眼部 B 超、超声生物显微镜（ultrasound biomicroscopy，UBM）、光学相干断层扫描（optical coherence tomography，OCT）等检查。

四、眼科为什么检查视力？

进行视力检查能够及时了解视力情况，是发现眼部疾病并让医生做出诊断的重要依据。另外视力受很多因素影响，所以每次到眼科看门诊，都会首先查视力。

五、为什么要测眼压？

眼压是眼球内容物（晶状体、玻璃体、房水）对眼球壁施加的压力，就像血管内的压力就叫血压，其正常范围为 $10\sim21$mmHg。眼压是反映视功能的一个重要指标，也是发现青光眼等眼科常见疾病的重要检查之一，同时其操作十分简单易行。因此测眼压，对患者的诊断具有重要意义。

六、如何测眼压？

门诊测眼压使用的是非接触式眼压计，这是一种喷气式眼压计，机器喷出一股气流吹向眼球，最后机器自动计算眼压。该操作不会直接接触患者眼球，没有任何痛苦。为了配合医生测眼压，需要叮嘱患者注意以下几点：

（1）面向眼压计坐好，将下颌放在支架托上，前额紧贴上支架。

（2）放松心情，自然呼吸，不要憋气，眼睛尽量睁大平视前方红色亮点。

（3）接着会感到有一股风吹眼睛，不要躲开，这是眼压计喷出来的气流，不会造成任何创伤。

（4）如果儿童测眼压，家属可提前与之沟通好，检查时帮助固定头部及身体。

七、怎么快速降眼压？

眼压是眼球内容物作用于眼球壁的压力。眼球中的房水是形成眼压和改变眼压高低的主要因素。

如果将眼球想象成一个既有进水口也有出水口，同时装有海绵的水气球，那么想要降眼压有三个思路：一是加大排水量；二是限制进水量；三是减少眼内容积，即压缩海绵的体积。从这个思路来考虑，可为两部分，即患者可以做的和医生可以做的。

患者可以做的事情包括：限制进水量，即避免大量饮水，食用利尿的食物如红豆、黄瓜、薏米等来帮助医生控制眼压。

医生则是常常联合以上三个思路来快速控制眼压。

首先是"加大排水量"，最快捷的方法是前房穿刺术，同时治疗后患者应配合使用抗生素眼药水避免感染，还可以配合局部点一些降眼压的药物来增加排水量，或者是通过做手术来促进眼内的水向外流出。

其次是减少眼内容积，常规是使用高渗剂。

第三是"限制进水量"，其实就是让眼睛少产生一些房水，可以通过药物或手术来"关闭或关小"产生房水的"水龙头"——睫状体，使眼球内部房水的产生量和排出量达到动态平衡。

八、24h眼压是什么？

24h眼压是测眼压的方式之一，指24h内在每个规定的时间用压平眼压计测眼压。眼压实际和血压、体温一样，一天不会都是一个固定值，有波动。通常正常眼压双眼对称，正常人一般双眼眼压差不应大于5mmHg；昼夜压力相对稳定，24h眼压波动范围不应大于8mmHg。测量24h眼压，帮助医生了解眼压在多个时点内更多的动态变化，一方面有利于早期确诊青光眼，另一方面能进一步了解治疗后的实际眼压情况。

九、24h眼压监测有什么意义？

24h眼压监测目前的标准：基本从零点开始，2h1次，24h测12次。之所以测眼压，是因为部分比较隐匿的青光眼，白天测眼压一直在正常范围或者稍微高一点，但是患者偏偏出现青光眼的典型的视功能损害或者视野缺损，这时候需要进行 24h 眼压检测。

其原因在于部分人可能在白天眼压并没有升高，但是可能在凌晨 2～3 时或者 4～5 时会出现高峰，高达 27～28mmHg 甚至 30mmHg。另外，需要观察 24h 的眼压有没有波动，虽然眼压可能不太高，在 21～22mmHg 的这个范围内，但某种情况下，可出现 11～12mmHg 的眼压，眼压波动超过 8mmHg，对青光眼的诊断也是有意义的，以及青光眼术后效果的判断也都是有帮助的。

眼压是我们身体的一个指标，像血压一样是随时会发生变化的，即使是一个正常人，他的眼压也是处于波动中。眼压波动分为昼夜波动和季节波动，正常人都有一个相似的趋势，一般是上午高，下午有所降低。还有一个就是季节变化，大多数人都是冬天时眼压有所升高，夏天时眼压有所下降。所以为了更好地掌握大家的眼压情况，特别是在做青光眼诊断的时候，能够非常清楚地了解大家在不同时间点眼压的变化情况、是否在特殊时间出现高眼压的情况，不能够只监测某一个点。如果只监测某一个点，比如患者去门诊的时间有可能不是眼压升高的时间，这样医生就不能找到患者发生青光眼病损的原因，所以我们需要连续监测患者眼压变化的过程。

24h 眼压如果出现了波动过大或者基线水平明显升高，这些都是异常表现，都是青光眼患者高危的因素，是青光眼诊断里面要考虑的。总而言之，测量 24h 眼压的目的是尽可能通过 1 天当中多个点位的测量，完善地获取患者的眼压信息。

十、测眼压会损害到眼睛吗？

目前我们在临床上主要是用非接触眼压计检测眼压，上面提到此种检查方法不接触眼睛，对眼睛没有损害。对于一些特殊患者，医生可能会用接触型眼压计测量。接受检查时不要过分紧张，与医生密切配合好，相信每一个医生或护士受过训练，都会严格按照操作测眼压，可以既安全又准确地获得眼压的数据，不用担心测眼压会损害眼睛。

十一、眼压升高时，为什么会出现头痛？

眼压升高时会引起头痛，主要有以下原因：

1. 解剖结构因素

眼球与颅内结构在解剖上存在一定联系。眼眶与颅腔仅有一层薄的骨壁相隔，而视神经作为连接眼球和大脑的重要结构，穿过视神经管进入颅内。眼压升高会对眼球壁产生较大的压力，这种压力可通过巩膜、视神经周围的组织等传导至眶周及颅内结构。

2. 神经传导机制

（1）三叉神经传导

① 眼部的感觉神经主要由三叉神经的眼支支配。当眼压升高时，可刺激眼球内的三叉神经末梢感受器，产生疼痛信号。这些疼痛信号沿着三叉神经眼支传导至三叉神经节，然后进一步传入脑内的感觉中枢。

② 同时，三叉神经的分支还广泛分布于面部、头部的皮肤、肌肉以及脑膜等部位。因此，来自眼部的疼痛信号可以通过三叉神经的传导引起头部不同部位的疼痛，从而导致头痛。

（2）自主神经反射

① 眼压升高还会刺激眼部的自主神经，引起自主神经反射。自主神经系统分为交感神经和副交感神经，它们在调节眼部的生理功能以及与全身其他器官的联系中起着重要作用。

② 当眼压升高时，可触发自主神经反射，导致血管收缩或扩张、肌肉紧张等变化。这些变化可以影响头部的血液循环和肌肉紧张度，进而引起头痛。例如，自主神经反射可能导致头部血管收缩，减少脑部供血，引起血管性头痛；或者引起头部肌肉紧张，导致紧张性头痛。

3. 生理病理影响

（1）血液循环改变

① 眼压升高会影响眼部及头部的血液循环。一方面，高眼压可压迫眼内的血管，导致眼部血液循环障碍。这种血液循环障碍不仅影响眼部组织的正常代谢和功能，还可能通过影响颅内血液循环而引起头痛。

② 另一方面，眼部血液循环障碍可导致眼内血管内压力升高，进而通过血管之间的联系影响颅内血管的压力。颅内血管压力升高可刺激脑膜、脑血管壁上的疼痛感受器，产生头痛症状。

（2）颅内压变化

① 眼压升高可能间接引起颅内压升高。由于眼球与颅内结构之间存在压力平衡关系，当眼压升高时，这种平衡被打破，可导致脑脊液循环障碍或颅内静脉回流受阻，从而引起颅内压升高。

② 颅内压升高会对脑膜、脑组织等产生压迫，刺激疼痛感受器，引起头痛。同时，颅内压升高还可能伴随恶心、呕吐等症状，进一步加重患者的不适。

十二、眼压可以在家自测吗？

可以。有一个居家自测眼压小妙招，称作"指测法"：

（1）首先双指指腹按压额头、鼻尖、嘴唇，交替感受三者不同软硬度。

（2）接着双眼向下看，不用闭眼睛，用双指指腹轻压双眼眼球，感受眼球的软硬度。

（3）判断：软硬度和鼻尖一样，基本来说是正常；硬度和额头一样，眼压已经偏高了；软度和嘴唇一样，眼压就偏低了。

这只是教大家一个简单的自我检测法，眼压偏高、偏低都是不正常的，最好的方法是发现问题后到专业眼科进行进一步的眼压检查。

十三、患儿不能配合眼科检查，怎么办？

患儿年龄小自控能力较差，且对医院环境陌生，容易产生恐惧心理，对于有些眼科检查不能配合，这种情况下一般医生会用水合氯醛口服或灌肠，目的是给患儿镇静、催眠，使其能够顺利进行检查。水合氯醛作用温和、代谢较快，通常不会产生严重不良反应，更不会对智力发育有影响。

水合氯醛口服的注意事项：使用前应让患儿禁饮、禁食 2h，避免睡着后发生呛咳或窒息，如果患儿抗拒直接口服，可以加点水配合使用，不能在哭闹时强行灌入。

水合氯醛灌肠的注意事项：灌肠前，可以先督促患儿排空大小便，灌肠后捏紧肛门 2~3min，横抱患儿，臀部抬高 10cm，尽量使药液保留更久。

使用后的注意事项：患儿未入睡时，家长可到安静区域安抚其入睡，同时密切观察呼吸、面色、肢体温度和睡眠状态，如有异常及时告知医务人员，用药后 2h 内禁饮、禁食、禁下地行走。患儿入睡后可开始检查，检查结束后确认患儿清醒且无任何不适后再离开医院。

十四、眼底检查为什么要扩瞳？

扩瞳，也称为散瞳，是将特殊的散瞳眼药水滴在眼睛里面，使瞳孔处于扩大状态。眼科常用的扩瞳眼药水包括托吡卡胺滴眼液、阿托品眼用凝胶等。

瞳孔就像一扇门，半遮半掩则无法全部看清门后的情况，为使医生能够清楚地看到门后（瞳孔后）的情况，需要打开门，也就是扩瞳。扩瞳的目的就是使医生更好地观察眼球的后部，使他们能够寻找可能导致失明的常见眼部疾病的迹象，尤其是青光眼、糖尿病视网膜病变、年龄相关性黄斑变性等眼病。

需要注意的是，扩瞳需要点 3~4 次眼药水，等到瞳孔完全扩大需要 20~30min，扩瞳后会出现对光线敏感、看近模糊等情况，因此检查后最好有亲友陪同且当天不要做驾驶等危险行为。另外，使用扩瞳药后 5h 左右瞳孔会自然恢复，不会对眼睛产生长久影响。

十五、阿托品扩瞳，需要注意什么？

青少年眼的调节力很强，通过扩瞳可以消除调节，减少误差。因此，儿童和青少年验光配镜会被要求用阿托品凝胶扩瞳。阿托品凝胶扩瞳需要注意以下 6 点。

（1）涂药后立即按压双眼内眼角至少 5min，避免阿托品经鼻泪道流到全身；涂到眼外皮肤上的药物要擦拭干净，避免皮肤吸收，减轻副作用。

（2）扩瞳期间要避免太阳光刺激，户外活动应戴遮阳帽或太阳镜。

（3）由于瞳孔散大，孩子出现怕光、看近不清是正常现象，要注意看护小儿以免摔倒碰伤。

（4）用药期间尽量不要近距离用眼，例如看书、看手机和平板等。

（5）使用阿托品可能产生的不良反应称"阿托品化"，如果孩子出现颜面潮红、皮肤干燥、发热、口渴、心跳加速等情况，应给孩子多喝水，密切观察并暂时停药，一般症状会消失，如没有好转应咨询眼科医生。

（6）停药后，3 周左右瞳孔才能恢复正常，但因个体差异，孩子瞳孔恢复时间也会有所不同。

十六、哪些眼部手术可以在门诊完成？要做什么准备？

近年来眼科门诊手术种类和数量在不断上升，其高效快捷、不需要办理住院手续极大节约了患者的时间及费用。具体可行的眼部手术如下：

新生儿泪囊炎行泪道探通术、眼睑肿物切除术、麦粒肿切开引流术、睑板腺囊肿切除术、结膜肿物切除术、倒睫矫正术、角膜拆线术、结膜裂伤缝合清创术、巩膜裂伤缝合术、角膜异物取出术、结膜异物取出术、玻璃体腔注药术、重睑成形术、眼睑痉挛肉毒毒素注射术、近视眼激光手术等。

挂号看门诊，门诊医生确定手术必要性即可安排门诊手术，流程如下：

（1）看病当天带门诊手术通知单、病历本、诊疗卡到眼科手术中心护士站预约登记，医生会为您开抽血化验、心电图等检查项目，请在术前按医生要求完成检查。

（2）等候手术期间，避免感冒，如咳嗽和打喷嚏，会影响手术；有高血压、糖尿病的患者要控制好血压、血糖；女性应避开月经期；有特殊情况提前告知医生，由医生判断是否需要延期手术。

（3）提前做好全身清洁，如洗头、洗澡、修剪指甲，男患者剃净胡须，女患者长发结辫、不化妆，以便术中病情观察。

（4）手术当天，穿着宜宽松舒适，成人提前适量进食，小儿饮食请听从医生嘱咐。带上病历本、诊疗卡、检查结果，在约定时间内到手术中心等待手术。

（5）进入手术室前请排空大小便，换好病号服，假牙、首饰、手机、钱包等需交给陪同人员妥善保管。

（6）术后患眼会被纱布遮盖，视物会受到影响，因此需安排一名亲友陪同，尤其是年老体弱和儿童患者，请多加看护，以保障患者安全。

十七、什么是日间手术?

日间手术指"患者在一个工作日(24h)内完成入院、手术和出院的一种手术模式",也就是将需要住院多日完成的手术,采用日间手术的方式在24h内完成,其中不包括在医院开展的门诊手术。

日间手术具有以下两大特点:

(1)效率高:大大提高了病床周转率,减少患者手术等待时间。

(2)成本低:缩短住院时间,减少医药费用,减轻患者经济负担。

十八、日间手术的就诊流程是什么样的?

(1)挂号后到门诊看病,由医生判断是否可行日间手术。

(2)持医生开具的住院证、身份证、诊疗卡、病历本、检查结果到相应的眼科日间病房预约手术,护士登记并交代相关注意事项。

(3)管床医生根据患者的病情进行术前评估,到对应检查室完成抽血、心电图、冲洗泪道及其他眼科专科检查,术前请根据医嘱滴抗生素等眼药水。

(4)手术当天由家属陪同到日间病房办理入院手续,医生与患者谈话并签署手术同意书,配合护士完成术前准备,等候手术。

(5)术后回病房,护士进行健康宣教,观察2h左右,无任何不适即可离院。

(6)术后第二天早晨返回日间病房,医生进行眼部检查,护士交代术后用药、复查等注意事项,无特殊情况当天即可办理出院手续。

十九、哪些疾病可以考虑日间手术?

眼科手术大多采用局部麻醉,手术时间较短,术中、术后出血风险小,术后并发症少,适宜开展日间手术。以中南大学湘雅二医院为例,可考虑日间手术的疾病如下:

白内障(超声乳化抽吸联合人工晶状体植入术),青光眼(小梁切除术、虹膜周边切除术),翼状胬肉(翼状胬肉切除联合干细胞移植术),眼睑肿物(眼睑肿物切除术),倒睫(倒睫矫正术),斜视(斜视矫正术),上睑下垂(提上睑肌缩短术等),睑内翻(睑内翻矫正术),慢性泪囊炎(鼻腔泪囊吻合术、泪道支架植入术),视网膜脱离(玻璃体切割术、巩膜外加压术、巩膜环扎术),硅油眼(硅油取出术),老年性黄斑变性,脉络膜新生血管及黄斑水肿(玻璃体腔药物注射术)等。

但日间手术对患者的全身情况、手术方式及难易程度均有一定要求,如复杂疑难病例、有重大疾病或重大手术史、精神疾病等情况可能不适宜日间手术,具体情况应遵医嘱。

二十、眼科术前冲洗泪道是怎么回事?

泪道包括上下泪小点、上下泪小管、泪总管、泪囊和鼻泪管（图 16-1-1），其主要功能是引流泪液入鼻腔。冲洗泪道是一项眼科专科操作，护士会用少量生理盐水从患者泪小点缓慢注射，同时询问患者口鼻腔有无生理盐水流入。

一般眼科内眼手术术前需要常规冲洗泪道，目的是了解泪道有无炎症及堵塞，同时也可以清洁泪道，防止术后感染。如果术前冲洗泪道发现有脓性分泌物，可能是慢性泪囊炎导致，为避免感染，医生会要求患者先治疗泪道疾病再进行手术。

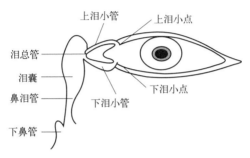

图 16-1-1　泪道示意

二十一、眼部手术需要全身麻醉吗?

眼科手术一般采用两种麻醉方式：全身麻醉及局部麻醉。

1. 局部麻醉

（1）表面麻醉：适用于大多数眼科手术，一般使用盐酸奥布卡因滴眼液作为表面麻醉剂，只需要在眼睛表面点麻醉药，麻醉并发症少。

（2）球后麻醉 / 球周麻醉：适用于术前过度焦虑、紧张等有心理缺陷的成年患者，或者时间长、过多眼内操作的复杂手术。注射麻醉药物时患者可感到明显疼痛，但基本都能耐受，麻醉维持时间较表面麻醉要长，不过可能发生一些危险，如球后出血、刺穿眼球等。

2. 全身麻醉

适用于有认知功能障碍、听力障碍、精神类疾病等手术风险大的成年患者，或者是完全不能配合手术的患儿。但是麻醉风险较大，术后可能并发症多，费用相对更加昂贵。

二十二、滴眼药水有什么要注意的?

（1）滴药方法正确：滴药前请洗净双手或使用棉签，开瓶后瓶盖倒立放置，瓶口悬空 1～2cm 不要碰到眼睛，避免污染眼药水。滴药时避开角膜，滴入下眼睑眼窝内。

（2）严格遵循医嘱用药：患者需严格按照医生的要求用药，不能自行更换药物或者改变使用次数，可在药物上标注好左右眼、使用次数、使用时间，方便滴药。

（3）使用方法正确：如果滴用多种眼药水，两种药物之间至少需间隔5～10min，点药后注意按压鼻根部的泪囊区，防止眼药水流入口鼻引起全身不良反应。

（4）合理保存：眼药水保存温度参照说明书，开瓶后的眼药水使用最好不超过28天，滴完眼药水后放回外包装盒内，尽量不丢弃外盒，可在盒上写好用法和时间。

（5）密切观察用药后反应：注意眼部及全身反应，如有不适，及时告知医生，以便医生判断眼睛及全身情况后及时诊治或调整眼药水。

二十三、为什么有些手术做完还要用扩瞳药？

眼科有许多手术术前需要使用扩瞳眼药水，目的是扩大瞳孔，用于检查眼底或手术操作需要。

白内障、青光眼、视网膜脱离等疾病，术后需要根据具体情况使用扩瞳药，其目的是通过麻痹睫状肌，防止虹膜粘连，达到减轻眼部炎症反应的作用。

二十四、眼睛做完手术后纱布要包多久？

眼部手术术后一般都会在眼睛上包纱布，是为了减少眼球运动，缓解手术眼的疼痛，减少出血和感染的可能性。手术第2天，医生会取下手术眼睛纱布，检查眼部情况，之后按照医生要求使用眼药水，不需要再遮盖纱布了。出院时，为了保护做手术的眼睛，避免扬尘等感染，护士会再用纱布暂时遮盖手术眼，回到家就可取下。

二十五、做完眼睛手术后多久去医院复查？

任何手术对人体都有一定程度的创伤，眼科手术也不例外。由于术后眼部的情况尚未稳定、眼部缝线需要拆除等情况，患者应按时到门诊复查，医生会根据具体情况进行指导。

大部分眼睛手术的恢复期需要1～6个月。因此，对于眼科术后患者，建议在出院后1周、2周、1个月、2个月、3个月和半年左右分别到门诊复查。还有一些眼部疾病如青光眼则需要长期随诊，具体复查时间医生会根据患者情况告知。

第二节　斜视

一、斜视是怎么回事?

正常人的双眼注视同一物体,物体分别在两眼视网膜处成像,并在大脑视中枢重叠起来,成为一个完整的、具有立体感的单一物体,这个功能叫双眼单视。但是,婴幼儿在双眼单视形成过程中,很容易受外界因素影响,致使一眼注视目标,另一眼偏斜而不能往同一目标上看,于是就产生了斜视。

内斜视,如果不及时进行手术治疗,患者可能会出现弱视、眼位不正,对双眼视功能造成严重的损害。

外斜视或垂直斜视,如果不及时治疗,会影响眼睛的立体功能,眼睛失去双眼视功能,从而影响生活和工作等。

二、斜视会遗传吗?

斜视具有遗传倾向。如果家族中的其他成员患有斜视这种疾病,就应该更加密切观察自己的孩子有无斜视表现。

三、斜视需要做什么检查?

1. 一般检查

询问病史、检查视力、验光、一些其他眼科专科相关检查和望诊。

2. 遮盖检查

(1) 遮盖 - 去遮盖法:用遮眼板遮盖任意一眼,遮盖时观察对侧眼有无眼球移动,如果有,说明对侧眼存在显斜视。如果无,说明对侧眼处在注视位。

然后观察去除遮眼板后被遮眼的变化:如果被遮眼有返回注视位的运动,说明被遮眼为隐斜视;如果被遮眼停在某一偏斜位置上,提示被遮眼有显斜视:如果两眼分别遮盖时,对侧眼均无眼球移动,说明无显斜视。

(2) 交替遮盖法:用遮眼板遮盖一眼,然后迅速移到另一眼,反复多次,观察有无眼球移动,如有眼球移动说明有眼位偏斜的趋势。

检查时要求遮眼板从一眼移至另一眼时没有双眼同时注视的情况出现,对破坏双眼融合比较充分。

以上两种遮盖检查,可分别在 33cm 和 5m 处完成,注视可调节视标。

3. 斜视角检查

(1) 角膜映光法:患者注视 33cm 处的点光源,根据反光点偏离瞳孔中心的位置判断斜视度。点光源偏心 1mm,偏斜估计为 7.5° 或 15PD。该方法优点是比较简便,不需要患者特殊合作,缺点是不够精确,没有考虑到 Kappa 角的因素。

（2）三棱镜加角膜映光法：患者注视一个点光源，三棱镜置于斜视眼前，尖端指向眼位偏斜的方向，逐渐增加度数至角膜反光点位于瞳孔中央，所需三棱镜度数即为眼位偏斜度。

（3）三棱镜加遮盖试验：检查时，将三棱镜置于斜视眼前，棱镜的尖端指向斜视方向，逐渐增加三棱镜度数至斜视角被中和，眼球不再移动为止。此时所用三棱镜度数即为所检查距离和注视方向的斜视度。可以用单眼遮盖 - 去遮盖法检查，也可用交替遮盖法检查。该法为比较精确的斜视角定量检查法。

（4）同视机法：用同时知觉画片检查斜视度，检查时一眼注视画片中心，检查者把对侧眼镜筒调整到被查眼反光点位于瞳孔中央处，在刻度盘上可以直接读取斜视度数。此检查结果为他觉斜视角（客观斜视角）。

4. 眼球运动功能检查

（1）单眼运动检查：检查时遮盖一眼，另一眼追踪向各注视方向移动的视标，如发现任何眼球运动的减弱，则提示向该方向运动的肌肉力量不足或存在限制因素。

（2）双眼运动检查：包含双眼同向运动和双眼异向运动。双眼同向运动检查时，令双眼分别注视各诊断眼位的视标，根据斜视角的变化判断受累肌。双眼异向运动包括集合和分开运动，临床上多检查集合功能。

（3）娃娃头试验：为鉴别外转运动限制真伪的方法。将患儿的头突然转向外转"受限"的对侧，观察外转能否到达正常位置。

（4）牵拉试验：主要用于鉴别眼球运动障碍系源于神经肌肉麻痹还是来自机械性限制。分为主动牵拉试验和被动牵拉试验。检查前详细告诉患者可能的不适和检查过程中应该如何配合，特别是局部麻醉的患者。

（5）Parks 三步法：用于在垂直斜视中鉴别原发麻痹肌为上斜肌还是另一眼的上直肌。三个步骤是递进的排除法。第 1 步，先确定上斜视是右眼还是左眼。第 2 步，分析是向右侧注视时垂直偏斜大，还是向左侧注视时垂直偏斜大。第 3 步，做歪头试验，令头转向高位眼侧（右侧），垂直偏斜增大，即歪头试验阳性，则原发麻痹肌为右眼上斜肌；如果歪头试验为阴性，则原发麻痹肌为左眼上直肌。

5. 感觉功能检查

（1）抑制检查：患者有明显斜视而无复视主诉，是判断单眼抑制的最简便方法。

（2）融合储备力检查：主要方法为红色滤光片加三棱镜法。

（3）立体视检查：包括随机点立体图和非随机点立体图两类。水平视差是产生立体视的基础。患者戴偏振光眼镜或红蓝眼镜，观察特殊印制的图片，对立体视进行定量检查。

（4）复视像检查：患者的头保持正位，不得转动。在其一眼前放一红色镜片，注视 1m 远处的灯光，若有复视，则见一红色灯光和一白色灯光；若见粉红色单一灯光，则表示无复视。然后分别检查各诊断眼位，距离中心约 20°。

四、教会家长如何尽早发现孩子斜视?

斜视是一种眼外肌疾病，是眼科比较常见的疾病，多发生于儿童及婴幼儿，可表现为两眼不能同时注视目标，与遗传、外伤和全身疾病有关。

轻中度的内、外隐斜视不会引起眼睛不舒服，斜度高的才有眼睛不适；垂直性隐斜视有较明显的眼睛不舒服；旋转性隐斜视引起眼睛及全身不适的症状很明显。隐斜视的症状也与全身健康情况、精神状态等因素有关。

隐斜视常出现以下症状：

（1）久视后由于持续使用神经肌肉的储备力而引起眼肌疲劳，常出现头痛、眼酸痛、畏光。

（2）阅读时发现字迹模糊不清或重叠、串行，有时可出现间歇性复视、间歇性斜视，但是用单眼看反而觉得清晰、省力等，甚至发生双眼视觉紊乱。

（3）立体感觉差，不能精确地判定空间物体的位置和距离。隐斜视还可出现神经放射性症状，如恶心、呕吐、失眠、结膜和睑缘充血等症状。

家长如果发现孩子有以上表现，怀疑孩子是否斜视，可用上面介绍的遮盖检查步骤初步测试下小孩是否真的有斜视症状。如果符合斜视体征，需及时去医院进一步确诊，尽早发现及时治疗。

五、斜视只能通过手术治疗吗?

斜视是可以矫正的。一经诊断就应立即开始治疗，手术治疗是治疗斜视的主要手段，但是，是否有进行手术的必要，还要根据患者的斜视类型以及患者的具体情况而定。患者需接受专科医生的诊疗以及各项专科检查综合检查以后才能判断。

斜视的治疗方法分为非手术治疗和手术治疗。

1. 非手术治疗

非手术治疗适用于斜视度数小、眼位控制能力好、双眼视功能没有影响的患者。但是要根据斜视的类型和严重程度来选择，不可一概而论。

非手术疗法包括：正位视训练、屈光矫正、负镜过矫、棱镜治疗、遮盖疗法及肉毒毒素注射治疗等。非手术疗法不是万能的，需要经过专业的眼科医生评估，并不适合所有患者。治疗的目的是减少患者眼位偏斜的程度，使双眼能在正常的集合和融合范围之内，不会出现双眼视功能的损害，一旦在非手术治疗过程中出现病情加重的情况，则必须采取手术治疗。

2. 手术治疗

经非手术治疗后斜视不能被完全矫正的患者，可以考虑手术治疗，手术的方式要根据斜视的类型及斜视的程度来定。

所以出现斜视以后，一定要及早到正规医院，由专业人员检查明确以后制订出准确的治疗方案，合理地矫正斜视。

第三节　弱视

一、弱视是怎么回事？

要想理解弱视和近视，还要从儿童眼部发育说起，就像孩子的身高不断增长一样，眼睛也是不断发育长大的，经历远视→正视→近视。

近视通俗来讲是视力正常以后的眼轴过度发育导致的视力再下降，佩戴近视矫正眼镜视力可以恢复正常。而弱视不一样，表面上看起来同样是视力达不到正常，但本质不是视力弱、视力差，而是视功能在发育的过程中因为一些特殊的原因，根本没有发育到正常，因此即使戴矫正眼镜视力也达不到正常。

在诊断弱视之前，必须经过详细的眼科检查，排除所有影响视力的疾病，同时还要有影响视功能发育的病因存在，否则不能轻易下弱视的诊断。治疗上，弱视佩戴矫正眼镜是最基础也是最关键的一步，但不是只有这一步，必须配合后续的遮盖疗法、弱视训练，视力才有可能达到正常。

二、弱视会遗传吗？

目前没有足够证据表明弱视具有家族遗传特征，但有人认为弱视属于多基因遗传，是屈光不正和斜视等遗传所致，总之，弱视是否会遗传亟待进一步研究。对有弱视、斜视、屈光不正家族史的患儿应长期追踪随访，如发现斜视和屈光不正及时予以矫正治疗，以避免弱视的发生。

三、弱视需要做什么检查？

弱视需要做视力检查、屈光状态检查、注视性质检查、视觉电生理检查等。

四、家长问：孩子不玩电子产品，也比较注意看书姿势，为什么会有弱视？

弱视的发病机制极为复杂，它是视觉发育期内由于单眼斜视、高度屈光不正、屈光参差、形觉剥夺等引起单眼或双眼最佳矫正视力下降。

有的小孩虽然用眼习惯很好，但是由于家族遗传、视觉发育不理想等原因患斜视、近视等眼部疾病未能及时诊断与矫正，从而损伤视力，甚至引起弱视。

五、孩子弱视有哪些治疗方法呢?

大部分弱视患者，都是在童年时期就发现并给予治疗。

在可以导致弱视的高危因素中有两种是可以手术治疗的，形觉剥夺（眼部病变如先天性白内障、上睑下垂等导致光线不能正常到达视网膜）和斜视。

眼部如果存在这两种状态，发生弱视的危险性很高，通过手术矫正形觉剥夺和斜视，可以避免弱视的发生或者为已经发生的弱视提供治疗条件。可以导致弱视的高危因素还有屈光不正和屈光参差，这两种需要行屈光矫正来为弱视治疗提供保证。

弱视的治疗必须在弱视的高危因素全部去除后才可能有效果。所以手术矫正不是矫正弱视而是去除有可能发生弱视的高危因素。

六、弱视不治有什么危害?

弱视的诊治强调早期诊断和早期治疗。如果不及时治疗，长大后就不可能治愈。因为弱视眼没有完善的双眼视觉功能和精细的立体视觉，不能准确地判断物体的方位和远近，这对患儿日后的升学、择业都会有一定影响。

大部分的弱视患者，都是在童年时期就发现，并给予治疗的。小部分患者因为一眼视力好，一眼视力差，没有明显的自我感觉，到参加高考、参加工作体检时才发现，想治疗却已经错失了最佳治疗时机。为什么？因为视功能的发育分为关键期、敏感期、可塑期、稳定期，一般来说在稳定期之前，弱视如果得到积极的治疗，治疗效果好，有可能治愈。但是，稳定期后（12岁）弱视治疗效果差，大部分是无效的。而且，弱视最关键的治疗方法是遮盖健眼，逼迫弱视眼去注视目标，如果年龄大了（12岁以后），基本不可能做到把看得清楚的眼睛盖住，用看不清的眼睛来学习和工作。所以说，成年弱视基本上是治不好的。家长要密切关注孩子的眼睛，尽量早带孩子到眼科检查，并且能定期带孩子行眼部体检，早发现、早诊断、早治疗，避免成年以后的遗憾。

第四节　近视

一、近视是怎么回事?

正常情况下，婴幼儿屈光处于远视状态。随着生长发育逐渐趋于正视化，然而，随着眼睛的生长发育，部分孩子从远视发生到正视后并没有停止，而是继续"生长"。

由于近距离、长时间、高负荷用眼，导致睫状肌持续收缩痉挛，晶状体难以放松，调节失衡。长期如此，正视便会发展为"近视。"

近视分为假性近视和真性近视，真性近视发生后，若眼轴长度持续增长，近视程度增高则为高度近视。

如果是轴性近视，眼轴的延长得不到有效的控制，高度近视发生眼底病理性改变后最终发展为病理性近视。

二、近视会遗传吗？

近视确实会受到遗传因素的影响，不同类型的近视遗传概率也不相同。

单纯性近视一般由于后天不良的用眼习惯造成，遗传概率较小，但病理性近视的遗传风险则相对较大。

三、怎么矫正近视？

公认矫正近视的有效方法有：框架眼镜、角膜塑形镜（OK 镜）、硬性角膜接触镜（RGP 镜）、软性角膜接触镜、用眼行为监控设备、近视眼手术等。

四、近视者戴眼镜度数加深会越快吗？

佩戴质量合格且合适度数的眼镜并不会使近视的度数加深加快。

未经过专业机构散瞳验光得出的视力不一定是准确的，这样很容易使得患者佩戴度数不合适或质量不合格的眼镜，从而造成近视度数加速发展。

五、做完近视激光术后还会再次近视吗？

近视术后再次出现视力下降或者出现近视的表现，这种情况称为屈光回退，原因通常有以下 2 个：

（1）角膜愈合能力过强。

（2）术后没有注意合理用眼，导致近视度数加深。

一般视力回退是很少出现的，首先要到医院进行验光检查，明确目前视力和近视的程度。如果是手术以后短期出现，可以继续观察一段时间；如果手术半年后仍然存在比较大度数的近视，建议及早佩戴框架眼镜或者再次手术。

六、近视手术有年龄要求吗？

近视矫正手术并不是人人都适合的，需要进行详细的眼科检查和评估。

通常情况下，18～45 岁是进行手术的最佳年龄。

小于 18 岁的青少年，由于眼球还处于发育阶段，近视度数不稳定，因此建议在 18 岁以后，眼球发育和近视度数稳定后手术。

而年龄大于 50 岁的近视患者也不建议手术。因为 50 岁之后，白内障的发生率逐渐增高，且眼球调节功能减弱，近视矫正术后"老花眼"症状加重，此时进行近视矫正，弊大于利。

通常情况下，要求接受手术治疗的患者年龄在 18 岁以上，且近两年近视度数发展比较稳定，每年度数加深不超过 50°。

七、感觉眼前有蚊子飞，是怎么回事？

"眼前好像老是有蚊子在飞，但又总也抓不到、打不着"，此种若有若无的"蚊子飞舞"困扰着一些人，尤其是人到中年之后，不少人都有"飞蚊症"。

大部分人觉得症状轻微，而有些人觉得这些"蚊子"已经多到影响自己看东西和日常生活了。

眼球的内容物玻璃体，是一种透明的胶质体，组成了眼球的绝大部分。而玻璃体混浊，就是常说的"飞蚊症"，视野中可以看到会飘动的异常阴影，可以是任何形状，白色背景下更明显。

其中有 80% 是"轻度的玻璃体混浊"，这是发生玻璃体后脱离，或随年龄增长玻璃体液化的正常现象。

但是如果眼前黑影突然增加，特别是视野中出现闪光感，则需立即前往医院检查，这有可能是视网膜出现裂孔的表现，高度近视的患者尤其容易发生。

第五节　青光眼

一、什么是青光眼？

青光眼是一组威胁和损害视神经及其通路而损害视觉功能，主要与病理性眼压升高有关的临床综合征或眼病，同时原发性青光眼还是眼科最重要的心身疾病。在某些不良因素的作用下，如果眼压超过了眼球内组织所能承受的限度，将损害眼球各组织（包括角膜、虹膜和晶状体）尤其是视神经及其视觉通路，进而损害视功能，最典型和最突出的表现是视盘的凹陷性萎缩和视野的特征性缺损、缩小。

二、青光眼有哪些类型？

青光眼的分型一般与发病原因、发病病程、房角状态、眼压情况密不可分（表 16-5-1）。

表 16-5-1　以病因为基础的分型

分型	描述
原发性青光眼	发病原因暂未完全阐明，发病机制仍不清楚，排除所有继发因素后方可诊断。是主要的青光眼类型，我国发病率约为 86.7%

分型	描述
继发性青光眼	由于眼部或者其他全身疾病等明确病因所导致的一类青光眼。通常是指受到已知的疾病或是药物的影响，引起房水的外流受阻或生成增加导致的眼压升高。可见于任何年龄
先天性青光眼	由于眼球在胚胎期和发育期内房角结构发育异常所导致，可以在出生时已存在，也可以到青少年时期才表现出来

1. 原发性青光眼

原发性青光眼可双眼同时或先后发病，发病程度也常有不同。根据房水外流受阻导致的前房角形态，原发性青光眼可分为开角型青光眼和闭角型青光眼（表16-5-2）。

表 16-5-2　原发性青光眼的分型

分型	描述
开角型青光眼	房角处于开放状态，不阻碍房水流动到小梁网，进程缓慢，多数没有明显症状，早期不易被发现
闭角型青光眼	房角被周边虹膜组织机械性阻塞导致房水引流受阻，引起眼压升高。急性发作时表现为患眼胀痛伴头痛、恶心、呕吐等症状

根据发展规律和病例发展过程闭角型青光眼又分为急性和慢性两种临床表现型。特殊类型的青光眼如恶性青光眼、正常眼压性青光眼、色素性青光眼等虽也属于原发性青光眼，但与开角型青光眼和闭角型青光眼有所不同。

2. 继发性青光眼

继发性青光眼由于病情复杂、严重，预后往往也不尽如人意。继发性青光眼病因比较明确，常见的主要原因有以下几种（表16-5-3）：

表 16-5-3　继发性青光眼的分类

分类	描述
炎症相关性青光眼	各种累及眼部（包括眼球内和眼眶）的炎症，可表现为暂时性或者慢性顽固性，多见于眼前部的炎症
眼外伤相关性青光眼	常见原因有眼球钝挫伤、撕裂伤、化学伤或物理性损伤等，发病机制比较复杂
晶状体相关性青光眼	视力下降较为明显，往往有白内障、白内障手术史或眼外伤的病史
血管疾病相关性青光眼	治疗棘手且预后效果不佳，是一种难治性青光眼，关键在于积极治疗原发病
综合征相关性青光眼	主要有虹膜角膜内皮综合征和 Sturge-Weber 综合征（一种先天性胚胎早期血管发育畸形）
药物相关性青光眼	糖皮质激素青光眼通常与眼局部或全身使用糖皮质激素制剂有关

3. 发育性青光眼

发育性青光眼属于遗传性眼病，由于在胚胎期或发育期眼部房角组织发育异常引起的青光眼，发病率约为万分之一，男性高于女性，可分为原发性婴幼儿型、青少年型及合并其他先天异常（表16-5-4）。

表 16-5-4　发育性青光眼的分型

分型	描述
原发性婴幼儿型发育性青光眼	眼压升高的机制主要是因为前房角自身的发育异常而导致的房水外流受阻，但确切机制尚不明了
青少年型发育性青光眼	发病的原因与原发性婴幼儿型青光眼相同，发病过程与原发性开角型青光眼相似
合并其他先天异常的发育性青光眼	可发生在出生前后、婴幼儿期、儿童期，甚至更大年龄

三、青光眼的基本检查项目有哪些?

青光眼的基本检查项目有眼压、房角、视野、视盘、眼压。

1. 眼压

眼压是青光眼的诊断与评估治疗效果的重要指标。

眼压不是恒定不变的，而是动态波动的，比如体位变化、清醒、睡眠、情绪波动和血压变化等都会引起眼压的变化。不仅要关注眼压的数值，还要关注眼压的高低变化幅度，变化的幅度过大，即使眼压都在正常范围内，也有可能造成视神经的损害。

但是，眼压增高并不是青光眼的明确评估指标，也就是说眼压增高不见得一定是青光眼，而眼压正常也有可能是青光眼。眼压的数值和视神经的耐受水平相匹配时，就不会引起青光眼，而一旦眼压超过视神经的耐受程度就可能发生青光眼。如果单纯性眼压升高并没有造成青光眼的损害，通常这部分人被诊断为高眼压症，需要定期随访，以防青光眼"悄悄"来临。

2. 房角

前房角是房水流出眼球的最主要通道，任何原因导致前房角处房水引流受阻，都会引起眼压升高导致青光眼。因此，直接对前房角检查对于青光眼的诊断、分型，了解眼压升高的机制及制订治疗方案以及了解治疗效果等都是十分重要的。

3. 视野

视野检查是诊治与追踪青光眼最重要的检查之一。视野检查可以直接了解视神经的功能，判断视神经受损的程度。视野是指眼睛向正前方固视不动时，所能看见的空间范围，与青光眼的诊断和治疗密切相关。视野检查结果可靠性的关键取决于患者的"固视"状态，也就是说在整个检查过程中患者只能注视正前方视野计中设置的中心亮点（即固视点），眼球不能转动或有意无意地从旁边"偷看"，目的是检查用眼睛周边的余光所能看得见的范围。

青光眼引起的视神经纤维受损，表现在与视神经纤维相对应的视野区的视功能下降（称暗点）。青光眼患者的视野随着病程的进展，会出现一系列典型的特征性改变，有助于青光眼的诊断。青光眼早期"暗点"小，而且分散存在，还不影响正常看东西，患者很难察觉；随着病程进展，患者可能发现在定睛看前方时，有一片区域看不清楚；发展到晚期甚至只能看得到正前方窄小范围内的物体，连吃饭都看不见桌上的菜碗，下楼梯都不敢伸脚了。这说明由青光眼早期的轻度视野缺损渐渐向中期、晚期发展，最后整个视野完全丧失而失明。医生会根据视野改变的部位和形态特征，区分视神经损伤的严重程度，了解青光眼病变进展的状态而采取恰当治疗，以制止病变发展。

4. 视盘

视网膜由黄斑向鼻侧约 3mm 处有一直径约 1.5mm、境界清楚的淡红色圆盘状结构，称为视神经盘，简称视盘。这是视网膜上视觉纤维汇集穿出眼球的部位，是视神经的始端。因为该处无感光细胞，所以无光的感受作用，在视野中形成生理盲点。

四、哪些人容易得青光眼？

以下人群容易得青光眼。

（1）40 岁以上的人群。

（2）青光眼家族遗传史。

（3）高度近视人群。

（4）高血压人群。

（5）糖尿病人群。

五、出现什么情况考虑青光眼急性发作？

不同类型的青光眼，前兆表现各不相同。

闭角型青光眼的发生征兆主要包括：

（1）在情绪波动明显、黑暗处停留时间过久或劳累后出现的阵发性视物模糊、眼部胀痛，轻度的眼部充血、头痛，甚至恶心、呕吐等，一般休息后可缓解。

（2）近视患者出现的短期内近视度数的加深。

（3）比同龄人更早出现的老花眼。

（4）用眼过度后出现的眼眶酸胀或鼻根部酸胀感。

（5）虹视现象，即眼睛看灯光时，在光源周围出现的像彩虹一样的彩色光晕。原发性婴幼儿型青光眼或发育性青光眼，患儿早期会有畏光、流泪、眼睑痉挛等表现。

但大部分开角型青光眼患者无明显的前驱症状，就诊时已处于青光眼中晚期。

对于 40 岁以上、有青光眼家族史、白内障、糖尿病等疾病的高危人群，建议定期做眼科检查，实现早诊断、早治疗。

六、青光眼患者饮食要注意哪些？

眼压高的人应以清淡饮食为主，多吃蔬菜等粗纤维食物，没有糖尿病的人可适当服用蜂蜜，保持大便通畅，避免加重高眼压状态。

要避免高脂肪、高糖等食物；不要吃容易导致口渴的食物；禁止吸烟，喝浓茶、咖啡，以及吃辛辣等刺激性食物；可以少量饮酒。

适当控制饮水量，少量、多次饮水，每次饮水量不超过 500mL，以免房水分泌增加，引起眼压升高。

服用药物时要认真阅读药物说明书或者征求青光眼专科医生的意见，避免服用促进房水产生增多（如硝酸酯类药物）和或妨碍房水排出（阿托品、甲氧氯普胺等）的药物。

青光眼患者在术后，其饮食更应该清淡，以新鲜蔬菜、豆制品、水果等为主，可适当进食肉类、蛋、牛奶等，但切忌"大补"，尤其是瘢痕体质的患者。

七、得了青光眼，该如何配合医生积极治疗？

青光眼是世界上排名首位的不可逆性致盲性眼病，青光眼治疗的主要目的是有效控制病情发展，保护视神经，防止视野进一步缺损。作为一种需要终身治疗和随访的疾病，为了在日常生活中更好地配合医生治疗，我们需要做到以下几点：

1. 按时进行常规检查

每次复查后，应和医生确定好下次检查的时间，并记录在日历或备忘录上。

2. 有规律地用药

在医生制订治疗方案前，告知医生您的全身情况、有无药物过敏史或禁忌证等。对于大部分青光眼患者来说，需要长时间甚至是终身用药，因此要习惯让用药成为日常生活的一部分，遵医嘱有规律用药。

3. 学会按摩眼球

青光眼滤过术后，手指按摩眼球有利于保持引流口通畅，可在医生指导下学会正确的按摩眼球的方法。

4. 用正确的态度看待青光眼

许多患者对青光眼的相关知识了解甚少，错误地认为得了青光眼一定会失明，并出现害怕、无助等负面情绪。有研究者发现情绪诱因可导致部分青光眼患者眼压升高急性发作。通过治疗可以有效地控制青光眼病情发展，因此要从观念上发生改变，学会与青光眼共存，保持积极乐观的心态，以顽强的意志和良好的心态与疾病做持久斗争。

5. 学会与他人交流

良好的沟通交流，可有效缓解焦虑的情绪，坚定治疗的决心。在与其他青光眼病友交谈时需要注意，每位青光眼患者的病情和治疗方案也是各有不同，因此不建议将治疗方案一味地与他人进行比较。

八、青光眼患者能扩瞳吗？

扩瞳是眼科常见的一种检查和治疗方法。它通常是指使用睫状肌麻痹剂将瞳孔散大，然后进行相应的检查和治疗，主要用于散瞳验光和散瞳检查眼底以及葡萄膜炎等疾病的治疗。其实，扩瞳和散瞳是一个意思，在眼科医学来说，散瞳的说法更为正式和专业。

常使用的散瞳药物通常分为两种：短效散瞳剂和长效散瞳剂。常用的短效散瞳剂作用快，但持续的时间较短，包括托吡卡胺和复方托吡卡胺滴眼液；长效散瞳剂如阿托品眼用凝胶。

原发性闭角型青光眼的发病是在具有前房浅、房角窄解剖因素的基础上，各种原因导致的，瞳孔散大是最危险的诱因。青光眼术前不能散瞳是因为：散瞳后会引起瞳孔散大，虹膜向周边部堆积增多，瞳孔阻滞程度加重，形成"病理性瞳孔阻滞"，使前房和房角变浅、变窄，甚至全部关闭，房水排出受阻，导致眼压急剧增高；另外，由于散瞳药还有扩张血管的作用，使睫状突毛细血管扩张，房水分泌增加，引起眼压升高，从而引起青光眼急性发作。

有些青光眼患者会觉得十分疑惑：为什么在术前医生三令五申禁止使用散瞳药，但术后又要使用散瞳药，这样做的原因是什么。

在行青光眼术后大多患者会有或轻或重的眼内炎症反应，应用散瞳药可减轻虹膜炎症反应，防止虹膜后粘连，促进术后前房的形成，预防恶性青光眼和其他原因引起的浅前房，所以术后使用散瞳药不但不会升高眼压，反而可通过抑制炎症反应和促进前房形成更好地控制眼压。一般情况下术后需使用2～3周的散瞳剂。术后如眼内炎症反应较轻，前房形成较好可使用短效散瞳药如托吡卡胺滴眼液；如果眼内炎症反应较重，虹膜后粘连，瞳孔不易散大且前房形成不好，就需要使用作用较强的睫状肌麻痹剂如1%阿托品眼用凝胶，必要时还可球结膜下注射散瞳合剂。

总之，青光眼患者必须在眼科医生的严密指导下正确使用眼药水，切忌随意更改、减用或停用药物，以免影响治疗。

特别提醒：

在使用散瞳药时要压迫鼻根部的泪囊区5min，减轻药物经鼻泪道吸收引起的毒副作用。点药后要将头偏向患眼侧，切勿让散瞳药流到对侧眼，以免引起不良反应。

九、常用的抗青光眼药物有哪些注意事项？

眼压是青光眼的独立危险因素，据研究表明，不仅持续性高眼压可引起青光眼性视神经和视野损伤，而眼压波动更易造成视神经损伤。药物治疗是有效降低眼压最常用的方式之一，目前常用的抗青光眼药物可分为 6 大类：

1. 拟副交感神经药物（缩瞳剂）

缩瞳剂通过激动 M 受体使睫状肌收缩和直接刺激胆碱能受体，使晶状体悬韧带松弛，中央前房变浅，达到增加小梁引流的作用。毛果芸香碱是最早使用的抗青光眼滴眼液，也是最经典、最有效的缩瞳剂。由于此药会引起瞳孔痉挛、虹膜后粘连及加重白内障，且易与青光眼病情相混淆，目前临床应用越来越少。

2. β 受体阻滞剂

经典的抗青光眼药物，具有显著的降眼压效果。其主要降眼压机制是通过抑制睫状突上皮环腺苷酸的生成而减少房水生成，降低眼压。在全身不良反应方面，该药长期使用会对心、肺功能产生较大的负面影响，因此对本药造成的心血管系统和呼吸系统的副作用要予以重视，禁用于窦性心动过缓、中度以上房室传导阻滞、充血性心力衰竭、支气管痉挛和哮喘等全身病患者。目前临床上使用的主要有噻吗洛尔（噻吗心安）、盐酸倍他洛尔、盐酸卡替洛尔。

3. 肾上腺素能受体激动剂

具有同时减少房水生成及增加葡萄膜 - 巩膜通道房水外流的作用，其全身副作用较 β- 受体阻滞剂小。常用的选择性肾上腺素能激动剂有盐酸阿泊可乐定与 0.2% 酒石酸溴莫尼定（阿法根），最常见的副作用有口干、嗜睡、疲劳感等，儿童更易出现嗜睡，不宜应用。

4. 碳酸酐酶抑制剂

该类药物与噻吗洛尔有协调降眼压的疗效，其作用机制是直接抑制睫状上皮细胞的碳酸酐酶，从而减少房水的生成。磺胺类药物过敏者应禁用。目前临床上使用的主要有乙酰唑胺与醋甲唑胺（又名尼目克司）口服片剂、1% 布林佐胺（派立明）滴眼液。长期使用可引起低钾血症和尿路结石，因而不宜长期使用。

5. 前列腺素类药物

是各类降眼压药物中较为新型并相对安全的药物，可以有效地促进房水外流，产生相对持久、稳定的降压效果。其主要降眼压机制是增加房水从另一通道即葡萄膜 - 巩膜通道引流而排出眼外。推荐用法为每晚睡前一次，可以有效降低夜间和次日日间的眼压。目前临床上使用的主要有 0.005% 拉坦前列素、0.004% 曲伏前列素、0.03% 贝美前列素，三种药物降眼压效果未发现明显的统计学差异，多数情况下医生根据患者的药物敏感性进行选择。

6. 高渗剂

主要通过提高血浆渗透压使眼球内脱水以降低眼压。常用 20% 甘露醇注射剂和 50% 甘油盐水及 20% 异山梨醇酯液口服。前者用于静脉快速滴注，降眼压作用起效快但维持时间短（6h），有严重心、肺、肾功能不全或者严重脱水和水电解质紊乱患者应禁用，易引起急性心力衰竭、肾衰竭、肺水肿。后者供口服，但两种均不能长期应用。

7. 青光眼药物联合使用原则

当单一抗青光眼药物不能有效控制疾病发展时，医生可以根据病情更换或者联合用药。联合用药可分为两种：一种是将两种或者两种以上不同作用机制的不同药物，制成固定的配方和浓度使用；一种是搭配两种或者两种以上的不同药物，分别遵医嘱按时、按量使用。

十、青光眼术前的注意事项有哪些？

青光眼术前的注意事项如下：

1. 做好充分的心理准备

青光眼手术的主要目的是控制眼压、延缓疾病的进展，对已经损害的视力改善较小，因此患者及家属应对手术的预后有充分的认识及心理准备。

2. 完善常规检查

如血常规、心电图、凝血功能、肝肾功能、尿常规、粪常规、血糖、胸部 X 线片等，了解术前检查的必要性及注意事项。合并有心血管病、糖尿病等疾病的患者需要专业医生评估身体条件是否能耐受手术。

3. 完善治疗

青光眼急性发作期需使用 20% 的甘露醇静脉滴注降低眼压。术前 1 天需按医嘱使用抗生素眼药水，部分患者还需进行结膜囊和泪道的冲洗。

4. 生活注意事项

（1）饮食：患者术前应进食清淡、无刺激性的食物，禁止吸烟、饮酒，避免咖啡、浓茶。特别需要注意的是，饮水会使房水产生增多，升高眼压，患者应控制饮水量，每次饮水量以不超过 300mL 为宜。

（2）服装：避免穿高领、紧身的衣服。

（3）灯光：保持充足的睡眠，避免长时间看手机、电脑、电视，也尽量不要在弱光下阅读时间过长。

（4）卫生：注意用眼卫生，不用手揉眼，可用一次性面纸擦去眼部分泌物。术前 1 天剪除眼睫毛，做好洗头、洗澡等清洁卫生工作。

十一、常见的青光眼术后并发症有哪些?

青光眼是一种终身疾病，施行任何抗青光眼手术都是为了达到降低眼压以维持或保护视神经功能的目的，而不是为了提高现有视力。随着现代眼科显微手术技术的发展，大多数青光眼滤过手术成功率已有显著提高，但不管任何手术，都存在风险，术后并发症也是时有发生。青光眼常见的术后并发症主要有以下几种:

1. 出血

出血是青光眼手术最常见并发症之一。结膜下出血一般与手术或结膜下注射麻醉药物或抗生素有关。此外，前房积血也有可能发生，由于手术切口处的出血流入前房，或眼压降低过快导致虹膜血管扩张出血。少量的出血一般能在 1 周内自行吸收，出血量相对较多时 (如果超过前房一半)，医生将会根据具体情况采取相应的治疗措施。

2. 感染

任何手术都有发生感染的危险，术前采取有效的预防措施，可以在很大程度上降低伤口感染的发生率。未进行治疗的慢性泪囊炎患者，应绝对禁止手术。患者既往有糖尿病病史或使用类固醇药物、术中消毒措施不严、术后护眼不当等原因都可能导致眼部感染。

3. 浅前房

浅前房是青光眼滤过性术后早期最常见的并发症之一，尤其多见于闭角型青光眼。

（1）低眼压性浅前房的主要原因有:

① 房水从眼内流出的滤过太强。

② 切口闭合不良。

③ 脉络膜脱离等。

（2）高眼压性浅前房的主要原因有:

① 恶性青光眼。

② 迟发性脉络膜上腔出血。

③ 瞳孔阻滞等。

当出现浅前房时，患者和家属不要紧张，通过医生的诊断和及时处理，大都可以完全恢复，并且不影响手术效果。

4. 术后眼压异常

低眼压的主要原因是由于房水生成减少或排出增加所致。抗青光眼术后低眼压的常见原因:房水分泌不足，如一过性睫状突休克，抗代谢药物如丝裂霉素 C 及 5- 氟尿嘧啶对睫状体的直接毒性所致;房水外流过畅，如滤过泡漏以及薄壁滤过泡或脉络膜睫状体脱离，房水经非压力性途径外流增加等。

术后高眼压的主要原因有：

（1）存在术前高眼压、房角窄、浅前房等青光眼高危因素者。

（2）术后炎性反应较重，阻塞房水通道。

（3）房水引流不畅等。

5.恶性青光眼

恶性青光眼给患者的眼部结构及视力带来极大损害，甚至可能导致患者失明。引起患者出现恶性青光眼的主要原因有：患者年龄、术前眼压、眼轴长度、前房深度、晶体厚度，房角全关闭，患者为慢性青光眼等。医护人员应在术前及术中针对以上问题做好防范工作，从而降低恶性青光眼的术后发生率。

6.加速白内障的形成

据研究，抗青光眼术后（滤过性手术）约有 1/3 的患眼会发生白内障，其中部分患眼术前即有老年性白内障或者并发性白内障。加速白内障形成的原因主要有：

（1）术后可能会导致房水成分的改变，影响晶状体的营养供给从而导致白内障。

（2）浅前房的出现。

（3）手术器械误伤晶状体。

（4）未遵医嘱使用眼药水等。

十二、青光眼术后早期需要注意哪些？

术后护理是否落实到位对青光眼手术效果起着重要作用。那么，青光眼术后早期需要注意哪些呢？

1.体位

卧床休息时一般取侧卧位或平卧位，头部稍抬高，不要采用俯卧位。如有前房出血可取半坐卧位，不得低头，不得用力睁眼、闭眼、挤眼或用手揉眼，不大声说笑，防止碰伤眼部。下床活动时要注意安全，术后 1 周不做低头弯腰动作，不可背负重物，防止跌倒、碰伤；术后 2 周可逐渐恢复日常工作与学习。但手术切口约 1～2 个月才真正长好，3～6 个月才真正长牢。

2.饮食

术后饮食宜清淡、易消化，不宜过量、过硬，应少食多餐。另外，值得注意的是，青光眼术后不宜进食人参、鹿茸等温热补品，更要戒烟、戒酒。因患者术后常卧床休息，胃肠蠕动减慢，如便秘，可适当使用通便药物，防止眼内出血、浅前房等的发生，有利于切口的愈合。

3.预防感染

青光眼术后由于手术切口未完全愈合，术眼抗感染能力下降，患者应注意用眼卫生，禁止用手、毛巾、衣物等揉擦术眼，术后3天禁止洗脸，一周内术眼不能进水。局部可用复方妥布霉素眼药水滴眼，滴眼药水时应注意结膜充血及眼分泌物情况，及时将异常情况告知医生。在全身使用药物过程中注意是否发生药物不良反应。

4.密切观察病情变化

角膜水肿是最常见的术后并发症之一，通常一周之内会自行消退。术后患眼如有出血现象，可半卧位或高枕卧位，使血液沉积于前房下方，及时告知医生进一步止血治疗。患眼需常规滴用散瞳药防止虹膜后粘连，非手术眼也需滴用缩瞳药，治疗或防止诱发青光眼。

5.眼球按摩

对于术后眼压控制不理想、滤泡滤过不良的患者进行眼球按摩。正确的眼球按摩方法：按住下眼睑向上按压眼球（不是揉眼球），每压10s停10s，共进行5～10次。根据眼内压的高低，每日1～4次。术后早期按摩可清除阻塞于巩膜切口的血凝块及炎症渗出，中晚期按摩有助于形成理想滤泡。眼球按摩一般在术后6～7天（即拆除结膜缝线之后），眼压＞10mmHg、前房形成、无出血时即开始。

6.保持内心平静

青光眼患者常出现情绪波动，特别是有并发症或多次接受手术者。这种心理状态易导致血管收缩、舒张功能紊乱，不利于术后康复。因此，患者术后应尽量做到思想放松、生活规律，努力保持心情平静，避免心情激动焦躁。

十三、青光眼滤过术后能大补吗?

民间有种说法，术后为促进伤口愈合，需"大补"。因而，在病房里经常可以看到，患者术后，亲朋好友提着大包小包的补品如蛋白粉、人参、鹿茸、冬虫夏草等名贵药材前来探视。而探视后，很多患者会拿着这些慰问品，跑到护士站或医生办公室询问："我能吃这个吗？我有什么需要忌口的？"

那么，青光眼患者术后能大补吗？

答案为否。青光眼手术时，医生通常会在患者的眼内和眼外做一个滤过通道，这就相当于制造了一个"伤口"，而这个"伤口"却是决定手术能否成功的关键。术后前3个月，与其他外科手术相反，医生会想方设法让这个"伤口"不愈合。因而，在滤过泡未完全形成前，患者应避免吃一些高蛋白食品以及促进组织愈合的中药，如人参、当归，这些药物可能使得滤过通道瘢痕化，造成手术失败。此外，人参、党参、西洋参等大补药物，可能导致术后低眼压的情况下前房出血。患者也要避免食用辛辣等刺激性食物，影响恢复。

提倡低蛋白质、富含纤维素的食物为主，吃一些具有利水作用的食物，比如赤豆、金针菜、薏米、西瓜、丝瓜。蜂蜜可以吸收眼内水分，降低眼压，对于治疗青光眼也有很大的帮助。

十四、青光眼患者为什么要规律用药、定期复查?

青光眼患者为防失明需长期使用降眼压药治疗。但研究显示患者用药依从性较低，表现在改变药物种类及使用频次、擅自停药、不按时用药等。良好的用药依从性能促进疾病转归，改善患者预后；反之会导致资源浪费、药物不良反应增加、医疗费用增加、疗效降低、病情恶化等一系列不良后果。

1. 规律用药

按照医嘱积极进行降眼压治疗可降低青光眼发展速度，减少、减缓青光眼发作，且平稳的眼压可减少视功能的损害。不规律的用药可使眼压长期慢性升高，进一步导致视网膜神经细胞受损、视野缺损，影响视功能。

用药过程中，需要强调的是，青光眼患者需要社会与家庭的支持与鼓励。如可制作提醒便条或闹铃，注明服药时间及剂量，将自我管理融入日常生活中去。

2. 定期复查

（1）定期随访时间一般为术后 1 周、2 周、1 个月、3 个月、6 个月、1 年。

（2）一般情况 3～6 个月需要做一次眼部检查，尤其视力、视野、视盘的变化。建议青光眼患者直系亲属每隔 2～3 年做一次眼科检查。

（3）做到早期发现、早期诊断、早期治疗。

（4）及时观察眼睛变化情况：突然剧烈眼痛、头痛伴恶心呕吐，或视力下降、视物模糊等不适，或其他自觉症状严重不适时，请及时就诊。

（5）眼压的检测：检测时间一般为每月一次，特殊情况遵医嘱执行。青光眼患者的眼压即使经过药物或手术治疗，眼压得到满意控制的情况下，还会因为体内外因素的影响导致病情的反复。眼压得到控制只是暂时性、阶段性的，患者仍应定期到医院检查，让医生及时调整治疗方案，保存残存的视功能。无论是可疑的青光眼患者，或是已经确诊的青光眼患者，都需要一直和医生沟通治疗，定期复查。

青光眼患者应提高自身遵医行为和自我管理行为，从而改善疾病进程。

第六节　白内障

一、白内障是怎么回事?

如果把人的眼睛比作一个照相机，眼睛的结构就像照相机的各个部件，各司其职，照相机的组成为：镜头、光圈、胶卷、暗箱等，与之一一对应的，是角膜、瞳孔、视网膜、脉络膜等。

晶状体是位于瞳孔后方一个透明的"双凸透镜"，好比照相机的全自动变焦镜头。

视觉的形成是：外界光线通过角膜、晶状体等透明屈光介质，最后聚焦到视网膜上，从而获得一个完整清晰的图像。如果透明的晶状体变浑浊了，透光性不好了，就相当于一块透明玻璃变成了磨砂玻璃，也就是发生了白内障。

二、只有老年人才得白内障吗？

很多人的认知里，白内障就是一种老年性疾病，其实并不然。按照不同方法白内障有如下分类：

（1）病因：年龄相关性、外伤性、并发性、代谢性、中毒性、辐射性、发育性和后天性白内障等。

（2）发病时间：先天性和后天获得性白内障。

（3）晶状体混浊形态：点状、冠状、绕核性白内障等。

（4）晶状体混浊部位：皮质型、核性、囊膜下白内障等。

（5）晶状体混浊程度：初发性、未成熟性、成熟性、过熟期。

三、白内障用眼药水能治好吗？

目前市面上也有包括中药在内的十余种抗白内障药物，如卡他林、吡诺克辛钠滴眼液（白内停）、谷胱甘肽、麝珠明目液等。国内外学者一直致力于白内障发病机制和预防干预的研究。药物治疗白内障仍处于研究探索阶段，手术治疗目前仍然是各种白内障的主要治疗手段。

临床上暂时还没有发现任何一种药物成为消除白内障的"特效药"，白内障一旦影响了视力，就应该考虑手术治疗。

总的来说，白内障手术，做比不做好，早做比晚做好。

四、人工晶状体是什么？

人工晶状体是一种人工合成材料制成的小镜片。白内障摘除混浊的晶状体后，眼睛就缺少了这个零部件，称为无晶体眼，人工晶状体可以代替自身混浊的晶状体。人工晶状体种类繁多，有单焦点人工晶状体、多焦点人工晶状体、可调节人工晶状体等。人工晶状体植入术经过长期发展，被证实是安全的，通常人工晶状体装到眼睛里，如果没有脱位或造成并发症，就不用更换了，可以永久置放，所以术前要做详细的检查，尽量选择一个最合适的人工晶状体。

五、如何用正确的心理面对白内障？

老年白内障是最为常见的白内障类型。情绪与心理是影响老年白内障手术患者的生活质量相关因素。由于老年人各个器官系统的功能退化、减弱，再加上严重的视功能损害，容易产生孤独、焦虑、恐惧、悲观等负面情绪，影响手术的顺利进行以及延缓病情的恢复。

临床发现，大部分老年患者经过白内障手术治疗以后，视力得到比较明显提高，患者容易产生兴奋、激动的情绪。

针对患者的这些情绪与心理，我们可以通过哪些方法缓解呢？

1. 认知干预

患者应积极配合医护人员，了解白内障相关知识，对白内障手术情况有所了解，消除对手术的误解及恐惧心理，树立治疗疾病信心。同时家属也应该多陪伴患者，协助医护人员解释病情，安慰开导患者。

2. 情绪干预

针对焦虑、抑郁等情绪，患者应尝试分散注意力，多向同病室病友了解手术治疗成功的例子。术前可以听轻音乐，手术过程中放松心情、自我暗示减轻负面情绪。术后如果视力得到较大提升，也应避免兴奋、激动，以免升高血压、眼压，延缓病情恢复。

3. 环境干预

家属协助参与，营造出安静、整洁、温馨、温度适宜的病房环境，手术前后尽量陪伴在患者身边，照顾患者日常活动，让患者感觉与在家一样。

六、白内障日常生活有哪些需要注意的？

1. 饮食以清淡饮食为宜

多补充蛋白质、蔬菜、水果和豆制品以及富含维生素 A、维生素 C、B 族维生素的食物，如鸡蛋、瘦肉、鱼类、胡萝卜、橘子、番茄等。白内障合并糖尿病、高血压患者应少吃高糖、高胆固醇的食物。

2. 戒烟、限酒

烟草产生的烟雾可以损害抗氧化剂的防护结构，导致晶状体的氧化强度上升，使晶状体的氧化损伤更多，从而增加核性白内障的发生风险。饮酒应当适量，不能嗜酒、醉酒。

3. 起居规律，注意劳逸结合

可以适当进行体育锻炼，比如进行散步、太极等运动，避免剧烈运动。白内障术后患者也可从事日常家务劳动，比如买菜、打扫等，但三个月内应避免提重物等重体力劳动。

4. 避免用眼过度

平时可以适当阅读书报和看电视手机，但时间应控制在 1h 之内，不应过度用眼，避免产生眼疲劳，建议术后 1 周内少看电视手机等电子产品。

5. 稳定情绪

术前避免情绪过于激动或过于焦虑，并保证充足的休息和睡眠。

第七节　眼科其他知识

一、视网膜疾病有哪些？

视网膜是眼球壁的最内层，结构精细复杂。视网膜疾病包括以下几种（表 16-7-1）：

表 16-7-1　视网膜疾病分类

一、视网膜血管疾病	视网膜动脉阻塞
	视网膜静脉阻塞
	视网膜静脉周围炎 糖尿病视网膜病变
二、黄斑部疾病	年龄相关性黄斑变性
	黄斑裂孔
	黄斑部视网膜前膜
三、视网膜脱离	孔源性视网膜脱离
	牵拉性视网膜脱离
	渗出性视网膜脱离
四、视网膜色素变性	
五、视网膜母细胞瘤	

二、什么情况该筛查早产儿视网膜病变？

在很多发达国家，专家们都倡议进行所有新生儿和婴幼儿的眼部普筛，以便及时发现可治疗的病变，并防止由于视力问题带来的"次生伤害"。我国目前医疗资源有限，但如果有早产、眼病家族史以及外观和视觉行为的异常，还是应该及早进行眼部的筛查。

视网膜是眼睛内壁的一层神经组织，是视觉图像形成的开始。当婴儿早产时，视网膜中供血、供氧的血管网发育尚未完成，外界环境与妈妈子宫内环境的巨大差别，可能会使后续血管的发育变得异常，出现早产儿视网膜病变（retinopathy of prematurity），简称 ROP。ROP 在出生后 4~10 周开始出现，大多数轻中度 ROP 会自行愈合，少数婴儿会进入最严重的阶段，可能导致双眼的视力下降、双眼视网膜脱离甚至完全失明。但在病变的发展过程中，如果能及时发现和治疗，可以阻断疾病的进展，显著改善疾病的预后。

三、得了糖尿病为什么要定期检查眼睛？

糖尿病性视网膜病变，是糖尿病最严重的并发症之一，其发病率与糖尿病的病程、发病年龄、遗传因素和控制情况有关。

在糖尿病性视网膜病变早期，患者可能没有任何症状。随着病情的发展，可能会出现如下症状：视力下降、视物模糊、看直线变弯或者扭曲变形、眼睛前面有黑色或红色丝状或者团块样的漂浮物、看东西的颜色发生变化、眼睛看东西时有某一个区域被黑影或者红色东西遮挡、突然发作的视力下降等。

如果患有糖尿病，即使目前视力未出现异常，建议每年至少一次来眼科进行全面的散瞳检查。如果视力突然下降，或视物模糊、出现遮挡，也要立即到眼科就诊。

四、哪些人群容易得糖尿病视网膜病变？

以下人群容易得糖尿病视网膜病变：

（1）高血糖人群。

（2）高血压人群。

（3）高脂血症人群。

（4）吸烟、饮酒人群。

（5）肥胖人群。

五、什么是玻璃体腔内注射？

玻璃体腔内注射（眼球内注射）是一种眼科的给药方式，注射用药一般分为四类：抗血管内皮生长因子（vascular endothelial growth factor，VEGF）药、抗炎药、抗感染药、抗代谢药。其中最常用的是抗 VEGF 药。

眼内注射可以引起的严重问题有眼球感染、出血等，但是发生率均低于白内障手术。临床使用已经对药物的安全性给予认可。

六、视网膜脱离是怎么回事？

视网膜脱离是视网膜色素上皮层与视网膜的神经感觉层分离所致。由于视网膜是由神经细胞和支持细胞组成的，所以视网膜一旦脱落，其对应部位的神经细胞功能将会受到不同程度损伤，部分神经细胞功能甚至无法恢复。视网膜脱离如果累及眼底黄斑区，患者的中心视力将受到严重损伤。

视网膜脱离一周之内手术，脱离部位没有累及黄斑，这类患者将会达到最好的修复效果；如果本身是高度近视又耽误了很长时间，即便手术恢复了视网膜位置，术后也有不同程度的视力损伤，无法达到患病之前的视力，但手术成功能保持患者眼球形态和部分功能。

总的来说，视网膜脱离是眼部疾病中最为严重的疾病之一，视网膜脱离手术的目的是恢复视网膜的正常生理位置、保住眼球，而视力取决于视网膜功能的恢复，不能操之过急，也不能期望太高。

七、哪些原因容易诱发视网膜脱离？

视网膜脱离作为一种常见的致盲眼病，可以发生在各种人群、各个年龄阶段，包括老人和幼儿，如果不能及时治疗，可能在短时间内导致失明。

视网膜脱离分为三种类型：孔源性视网膜脱离、牵拉性视网膜脱离、渗出性视网膜脱离。不同类型具有不同的原因，其中孔源性视网膜脱离最常见。

孔源性视网膜脱离顾名思义就是视网膜有裂孔，不过视网膜有孔不一定会马上出现视网膜脱离。孔源性视网膜脱离的三要素为视网膜裂孔、玻璃体牵拉力、液化的玻璃体，三种因素都存在才能引起视网膜脱离。

近视眼尤其是高度近视眼由于周边视网膜变性（包括视网膜裂孔）的概率高，视网膜脱离的风险也随之增大。

当然正视眼也有可能存在视网膜裂孔，随着年龄增长由于玻璃体液化明显，出现视网膜脱离的概率也相应增高。

此外，外力可以促进玻璃体的牵拉，而导致视网膜脱离的发生。

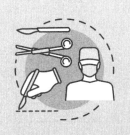

第二篇

外科门诊患者心理疏导案例

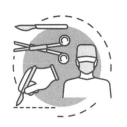

第十七章
导入

在医院就医的过程中，什么情绪是属于正常的心理反应？而什么情况是需要心理医生介入处理的呢？

请先看看下面的案例：

案例一

患者，女性，36岁，离异，是一家服装店的店长，是个独立又开朗的女性。独自抚养着两个孩子，分别是12岁和5岁，孩子们放学后由外公外婆照看。一天她洗澡时发现乳房上有个蚕豆大小的肿块，她有点害怕，但想到即将生理期，就告诉自己：应该是特殊时期乳腺小叶增生更严重导致，懒得去医院折腾了。

十来天后生理期结束，可还是能摸到这个肿块，于是她在网上查阅有关乳腺癌的知识后很担心，更害怕去医院检查。她安慰自己一定不会这么倒霉得了乳腺癌，但接下来的一周她还是非常害怕，经常半夜惊醒。她担心自己病倒后父母和孩子的照顾问题、自己看诊医疗费用的问题等，一想到这些就觉得孤立无援。随之脾气越来越不好，经常为一点小事发火。

母亲发现了她的变化。患者在家的时候她母亲总是抽出时间陪伴她，陪她聊聊家人当天发生的一些小事情，回忆她的小时候等等，虽然母亲并没有问她，但母亲的陪伴让她的思想发生了改变。

她鼓起勇气去医院就诊，经过一系列的检查诊断为脂肪瘤。从医院出来后，她第一时间给母亲打了电话，告诉母亲近期自己的心路历程，感谢母亲的陪伴让她有勇气去面对。

患者从发现自己乳房有肿块后，出现了哪些心理反应？她的这些反应正常吗？是否需要找心理医生呢？

答：患者作为一个单身母亲，是家庭的主心骨，需要她身体健康、心理强大。当她发现身体有异样时，首先想到的不是去医院，而是选择了回避，她认为自己的家庭情况是不允许她生病的。当从网络上了解到乳房上的肿块极有可能是乳腺癌时，她不知所措，面对这个"疾病"的突然袭击，她没有时间作准备。

她觉得自己努力生活，家庭需要她，所以她先是从心底否认自己会得乳腺癌。但否认过后，却对网络查询到的内容放心不下，越想越认为自己就是得了乳腺癌，从心理上已经接受自己得"乳腺癌"的"事实"，但又不敢告诉家人，怕家人担心，只能一个人独自承受这份"痛苦"。这份压抑让她情绪变得低落，她想得更多的是住院治疗、手术、经济压力、以后的就业、父母及孩子的照顾甚至是自己可能会早逝等等。这些想法以一种掠夺性的方式迫近她，所以她没有第一时间想到去医院。幸好她有一位善解人意的母亲，没有因为她的情绪低落和经常的"无理取闹"而难以忍受，而是很细心地从她的行为中及时发现了她的情绪，没有给她压力，陪伴她、包容她、支持她，让她鼓起勇气去面对自己、面对疾病、面对未来。

当疾病突然来袭时，每个人都没有时间作准备，很多人都会被一种全然不知并且超出自己控制能力的威胁感所笼罩，变得焦虑。这种焦虑会让患者和家属感到极度恐惧。如果这种焦虑和恐惧持续时间较长，患者可能会出现一些急性应激的表现，比如心搏加快、血压升高、紧张、精神难以集中、睡眠差、夜间盗汗等。长久的应激，无论对于心理健康或躯体健康，都是无益的，甚至是破坏性的。

患者在走进医院之前，她这一系列的心理反应都是正常的，不需要去看心理医生。但设想一下，如果她没有一位细心而善解人意的母亲，在她出现一系列应激反应时及时陪伴、支持她，愿意花时间倾听她的诉说，有可能她的应激反应时间会更长，就会破坏她的身体和心理健康，那时可能就需要找心理医生解决情绪问题。

案例二

患者，女性，38岁，全职太太，平常身体健康，是个外向、精明能干的女性，但非常在意别人对她的看法。她除了照顾家人，其他时间会经常和姐妹们一起美容、聚会、旅游等。有次聚会时，得知有个姐妹患食管癌，于是众人前往医院探望，患者详细询问其病情发现经过及症状。这位姐妹告诉她，前期没有太多的感觉，在一次吃饭时被鱼刺卡住后总感觉吞咽有异物感，以为鱼刺卡住去医院夹鱼刺才发现生病。患者出医院后和同来的姐妹说：癌症是很难早发现的，所以要注重细节，一有苗头赶快就医。

在某天晚餐时，患者吃鱼被鱼刺卡了，先是遵从老人的建议吞了一大口饭，觉得没用后又喝了近半瓶醋，可感觉鱼刺还未下去。无奈之下，她来到医院想让医生帮助夹出来，可做了检查没发现食管内有鱼刺，患者只能回家观察。接下来的日子患者总觉得食管里还有鱼刺，一周之内跑了5家医院，结果都一样。这时患者想到了之前生病的姐妹，认为也许是食管癌呢，得换个方向去看病。于是她又换了好多家医院去看诊，每次看诊前都向医生强调一定要看清楚是不是有食管癌。就这样两个月下来，换了十几家医院，看了几十位医生，结果都是没有鱼刺也没有食管癌，但是患者的喉咙却越来越痛，慢慢地觉得自己吞咽有困难，每天都是吃稀饭或是喝流质，她觉得自己一定是得了食管癌，无论家人和朋友如何告诉她所有的检查结果都是正常的，劝她一定要相信医生，但她都觉得家人和朋友不相信她、不理解她，觉得非常委屈、愤怒，逐渐变得不愿意和家人、朋友交流。

这一年的时间里，患者做得最多的事就是带着一叠厚厚的病历资料，辗转于各地各家医院，希望能遇到一个技术高明、超级耐心的医生，能够帮她诊断出明确的疾病，尽早得到治疗。

故事中的患者是真的得了"食管癌"或是其他很严重的疾病吗？她的心理反应正常吗？她是不是在装病？如果她一直检查不出问题，是不是就可以放任她不管呢？她的家人应怎样与她相处才合适？

答：患者在一年的时间内在无数家医院找无数位有名的专家看诊，做了无数次的检查，漏诊、误诊的概率可以说是微乎其微的，如果她真有严重的疾病，医生们也不会隐瞒她和她的家人，所以，患者是真的没有罹患"食管癌"或是其他严重的疾病。

患者目前的心理反应主要是焦虑和恐惧，导致她坚持不懈地看病、检查，影响到了她的人际交往和正常的生活，这已经不是正常的心理反应，而是出现了严重的心理问题。

患者去探望得"食管癌"的朋友，仔细询问病情发现经过及症状，事后还嘱咐其他朋友要关注自身细节，以便及时发现身体的毛病，预防重大疾病。由此可见她是一个有着敏感、过分关注自身的人格特征的人。从她被鱼刺卡后多次检查，联想朋友罹患食管癌，怀疑自己也是"食管癌"，因而反复就诊，对于正常的检查结果和诊断她都不相信，对于家人和朋友的安慰、劝说还感到反感，一心觉得是因为没有遇到一个医德好、医术高的医生。由此可见患者有着固执、过分关注自身、敏感、自我中心、胆怯、暗示性强的人格特征。加之在反复的看诊和检查中，她对医生的技术和耐心产生了不信任，都促发了她的疑病观念。后来患者发展到吞咽困难，只能吃半流质或流质食物。而疼痛在疑病症状最常见，可涉及人体不同的器官。所以，患者生病了，是一种叫"疑病症"的疾病。

患者频繁地就诊、检查近一年时间，除消耗大量金钱和医疗资源外，在反反复复的检查中还可能给她带来风险，对医生的不信任也会恶化医患关系，产生更多的抱怨。如果持着"反正她也检查不出什么问题就让她去"的心理放任不管，随着病情加重，还可能会出现抑郁、敌对、愤怒、强迫等新的心理问题。因此，她的家人应尽早带她去精神心理科接受正规系统的治疗。

　　患者的家人因为不了解疑病症，不理解她的心理，影响了家庭关系。而疑病症本人是痛苦的，她的所有感觉和情绪都是真实存在的，作为家属，要理解、接纳她的疑病想法和痛苦体验，帮助她纾解担心和焦虑，给予她支持和鼓励。可以和她讨论其负面情绪的来源，帮助她去认识到她不舒服的本质所在。同时，大部分疑病症患者躯体是健康的，可以胜任一部分劳动或工作，家人应避免对她过度保护，鼓励她像以前一样多参与人际交往等社会活动。

　　上述两个案例中，案例一的患者表现出的是一个人在疾病过程中常见的、可以理解的、正常的心理反应，有家人的陪伴和支持，随着时间的推移，这些心理反应会逐渐好转、消退，甚至还可以促进人成长。案例二中的患者表现出的不是简单的心理问题，而是心理疾病，需要精神心理医生进行干预。

　　如果您或您的家人在就诊的过程中出现了一些心理反应，如何判断是正常还是需要去看精神心理科医生呢？那就需要了解心理问题和心理疾病有什么不一样。

　　心理问题是由外部事件引起的，比如人际关系冲突、失恋、重大变故等造成情绪波动、失调，一段时间内会造成兴趣减退、生活规律紊乱，甚至是性格、行为发生改变等。这些由外部的一些现实问题所引起的情绪障碍，称为心理问题。心理问题很常见，很难自知或被别人发现，所以通常很少关注到它，但心理问题又几乎人人都会遇到，这些问题绝大多数人可以自我调节或可以通过求助父母、亲朋好友、老师等来调节。当然如果通过以上的方式没有效果的话，可以进行心理咨询。

　　当然心理问题严重时可能也会发展成心理疾病，同样心理疾病也会有心理问题的存在。心理问题和心理疾病之间的区别在于：心理问题是由外部引起的，受到外部刺激后针对刺激发生一次短暂的心理症状，通常在刺激消除后可以缓解、消失，仅有心理问题的人自身自知力、社会功能方面都是完整的；而心理疾病是由内在因素引起的，可能有遗传、脑部问题、神经系统等因素，且患者自身自知力欠缺，社会功能受损严重。

　　既然心理问题有时很难自知，或是很不容易发现自己或家人是否有心理问题，那心理健康有标准吗？

　　答：心理健康有标准，而国际上影响力较大的心理健康标准，当属马斯洛和米特尔曼提出的心理健康10条：

　　（1）有充分的自我安全感。

　　（2）能充分了解自己，合理评估自己的能力。

　　（3）生活理想和目标切合实际。

　　（4）不脱离周围现实环境。

　　（5）保持人格的完整与和谐。

　　（6）善于从经验中学习和成长。

（7）保持良好的人际关系。

（8）可以适度合理地宣泄和调整情绪。

（9）能在个性和集体要求之间良好平衡。

（10）能在社会规范框架之内，实现自我需要和价值。

中国学者也发布了中国人心理健康标准及具体评价的因素，有 6 条要点：

（1）认识自我，接纳自我。

（2）自我学习，独立生活。

（3）情绪稳定，有安全感。

（4）人际关系和谐、良好。

（5）角色功能协调统一。

（6）适应环境，应对挫折。

心理健康与每个人息息相关，它是身体健康、事业成功、家庭幸福、良好人际关系和社会关系的前提和保障。心理健康是现代人健康不可分割的重要方面，在注重躯体健康的同时一定不能忽略心理健康。

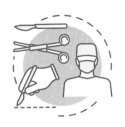

第十八章
门诊心理问题案例分析

第一节　就诊前

一、一想到第二天要去大城市的大医院看病我就睡不着，该怎么办？

案例：患者，女性，60岁。患者从小生活在农村，几十年都没有出过远门，平时的活动范围在村里或者镇上。这一次在当地医院看过病后，由于当地医疗资源有限，医生未能明确诊断，建议她去省城的大医院看看。医生的提议可把她难住了，这么多年，她的活动轨迹都是在家或者家附近。她一想到明天要前往大城市去一家陌生的大医院就很担心，心跳也比平时快，对陌生环境不熟悉的担忧使得她翻来覆去睡不着，她不知道该如何是好。

分析：睡眠障碍是指入睡困难、睡眠维持困难、早醒而引起的睡眠满意度下降。可由不愉快的心理事件、对未知的恐惧和担忧或者不舒适的外界环境引起。而患者是因为对陌生环境不熟悉而导致睡眠问题。通常来说，人类对陌生环境永远抱着或多或少的未知，所以有一部分患者会在看病前，因面对前往陌生大医院就诊过程中可能出现的一系列问题感到担心、害怕而无法入眠。针对这种难以入睡的情况，可以从以下几个方面进行自我疏导和缓解。

（1）提前计划及充分做好就医前准备：如果有条件，可提前了解就诊医院的大概环境，安排好就诊时间，确定好交通，把一些可能遇到的问题提前做好安排，将看病需要的证件、银行卡、各种检查结果等整理好，以减轻一部分焦虑情绪。一般对一件事情过度担心会导致一定程度的焦虑，有的人甚至会出现紧张不安、心搏加速、呼吸加快、出汗或者睡眠障碍。

（2）自我放松：轻轻闭上双眼，平卧于床榻，深吸一口气再缓慢呼出来，通过自我放松让大脑不再处于兴奋状态，也可以听听舒缓的音乐。

（3）学会倾诉：说出自己的心事，在一定程度上能释放自己的心理压力。患者可以通过打电话给自己的家属或朋友，寻求他们的帮助，把引起自己难以入眠的原因与亲近之人诉说。很多事情一旦说出来，哪怕什么都不做，不良情绪也会在很大的程度上得到缓解。

二、我想去看病又不敢去怎么办？

案例：患者，男性，70岁。患者最近感觉有点不舒服，想去医院看病，但又害怕。因为医院患者太多，他是老年人而且有慢性病，抵抗力弱，担心排队等候过程中别人把病传染给他，一旦传染了其他严重的疾病可能很难治愈。一想到这个患者就坐立不安，晚上也睡不踏实。他要怎么办？

分析：当人们意识到困难和危险来临的时候，通常都会出现恐惧、恐慌等负性情绪。因患者是老年人且患慢性病，是易感人群，因此对医院环境的顾虑较多，致使他出现紧张、恐惧不安的情绪。这属于一种突发事件下的应激反应，他现在所有的恐惧、紧张不安都是正常的，是正常人在特殊情况下的一种正常的反应，可以被理解和接受。

医院虽然患者较多，但有严格的隔离、消毒以及防护措施，只要遵循医院的规定和要求做好相应的防护措施，是不会被传染的，不用为此担心。

适当的紧张、焦虑情绪可以促使患者在去医院就诊时做好防护，让自己得到更好的保护，所以患者首先应该接纳这种有积极意义的情绪。其次，当因恐惧而紧张、坐立不安的时候，可以做一些其他的事来转移注意力，比如做家务、听音乐、出去走走等。还可以向身边的家人倾诉，通过沟通来缓解情绪。

针对晚上因为恐惧而失眠的情况，可以在白天增加运动量，使自己处于一个疲累的状态，在睡前听听轻松的音乐，必要时适当吃些有助睡眠的药物帮助入睡。

三、就诊前我睡不着、吃不下怎么办？

案例：患者，男性，40岁，平时工作压力大而且非常忙碌。最近由于身体出现不适，患者决定前往医院就诊，家人已帮他预约好就诊日期。不知道什么原因，随着就诊日期的临近，患者越来越感到担心和害怕。甚至导致睡不着觉，吃不下饭。他要怎么办？

分析：患者这种情况是明显的焦虑情绪。人到中年，上有老下有小，生活经济压力巨大。身为家里顶梁柱的患者每天都在为家庭辛苦奔波、拼命工作，从没考虑过自己身体的问题。他知道，一旦自己的身体出现问题，对家庭来说无疑是巨大的打击。患者不但要为自己的身体担心，更要为家庭的未来担心，这些都给了他巨大的压力。患者有比较严重的焦虑情绪，甚至出现了睡不着、吃不下的躯体症状，并不是因为要去医院看病引起的，而是出于对自己想象的、未来不一定会发生的事情的担忧引起的。

突然知道自己生病后，患者处于一种担忧恐惧的状态下，这些负面情绪会让他设想很多更坏的后果，但这些负面情绪也会随着病情的诊断、疾病的痊愈而慢慢减轻。也可以通过一些方法进行主动调适：

（1）保持一个规律充实的生活，分散自己的注意力：忙碌的生活会让人沉浸在专注中，没有时间及心力去想其他的东西，规律的作息可以让人保持充沛的精力，更容易获得阳光、积极的心态。

（2）克制过度思考，积极想象：每当头脑里出现负面的情绪或是想到不好的事情时，坚定地告诉自己，不要多想，这些事情都是没有发生的，我身体可能只是出现了一点小问题，不要庸人自扰。告诉自己，不要想这些没有发生的事情。做好当下，就是对未来最好的准备，给自己树立信心。

（3）倾诉：找一个舒适安静的环境，放松心情。找一个非常知心、信任的朋友进行一次敞开心扉的交谈，告诉他自己现在的状况及内心的担忧，把所有内心的焦虑、恐惧、不安都倾诉给对方，并认真听取对方的建议和意见。在用心交流、沟通的过程中，达到一个宣泄的作用。积极与家人沟通，告知家人自己的现状以及担忧，主动了解家人的想法，感受家人的关爱和照顾，积极参与到家庭生活的每一件事情中去，体会家的意义和温暖。

四、我整天都在担心、恐惧、害怕医生看不好我的病，怎么办？

案例：患者，女性，60岁，患有高血压、糖尿病。患者最近一段时间经常感觉肚子痛，准备去医院看病。因为之前的高血压和糖尿病确诊后，一直都是靠药物维持，所以她非常担心医生也会看不好，又需要一直吃药，对此感到非常担心和害怕，吃什么东西都没胃口，做什么事情都提不起精神。

分析：重大疾病出现在我们身上的时候，我们会感到压力很大，出现焦虑、紧张和恐惧等负面情绪，这是一种正常的反应。患者在疾病的认知上有一定的错误和偏差，导致了她的消极抑郁情绪。糖尿病和高血压属于慢性疾病，没办法完全根治，需要长期服药控制，但是只要按时按量吃药，把血压和血糖控制在正常范围内，对身体没有很大影响。而肚子痛是腹部疾病反应出的一种症状，经过治疗痊愈之后，是不需要长期吃药的，所以这几种病在治疗原则上是不一样的。而患者把糖尿病、高血压需要长期吃药当成是医生技术不好，所以产生了不信任。

首先要详细告诉患者腹痛和糖尿病在治疗原则和预后上的不同，可以用举例的方式增加可信度，解决患者在疾病上的认知问题，让她知道是自己理解有误，医生是值得信赖的。

其次，教患者学会察觉自己的情绪。可以通过每天写情绪日记的方式——当自己出现情绪波动时详细记录下自己当时的想法、感受、需求和期待、行为以及结果，察觉自己的情绪，在出现情绪问题时有针对性地通过一些方法去舒缓自己的情绪，可以和老爷爷老奶奶们一起跳跳广场舞、散散步，或者在家看看书报、听听新闻。

情绪紧张时可通过简单的呼吸训练让自己放松：首先坐在舒适的椅子上，两脚分开与肩同宽，两脚平行，两手放在膝盖之上，双肩自然下垂，微微闭上双目，头放正、颈伸直，从头到脚或者从脚到头让身体逐段放松，感觉自己全身原来像装满米的袋子，现在米都倒出去了，浑身轻轻松松；然后慢慢地吸气，慢慢地吐气，运用腹部呼吸的方式让身心放松，吸气的时候肚子微微隆起，吐气的时候肚子微微凹进去，将呼吸的频率调匀，深吸慢呼，愈慢愈好。专注在呼吸里，专注于呼吸的吐纳之间。不要去管来自脑海之中混乱的杂念，也不必去极力排除，只要不断地将注意力集中在呼吸中，让呼吸的感觉充实自己的意识，如此来来回回几个循环，慢慢地就可以自然地进入一种极度的放松状态。

五、需要很多人陪，我才愿意来看病？

案例：患者，男性，70岁，独居。患者最近觉得身体非常不舒服，家人要他到医院看病，但是他觉得很害怕不愿意去，怕查出来自己得的病非常严重，自己会接受不了。他希望家里人都陪着去，但子女都工作成家了，没有时间一起陪他去看病，患者觉得是自己老了没用了，子女不在乎他了，于是拒绝去医院看病，只要任何人提及让他去看病他就会烦躁、大发雷霆。发完脾气后又一个人默默地坐在角落里出神。

分析：患者年龄较大，随着年龄的增加身体的日渐衰老让他越来越重视自己的身体状况。突然的生病让他内心非常缺乏安全感，担心自己得的是重病，觉得自己不能独立完成看病这件事，希望子女都陪着自己去看病，一旦出现严重的问题也能够有人在身边陪伴。但子女的忙碌让他感觉被忽视，只能以发脾气的形式来表达自己的不满，进而一提到看病就烦躁发脾气。

首先，患者应该和家人进行一次深入沟通，想要人陪只是一个假象，真实的原因是他内心对疾病的恐惧、对自我价值的否定以及子女和他的沟通不畅。他年纪大了，面对疾病的来袭感到无力和不安，他需要子女的关心照顾来给他安全感。他可以把内心真实的想法和需求告诉家人，倾诉后自己的情绪会得到发泄，家人了解他真实的想法后也会更理解他的感受，给他更多关爱和开导。良好的沟通可以让双方都了解彼此内心真实的感受，解除误解，也能心平气和地和家人一起商量出一个大家都满意的可行的求医方案。

其次，在心理调节上，患者要让自己接受随着年龄增大身体的问题会一个一个出现这个现实，这是谁都避免不了的一个状态，谁都无法阻止，只能接受。但要鼓励自己：我能行。相信自己无论在什么情况下，无论面对多么糟糕的情况都能解决。当疾病来临时，只有积极面对、积极治疗才是最好的办法。平时多参与一些慢节奏的修身养性的活动，比如，和朋友一起钓钓鱼，在缓慢的时光中感受大自然的美；和朋友下下棋、品品茶，去感受老年生活的悠闲与美好，从内心接受变老这个事实。

最后，独居的老人最容易感到孤单，患者可以选择和子女一起居住，适当地帮他们照顾孩子，同时也能享受天伦之乐。生活的忙碌、孩子的嬉闹、家人的温暖，这些都是缓解老人情绪最好的良药。

六、有隐私方面的疾病，我会因为怕被人知道害羞而不好意思就医

案例：患者，女性，30岁，是一位非常漂亮的女士，一直生活在周围人的赞扬声中。患者源于自己的自身条件，一直没有找到合适的另外一半，平时自尊心也比较强。当她发现自己患有隐私方面的疾病时，特别自责也非常害羞，不好意思前往医院就诊，不仅怕周围的人知道后会嘲笑自己，也担心对自己以后找对象有影响。她根据症状和表现在各种互联网上搜索相关疾病，胡乱给自己下诊断。随后又在药店随意买药外用和口服药，一个月后症状越来越严重，也严重影响了自己的工作和生活。实在没办法，最后在家人的陪同下来到了医院。经验丰富的相关专科医生为她诊治后，意味深长地对她说：如果再晚一点可能就会造成无法挽回的损失。根据目前的情况来看，勉强可以治疗，但是治病周期会很长，效果也不见得会很好，钱也会花得更多。

分析：患者因为得了隐私方面的疾病，强大自尊心下所产生的羞耻感让她羞于走正规途径看病就医。虽然没有造成无法挽回的错误，但也耽误了很多的时间，花费了更多的金钱，也增加了自己的痛苦。所谓羞耻感，是最能阻碍我们寻求他人帮助的一种情绪反应，它具有强烈的破坏力，能使我们丧失对自己的同情心。羞耻感的成分非常复杂，包含自卑感、敏感的自我意识、愤怒、被压抑以及恐惧感。强烈的羞耻体验包含有自卑和自我缺陷感，害怕因为某件事情让自己受到他人和社会的排斥。面对这样的心理状态，患者可以从以下方面进行改善。

自我宽恕可以帮助自己在一定程度上摆脱羞耻感。我们要学会原谅得了隐私方面疾病的身体和自己，不能让自己深陷其中。生活中总有不尽人意之处，事与愿违也是常态，不要把错误都归结在自己身上，让自己处于自责的状态，要试着去接纳所有不美好的自己。

正视自己的问题，接受自己的处境。每个人都有生病就医的权利，不管患的是什么种类的疾病，都享有正常的就医权利，医生也有责任和义务接待每一位就诊患者，更不会用异样的眼光去对待。话说回来，其实很多事情都是自己的主观感觉，自己纠结在自己的不良情绪漩涡里无法自拔。大家都在忙着自己的事情，忙着工作，忙着结婚，忙着教育，忙着自我提升，甚至忙着照顾自己的身体和情

绪，没有人还有那么多的精力去关注、取笑和议论别人，所以生病了大胆就医，放轻松，看开了所有的一切都会变轻松，良好的情绪能促进疾病的顺利康复。

第二节　就诊中

一、我看病的时候非常害怕听到其他病友谈论与病情相关的事，怎么办？

案例：患者，女性，53 岁。候诊时，总会听到旁边候诊的病友之间交流各自的病情，患者听到他们的描述就很紧张、很害怕，甚至会出现心搏加快、全身冒汗、双腿发软。患者说总有一些癌症患者的症状跟自己的情况很相似，让她觉得自己得的也是绝症，这种感觉让她很难受，她该怎么办？

分析：这种情况属于明显的恐惧情绪，恐慌和恐惧会使人心搏加速、忧心忡忡、惶惶不可终日，进而出现心悸、气急、出汗、四肢发抖甚至大小便失禁等自主神经功能紊乱的症状，使人情绪失控，行为失当。

患者因本身患有疾病，内心比较担忧，求诊过程中因对疾病相关专业知识了解不够全面，听到与自己病症类似而结果非常严重的情况导致自身非常恐惧而出现一系列生理反应，这是应激状态下的一种正常反应。

不同的疾病表现出来的症状有很多也是相同的，相同的症状有可能诊断出来是完全不同的病情，所以病情的确诊一定要通过专业医生的专业诊治。在医生诊治前不误听或误信别人的经验以及网上搜索的内容。

在候诊期间，可以有意识地不去听其他病患的交谈。为了更好地屏蔽外界干扰，同时使自己的心情得到放松，不妨戴上耳麦，聆听一些轻松的歌曲。可以让一位家属在候诊区排队，自己选择稍微清净的角落休息，等到自己就诊时家属通知再过去。当出现心搏增快、双腿发软的情况时，第一时间告知身边的家人，以防出现更严重的反应。请家属带自己暂时离开让自己恐惧的环境，找个空旷的地方，放松心情，可以尝试深呼吸，也可与家人交谈转移注意力。

二、医生给我孩子开了镇静药，但是我不想给孩子喝怎么办？

案例：一位母亲的孩子今年才六个月，检查出心脏有问题，为进一步确诊需要进行心脏彩超检查，为使检查过程中孩子能配合，医生给孩子开了镇静药，并告知母亲，这个药不会对孩子身体造成影响。但母亲觉得孩子还太小，是药三分毒，不想给孩子吃镇静药。但不吃药又怕做彩超时孩子哭闹而影响诊断。她因此非常焦虑，不知道该怎么办。

分析：孩子对于母亲来说是比生命更重要的存在，所以当意识到有事物可能会对孩子造成伤害时，作为母亲出现焦虑、恐惧的情绪都是正常的，这是一种母爱的本能。

现在孩子生病了，需要通过吃药或手术才能治好，首先要考虑的是怎样让孩子最快地康复。为了不耽误后续治疗，无配合能力的婴幼儿必须要在镇静下检查，这才是对孩子最好的做法。伤害是相对的，在治病救命这个大问题前面，轻微的药物不良反应可以被忽略。其次，医生都是专业技术人员，临床经验丰富，对药理机制都非常清楚。

母亲目前处在一种比较焦虑的状态，她焦虑的可能不只是简单地因为孩子要吃镇静药物，还有她内心对孩子得了心脏病这种关乎生命疾病的恐惧和焦虑，这都是非常正常的情绪反应。母亲可以采取适当的措施来调试自身的压力，缓解焦虑的情绪，减少孩子生病对自己心灵的冲击，保持心理健康。

（1）规律生活作息：要照顾好自己，要有适当的休息，尽可能地维持正常的生活作息，尽量保持生活的稳定和规律性。

（2）进行适当的运动：白天进行适当的运动有利于晚上更好地入睡，并且适当的运动有利于提高身体抵抗力。

（3）进行自我鼓励：在出现焦虑或担忧的时候，大声地或无声地告诉自己，这会是一段很重要的经历，虽然很难，但是一定能克服，不能让焦虑和恐惧占上风，自言自语鼓励自己克服艰难挑战。

（4）正向思维：通过正确的途径正确地了解疾病相关的信息，合理的态度看待事物，尝试以更广阔的角度了解疾病，对疾病的预后以及前景充满期盼。告诉自己，我现在能做的就是充分信任医生，做好一切的照顾工作，以便让孩子得到最好的照顾和最顺利的康复。

三、我还没说完，医生就下了诊断，会不会误诊？

案例：患者，女性，40岁。患者最近感觉身体不适前去医院就诊。就诊前，她做了充分的准备，甚至列出了一个症状和问题清单，准备就诊时一一向医生问清楚。但是看病的时候排队的患者非常多，轮到患者就诊时，医生只问了几个问题，患者还没来得及把自己想说的话说完，医生就快速下了诊断，给她开了药物，并指导了治疗方法。患者觉得医生还没有听自己把症状说完就匆忙下诊断，是一种不负责任的态度，甚至怀疑医生有可能误诊了。回到家之后，患者越想越觉得害怕，越害怕越疑心，觉得医生就是误诊了，每天都诚惶诚恐，不知道该怎么办。

分析：从患者就诊前做充分准备，甚至把症状和疑问都一一列出清单这件事可以看出，患者是一个非常认真、严谨的人，她对自己要求做事一丝不苟，同样也这样期待别人。所以当她就诊时，发现面对的医生与设想中的医生大相径庭，就产生了极大的落差，让她觉得没受到该有的尊重，甚至对医生的专业判断也产生了怀疑，过度想象后甚至出现了害怕、惶恐等明显的焦虑情绪反应。

对患者来说，生病是非常重要的事情，她非常在乎这个事情，所以她会花很多的时间精力去做好这个事情。而对于医生来说，他每天看的患者几十上百个，他需要在最短的时间内问最精准、最关键的问题来了解患者的情况，判断患者的病情，这样才能保证前来就诊的每一个患者都能得到诊治的机会。这是角色的不同所产生出来的矛盾。首先，患者可以尝试换位思考一下，站在医生的角度来看待这个问题：医生是专业的技术人员，他有寒窗苦读的基础，他有长年累月的诊疗经验，他每年诊治的患者都有成千上万例；所以，他只需要简洁地问几个关键性问题，就能迅速确诊，并不是如患者想象的那般不负责地敷衍。患者希望自己能快速康复，医生也同样希望自己的患者都能顺利康复，不存在随便诊断的情况。可以先尝试信任医生，配合治疗，遵循医生的嘱咐按时按量地服药，客观地关注自己病情的变化，这样更有利于自己的病情。

在情绪上，也可以采取以下方法来调节。

（1）做一个当下的现实检查：焦虑往往源于对没有发生或猜测的事件的恐惧。我们的思想极具创意且强大无比，它时常向我们讲述那些实际上并不存在的故事。当你产生一个灾难性的想法时，先让自己冷静下来，然后问问自己"这是绝对真实的吗？"如此这般，能够帮助你意识到：那个最为糟糕的结果仅仅是一种猜想，并非事实，它并未在现实中发生。

（2）倾诉：找一个亲人或知己好友，把自己的担心告诉她，在倾诉的同时倾听对方的建议，可以是面对面的聊天，也可以是电话沟通，可达到舒缓情绪的目的。

（3）转换焦虑能量：并不是所有的焦虑都是坏的，像大多数情绪一样，一定范围内的焦虑对我们是有益的，可以将多余的能量转化为更有用的东西，比如当自己又开始怀疑医生并忐忑不安时，转化一下能量，去散步、打扫卫生、逛逛公园或者看个电影等等。

四、去医院看病需要等待很长时间，我非常的生气和不满。

案例：患者，女性，38岁。患者是一个女强人，平时做事雷厉风行，最不喜欢拖沓。最近因感觉身体不舒服，去医院就诊。但由于患者太多，每一个环节都需要排队，导致排队等待的时间非常长。漫长的等待让急性子的她感到无比的烦躁，也导致她对医院产生强烈的不满。

分析：患者这种情况是很明显的因焦虑而导致的愤怒情绪，这是在面对困难和阻碍后的一种正常情绪反应。患者是一位女强人，雷厉风行是她的做事风格。所以，当面对看诊时漫长的等待，她感到不适应。这种与她平时完全相违背的处事方式让她很难适应，因而出现了剧烈的情绪反应。首先，患者应该去接纳，接纳自己的愤怒情绪也接纳等待的这一个事实。

（1）接纳情绪：可以因为排队这个事情生气、不满、发牢骚，也可以通过电话或者当面吐槽的形式，向身边的朋友表达自己的不快，通过这种方式可以发泄内心的愤怒。

（2）接纳事实：发泄后需要冷静思考，医院是一个公共的环境，谁都不愿意生病，谁也都不愿意等待。医院也不希望患者看病难，所以会尽可能地优化就诊环节，但就诊患者多是无法控制的一个事实，所以等待也是就诊环节中不可避免的。我们没办法改变这个现状，但是可以改变在等待过程中自己的心情和状态，让自己接纳这个事实。其次，既然等待是不可避免的，我们也可以做一些安排，把等待的碎片时间充分利用起来。比如：可以在等待的过程中给同事打电话，通过电话聊聊工作；给久未联系的朋友打个电话，聊聊各自的近况；给父母打个电话，表达一下关心和慰问。比如，在手机中下载一些娱乐或与工作相关的视频软件，在等待的间隙观赏或学习，快乐的情绪总会让时间变得短暂。

五、看病时我担心自己的病情会被别人投来异样的眼光。

案例：患者，男性，33岁。患者有难以启齿的疾病，一直深受其困扰，但不敢让别人知道。他想去医院治疗，但担心看病时自己的病情会被别人知道，会被别人议论或歧视，因此一直不敢到医院就诊。现在的他心理压力非常大，他该怎么办？

分析：患者因为生病，有了很明显的病耻感。病耻感是一种非常不良的情绪，这种情绪对于患者本身影响是极大的，特别是在加重之后不少患者都会变得自卑、抑郁。消除或者减少病耻感是大部分患者在生活中必须要做的一件事情。

首先，不用过度担心自己的隐私被公之于众。看病是患者和医生一对一地沟通交流，医生都是有职业道德和素养的专业人员，每一位患者的隐私都是受保护的。前来就诊的除了患者就是陪同人，他们关心在乎的都是自己或者亲人的病情，不会有心去关注陌生人的病情。如果还是不放心，在就诊时悄悄告知医生自己的顾虑，医生会协助让无关人员在诊室外等候。因此，要从内心信任医生不会随便宣扬患者的病情或隐私。其次，要接纳自己。每个人生病的种类不同，有身体疾病，有心理疾病；疾病的严重程度不一样，有轻症，有重症，还有绝症。每个人在人生中都或多或少会生病，要坦然接受这个事实，积极乐观地面对，然后认真配合治疗。

其次，从心理上来说可以采取一些方法来消除患者的病耻感：

（1）了解自己的疾病：很多的患者在生活中对于自身的实际情况都是不了解的，甚至大部分的人都会处于一种疑惑的状态，以至于疾病变得越来越严重。所以不妨在生活中多加了解有关疾病的知识，让自己可以更加深入地了解疾病，降低疾病带来的病耻感。

（2）学会控制情绪：对于有病耻感的人士而言，在生活中学会控制自己的情绪，只有用积极乐观的情绪面对生活，才能积极地对抗疾病，远离病耻感的伤害。

（3）运动：也是比较常见的治疗病耻感的方法，在运动的过程中可以刺激大脑释放一种帮助患者舒缓情绪的物质。但是短时间的运动对于调节病耻感的作用较小，只有半个小时以上的运动量才能帮助患者远离疾病的伤害。

六、我害怕听到检查时机器的声音，怎么办？

案例：患者，女性，35岁。患者最近到医院就诊，为了确诊病情，医生给患者开了MRI检查，但患者非常害怕检查时的嗡嗡声，只要靠近机器听到嗡嗡声就感到害怕，觉得这个庞然大物会对自己造成伤害。严重时会出现心慌、出汗、气短等躯体反应。但要确诊就必须得做检查。她不知道该怎么办了。

分析：患者这是明显的恐惧反应。大部分患者到医院就诊时内心都有一定的恐惧和忐忑，但这些情绪在看诊时会被忙碌和奔波掩盖，没有时间思考这些问题。而做检查时是一个独立、密闭且有着巨大噪声的环境，环境本身就给人压抑冰冷的感觉，当独自一个人躺在机器内接受检查时，突然的空闲会让人去思考各种事情，这时恐惧悄然出现。所以，患者害怕机器的声音可能只是一个影射，她害怕的是独自一人在密闭空间内胡思乱想时的恐惧。磁共振成像仪发出的声音是正常运转的体现，这些声音的发出是正常的，也是不可消失的。患者可以在检查前做一些预防措施：

（1）检查前给自己的内心做一些建设，自我鼓励：告诉自己："只是简单的检查而已，可能很无聊，但我可以应付它""我做足了充足的准备来面对，我不害怕""我不能让恐惧和焦虑占据上风"。

（2）减少噪声入耳：可以准备耳塞，在检查的时候把耳朵堵住，这样可以降低听到的分贝，从而减少内心的恐惧。在条件允许的情况下可以在检查时佩戴无线耳机，听一些轻松愉快的歌曲，阻止噪声进入耳朵的同时还能享受音乐的美好，打发时光的同时还能转移自己的注意力，可以防止无聊时自己胡思乱想。

（3）适当放松：可以在检查的过程中做一些简单的放松法。比如呼吸放松法：让身体安静放松地躺着，闭上眼睛，将手放在腹部，慢慢感受到自己的呼吸，不要用力呼吸，让呼吸变得缓慢而深沉。用鼻子深深地吸气，在吸气的时候气会带到腹部下方，感受腹部的扩充，想象着一只气球正在充满空气，吸到不能吸为止。再慢慢地用鼻呼气，缓慢地收缩腹部，想象一只气球在放气，在每次呼气的时候，所有的气完全地呼出，将自己的所有烦恼也一起呼出。感到全身心非常沉重，下沉到地板，感觉到自己越来越沉，沉入地板里。全身心在放松，感到很平静，而在每次缓慢的呼吸中，将更加地放松。所有的紧张和压力都消失了，随着呼吸，脖子后的肌肉放松了，延伸到脊柱下方，整个胸部的肌肉都放松，手臂和双手感到非常放松，轻轻地摆在两旁，双腿延伸到脚掌，也感到非常放松，全身心都已经放松了。

放松训练可以转移注意力，在防止胡思乱想的同时还可以平复紧张的情绪。

七、医院看病这么复杂，各种检查预约排队，我觉得我的病会越来越重，该如何是好？

案例：患者，女性，62 岁。患者费了九牛二虎之力好不容易花了近半天的时间在门诊看完病，医生又给她开了两三项检查，有心脏彩超、心电图，还有一些抽血的项目。其中心脏彩超是需要预约排队的，大概要半个月以后才能轮到她。患者担心自己在排队等候检查的这半个月的时间里，病会越来越严重。一想到这个问题，她就感到紧张，担心如果自己的病情严重了该怎么办。

分析：患者在面对比自己预期时间长的等待检查过程中产生了紧张和担心，在很多就医患者中都存在同样的问题，当她无法改变这个等待事实的时候，就应该学会自我调整。

毋庸置疑，对每个人来说生命都是宝贵的，健康也都是难能可贵的，可俗话说"无规矩不成方圆"，没了秩序，每天络绎不绝的患者及家属该如何顺利就医，所以要秉着"公平、公正"的原则，按照先来后到的顺序才能让工作更加顺利地开展。而且如果在等候过程中发生病情变化，也可以选择二次就医。

调整心态，学会接受，耐心等待。患者可以先回家，去尝试做一些让自己放松又能修身养性的事情，暂时忘记紧张和担心。例如养花、养鱼、散步、写字、画画、制作各种美食、选择一些正能量的书籍看一看，让自己的心静下来，寻找一种或者多种适合自己又可以愉悦自己的事情。还可以在家人的陪同下，到周围山清水秀的地方旅行，观赏美丽的风景。情绪好了，身体的状态会跟着变好，同时抵抗疾病的能力也会越来越强。疾病与机体之间的斗争始终存在，我们应当尽最大努力树立起对生活的坚定信心，以及与疾病顽强对抗的坚强信念。

八、对医院的环境不熟悉，看到人山人海，感到特别慌，该怎么办？

案例：患者，男性，50 岁。患者一大早去省城的大医院看病，在看完门诊医生之后，还要前往各个不同的地方做检查，在来回的路途中，医院里人山人海，再加上夏天天气燥热，强大的热流跟室内的冷空气形成强大的反差，患者身体有些不适应。穿梭在炎热、嘈杂、拥挤的医院之中感到特别压抑，有心慌、心搏加速的症状出现，这个时候他特别想去一个安静的地方缓冲。面对这样的情况，患者该如何调节？

分析：首先这种恐慌的来源不仅仅是单方面，而是多方面的：是环境的陌生带来的不知所措，对就医程序复杂得难以接受，炎热天气导致的内心焦躁，对自身疾病的焦虑等等。针对类似患者这样的情况，我们可以采取一些应对措施来解决。

（1）加强对医院的了解：外地的患者可以选择提前一天前往就诊医院附近，对医院周围的环境、具体分布情况做一个大概了解和熟悉，避免就诊时走弯路而影响到整个就诊过程，特别是对于病情比较严重或者行走不方便的患者而言尤为重要。就诊当日选择自驾车前往医院的患者尽量留足够的停车时间，避免因为找车位而耽误看病。众所周知，医院周围车位供不应求，坐车和开车各有各的利弊，所以选择合适的交通工具也尤为重要。

（2）选择合适的就医时间：虽然说大医院每天都人山人海，但也有高峰期和低谷期之分，所以尽量避开就医高峰期，可以在一定程度上缓解对人群密集的恐惧感。一般来说，节假日过后的首个工作日为就诊高峰日。例如，国庆节过后的第一天以及每周末过后的周一，日均门诊人次通常都能达到顶峰，每日晨八时到十时为就诊高峰时段。想要尽量避开人群，可以选择节假日的最后一天，或者节假日的第一天前往就诊。就平常而言，可以选择周中，例如周四、周五；一天当中可以选择十点过后，或者下午时段就诊。就诊时尽量避开拥挤的人群，避免出现恐慌不安的情况。

（3）自我调整：就医过程中无可避免要面对拥挤密集的人群，感觉到不适应的时候，可以寻找一处空旷的地方坐下来稍作休息，调整呼吸频率，做深呼吸，还可以喝些温开水，一般情况下这样的症状都能得到缓解或消除。

九、做类似胃镜等侵入性检查时，感觉心跳很快，自己很紧张，该怎么办？

案例：患者，男性，48岁。患者一直以来肠胃都不是很好，尤其最近一段时间，胃痛的毛病比以往要严重许多，自己在家里吃了很多药也不见好转。但是他不肯去医院看病，因为之前听说做胃镜很难受，他一想到去医院看病就会紧张，并且心跳加速。在妻子的再三劝说和陪同下，他还是鼓起勇气来到了医院。在胃镜室外面犹豫了很久，有种恐慌涌入他的心中，让他头脑一片空白，只想逃离。

分析：患者这是典型的面对侵入性检查的紧张害怕心理，紧张来源于对侵入性检查的未知。适度紧张是正常的，可以调动行动的积极性；过度的紧张则会影响事情的正常发展。

当患者遇到侵入性检查时，常常会感到担心、害怕，也不明白检查的并发症和副作用，对疾病检查过程不了解，又害怕检查时会引起剧烈疼痛或者不适，再加上检查前填写知情同意书，又担心重要脏器的损害或者死亡的风险，再加上对医务工作者的临床经验和技术水平的担忧。同时，对检查出来的结果也很担心，主要是害怕诊断结果不好，会影响家庭，拖累家人。也对自己记忆力差、理解力不到位而感到焦虑，担心影响检查效果。这些因素导致了患者焦虑和恐惧的心理，使患者容易配合不到位，给麻醉和检查带来一定的风险。我们可以通过一系列措施来缓解紧张的症状：

（1）深呼吸：紧张的时候尽量找个地方坐下来，轻轻闭上双眼，用鼻子深深吸一口气，再缓慢从口腔里吐出来，整个过程感受气流在自己的呼吸道慢慢流淌。脑海里可以想象高山流水，或者一望无际的大海，想象着蓝天白云等等一系列美好的景象。这样慢慢地身体也能得到一定程度的放松，可以让紧张的症状得到缓解。

（2）配合医生：一些难度系数大的检查会有详细的检查前注意事项，要仔细阅读注意事项，在检查的过程中充分配合医生，如果有任何的不舒服一定要及时与医生沟通，医生会根据具体情况来处理，千万不能因为自己的紧张和恐惧而做出过激的行为，造成不良的后果。

十、医生给我开了很多检查，我害怕做检查，怕有痛苦。

案例：患者，女性，60 岁。患者最近咳嗽频繁，做家务时偶尔胸闷，她觉得没什么事，休息一会就好了，但她儿子发现母亲经常做家务做到一半就坐下来休息，问清缘由后马上带她到医院做检查。医生进行了问诊和听诊后，开了抽血、平板运动试验、24h 动态心电图、肺部增强 CT 的检查。患者一看，检查需要这么多钱，不懂这些检查是做什么的，又害怕，连忙说："不做不做了，还要抽我那么多血，回家！我身体好得很，没问题，医生就是喜欢自己看不出问题，就开一大堆检查，到最后发现啥问题也没有"，儿子跟她解释，她接着说："上次那个护士给我抽血就痛了我两个星期，这次搞这么多检查，我不得痛个大半年呀"。这时候他们该怎么办呢？

分析：临床上患者就诊依次会经历否认期、愤怒期、商讨期、抑郁期、接受期。患者这种情况处于否认期，有明显的恐惧、紧张、焦虑情绪，这些情绪易使患者拒绝检查，拒绝继续就医和治疗。

患者因以前有就诊不适的心理，延续至今未得到解决，所以有抵触检查的情绪。在求诊过程中，由于对疾病和检查相关专业知识了解不够全面，一听到要做很多检查就担心害怕，进而产生了拒绝检查的行为，其实这是患者在应对外界事件应激状态下的一种正常反应。

由于疾病与疾病之间有些症状是表现一致的，而要确诊，则需要提供有效确切的医疗诊断依据，才能够"对症下药"。正是有了抽血、心电图、CT 等医疗检查技术，才能弥补医生问诊、听诊上的不足。患者要配合检查，医生才能够对疾病有全方位和更深入的了解。既然检查是不可避免的，那么我们可以从以下几个方面来缓解这种紧张、焦虑和担心。

首先，可以和医生沟通为什么要开这些检查，如果无法从医生那里获取信息，也可以从网上搜索检查的作用，这样可以对疾病和检查项目有个初步的了解，也就能理解医生开这些检查的用意。随后来到检查室，可以询问护士检查怎么做，有些什么注意事项，有没有并发症和副作用，回家后需要注意哪些，这样一来可以缓解患者内心的焦虑，二来对检查项目有了更深入的了解，可以更好地配合医生。提升患者和医生、护士、技术人员的配合度，也能降低检查过程中的不适感。

如果患者还是不能完全放松，那么可以做深呼吸或者听轻音乐，心中默念"放松"来缓解紧张情绪；也需要坦然接受自己的紧张情绪，用平和的心态去寻找能减缓自己内心紧张的方式。

第三节　就诊后

一、看病回来后家人对我格外好，我觉得可能得了绝症？

案例：患者，男性，65 岁。患者上个月去医院就诊，医生说他的病情不重，通过一段时间的治疗就会好的。但他感觉在医院看完病回来后，家人就对他格外好。他不禁怀疑自己是不是得了绝症。他越想越害怕，每天都睡不着觉，一想到这些就出现了心慌、气短、全身无力的症状，他更认为是自己的病情加重了。患者该怎么办？

分析：在确诊疾病后，出现心慌、气短、全身无力的症状可能有两个原因：第一个原因是疾病的加重导致症状的加重，第二个原因是紧张、害怕所导致的躯体化症状。而患者这种在想到自己可能得了绝症才出现的症状应该是恐惧情绪导致。负面情绪可能会随着病情的好转而随之减轻，当然最好是我们能做自己情绪的主人，通过一些方法去管理好自己的情绪：

（1）要建立积极的思维：理解家人的特别关爱是出于对亲人的关心，好好享受家人的关爱。多多了解同类疾病治愈的例子，为自己树立信心。配合医生的指导，积极治疗，在这过程中仔细感受身体状态的好转。每天安排好生活，保持规律的作息，在非治疗时间可以聊天、看书、下棋、听音乐、运动等。

（2）用"我"信息积极向家人表达自我感受：比如，看到大家都对我这么好，我很感动，也很恐慌，觉得自己应该是命不久矣。想知道我的病究竟有多严重，你们是否愿意明明白白地告诉我？我现在觉得不舒服，觉得你们对我好是因为我病得很严重；我感到很害怕，担心自己得了绝症……表达的过程就是自我缓解的过程。

（3）专注地做一些事情来转移注意力：比如专注于呼吸，专注地看、闻、听、摸、吃某一样东西，专注地行走，关注行走时脚和腿的感觉。

（4）通过呼吸肌放松等方式来帮助自己放松：缓慢地吸气，缓慢而彻底地呼气，让身体的肌肉紧绷后松弛，比如，握紧拳头，保持 5s，放松一次，对身体的不同部位进行紧绷、放松的练习。通过这些方法来转移自己的注意力。

二、我看完病后，每天都担心自己忘记吃药怎么办？

案例：患者，男性，43岁。患者的心脏不太舒服，去医院求诊后，医生说他暂时不需要手术，可以先吃段时间的药。听到医生说不用手术只需要吃药他非常开心。回家后就很认真地按时、按量吃药，但有一天因为工作忙忘记吃药了，他为此很自责，很害怕因为自己忘记吃药而影响效果，导致需要手术。从那以后他更加谨慎了，每天无数次担心自己忘记吃药，每天强迫自己拿着药看很多遍确认有没有吃，每天都要问家人很多遍看到自己吃药了没。他这种情况要怎么办？

分析：这种情况属于明显的强迫行为。患者为职场工作人员，工作忙碌，医生告知他通过药物治疗可以不用手术时，他把所有痊愈的希望都放在好好吃药上，他认为只要遵医嘱按时、按量吃药就可以不用接受痛苦的手术，所以当他因工作忙碌忘记吃药时，内心是很恐慌的，出现了明显的紧张不安和焦虑。除情绪反应外，还有较多的强迫行为。

要缓解患者的强迫行为，首先要解决他内心的担忧。针对害怕忘记吃药这件事，可以定一个长期的闹钟，在一个固定且方便的时间定时提醒吃药。列一个表格，每天吃完药后在相应的时间格内签字，并把表格和药物一起放在显眼的地方。在家庭方面，调动一切可以利用的力量。告诉家里每一个人患者的情况，要家人时刻关注患者的状态，特别是服药情况，家人给予充分的支持。

出现强迫的思维与其自身性格特点相关，是特殊情况下面临的压力把他的焦虑情绪及强迫的思维都激发出来。让其充分了解出现变化的原因，告诉他目前这些痛苦的主观感受都是真的，这些症状都是正常的表现。让患者认识到偶尔的失误只是意外情况，任何人在这种状态下都可能发生这些失误。反复检查确认，可以避免和减少错误，但绝不是说只要不反复检查，就会犯错。这会激发自己的强迫思维，影响正常生活和工作。在做好这些的前提下让患者安排好每天的生活，保持规律的作息，增加一定的运动量。借助呼吸、肌肉放松来帮助自己放松。

三、医院通知明天住院，我感觉很紧张、很害怕，怎么办？

案例：医院通知患者明天来办理入院，本来很高兴的他突然变得很紧张：他不知道住院该带些什么，怕该带的没带；也不知道具体在哪里办入院手续，担心找不到地方而错过住院时间；更不知道到底该带几个家属，担心家属到医院也搞不清楚流程。他一想到这些就很着急。该怎么办？

分析：这种症状是明显的焦虑反应，在面对未知的、陌生的、复杂的事情时出现焦虑，是一种正常的情绪反应。对大多数患者而言，医院是陌生的，流程是繁琐的，所以对即将来到的陌生复杂环境感到担忧、焦虑，是绝大部分人都会出现的正常心理反应，不用过度担忧。

首先，住院是一个会持续几天甚至更久的事情，基本的生活用品是必备的；住院需要的证件是必备的，比如身份证、户口本、银行卡、医保卡等。就算忘记携带也不必担心，生活用品随处可以购买，证件也可以通过快递邮寄到医院。其次，医院会有导诊人员及指示标识引导到目的地，也可以询问途中遇见的工作人员，他们也会很热心地为前来就诊者解答。生活能自理的病友建议只带一位家属陪诊，这样既节省了开支又减少了家人往返的麻烦，同时也为医疗环境的安静贡献了一份力量。除此之外，患者还可以采取一些心理疏导的方法来缓解焦虑的情绪，比如，当内心感到担忧时，及时向家人及朋友倾诉，尽可能详细地说出自己的心情和担忧，在倾诉的过程中情绪会得到缓解，家人、朋友的开导也能帮助减少内心的担忧。或者在内心焦虑时进行一场冥想：全身放松，自然端坐或盘腿坐在安静的室内，脊柱挺直，头颈保持端正、放松，两手放在膝盖上，微闭上眼，自然轻松地呼吸，慢慢将心中的杂念放下。随着呼吸，心中默念"呼"和"吸"，慢慢感受身体随着呼吸的变化，感受胸腔、腹部随着呼吸的起伏。冥想能锻炼意志力，使人摒除杂念、身心放松。或者在紧张时和朋友一起进行一场户外运动，在消耗体力的同时忘记当下的烦恼，在挥洒汗水过程中释放情绪。

四、家人和医生都说我生病了，但我觉得自己没有病，我不想治疗。

案例：患者，女性，53 岁。患者因为身体不适前去就诊，通过医生的诊治确认存在疾病，需要马上住院治疗。但患者听到自己需要住院治疗后表现出强烈的反抗情绪，她不相信自己生病了，她认为自己的身体一向很好，这次也只是有轻微的不舒服，不可能严重到需要住院的程度，医生肯定是夸大其词。她拒绝住院，甚至不允许家人提到住院的事，一提到住院就急，平时在家也变得沉默不言、郁郁寡欢。要怎么办？

分析：患者表面上看是不相信自己生病了，实际上她是不能接受自己生病这一事实，这明显是哀伤中的否认情绪。患者内心无法面对自己的患病，或者说害怕患病这一事情的后果，内心失去平衡，才选择逃避面对，于是以自己的意识对这件事进行解读和定义，以躲避心理的负担与痛苦，这是遇到突发灾难性事件时出现的一种正常的情绪反应。否认自己的实际情况是患者常用的心理防御机制，可以暂时保护自己，使自己有时间慢慢承认疾病或损伤的存在，减轻忧伤悲痛的情绪。否认心理可抵挡不愉快的现实。否认是一种在潜意识层面进行的特殊心理状态。当所经历的事情极度痛苦时，人们会将其客观部分潜抑至意识无法触及的境界，使其仿佛被排除在外、被遗忘或者让人完全体会不到。

首先要理解并接受这种情绪反应；其次，逃避终究不是解决问题的办法，讳疾忌医只会让病情加重，配合治疗才是最好的办法。平时多和家人朋友相处沟通，建立融洽的关系，多沟通，表达自己的担忧、害怕及顾虑，倾诉就是减压的一部分。听取家人朋友的见解，听从医生的指导，理智看待自己的问题。对于未发生的事情不过多地去思考，只考虑现有的情况。顺其自然地发展，不要操之过急。允许自己有适应、领悟和认知转变过程。

五、我一直都非常注意身体，我为什么还会得病？这对我来说非常不公平。

案例：患者，女性，49 岁。患者是一位非常注意养生的中年女性，她每天坚持早睡早起，保持适当的运动，在饮食方面也特别注意。她一直都认为自己的身体非常好。她在体检时发现异常指标，来门诊就诊后诊断患有严重疾病，知道这一结果的她感到非常的气愤与不公。她想不通自己这么注意身体，为什么还会得病，是老天爷对她太不公平了。为此天天在家生气。

分析：患者的这种情况是很明显是处于疾病的愤怒期。愤怒是在重大负性应激事件后出现的一种正常情绪反应，这种愤怒会持续一段时间，要去接纳它，但不要被愤怒情绪所裹挟，没有人愿意生病。可以允许自己哭泣，或者通过视频、语音的方式向亲人朋友表达这种情绪；或者通过一些方法来舒缓情绪：

（1）深呼吸：感到愤怒的时候，全身放松，做几次深呼吸，直到感到恢复平静。每次吸气，想象自己充满了平静的能量；每次呼气，想象愤怒从身体中被驱散。

（2）通过逐步的肌肉放松来缓解紧张：愤怒会导致身体极度紧张，进而导致受伤。渐进式肌肉放松是缓解这种紧张的一种有用运动。

（3）写日记：这不仅是倾诉的一种方式，更是一种自己与自己进行深入交流的机会。

（4）大声说出自己的沮丧：面对空旷的山野、河面、平原大喊一声可以有效缓解内心的焦虑及沮丧；或者在练歌房大声歌唱，将负面情绪释放出来。

（5）合理的击打或摧毁：以适当的方式摧毁某些东西，比如通过撕纸或拍打枕头、对沙袋进行拳打脚踢等等来发泄情绪。宣泄情绪获得良好的心态，有助于提高我们的免疫力，帮助我们战胜疾病。

六、医生说我没病，但我觉得自己得了很严重的病，怎么办？

案例：患者，男性，40 岁。患者平时工作繁忙，最近突感不适，自觉得了重病，前去医院就诊。医生查看后告诉患者他并未患严重疾病，身体的不适是过度劳累引起的，只需要好好休息、合理安排作息，身体不适就会缓解。但患者不相信，他通过网络查到很多得重病的人都有他这种症状，确信自己得了重病，严重影响了工作和生活。怎么办？

分析：随着患者躯体症状的出现，焦虑和恐惧也在蔓延，所以在医生确诊无病的情况下他会再去网络上寻求帮助，只是希望能更确信自己是不是真的没有生病。面对关乎生命的大事时，感到焦虑和恐惧进而产生自己病得很严重的怀疑，这是一种正常的情绪反应。

首先患者要做的是选择正规的途径就诊，比如说到正规医院求诊并信任医生。正规医院的医生都是有多年诊治患者经验的权威医生，他们根据客观事实来判断每一位患者的病情，而网络上的求诊是没法判断渠道，没法具体化到个人的。相同的症状，可能所患的疾病是完全不同的，所以不能随便听信网络上的经验来对号入座。其次，可以采取一些方法来调节情绪：

（1）听取医生的建议：好好休息，尽可能维持正常的生活作息，保持生活的规律性和稳定性。合理饮食，充分饮水，保证按时睡觉和高质量的睡眠，不过分关注身体的问题。

（2）坚持运动：运动可以有效减轻精神上的紧张，增加心血管功能，提高自信心，减少沮丧感，有助于调整心态。

（3）将情绪通过笔尖宣泄：写下自己的想法或感受。玩简单小游戏，或者深呼吸、泡泡热水澡、与人聊天等，减少因信息过载带来的心理负担。

（4）与自我对话，自我鼓励：如"我没有生病，医生已经确诊了，医生确诊的才是权威的，不给自己徒增烦恼"。相信医生，拒绝到网上搜索与自身症状相关的信息，不道听途说。

七、我自从知道自己生病之后，就感觉生活没有了希望。

案例：患者，女性，37岁。原本性格开朗的患者自从到医院确诊患有心脏病后，就情绪非常低落，一想到自己有心脏病就非常担心，感到很沮丧，做什么都提不起兴趣，整天无精打采，不知道要怎么办。

分析：患者这是一种悲伤、抑郁情绪，遇到重大打击事件后出现的一种情绪反应，这是一种正常的现象。现在的医疗技术非常发达，很多传统意义上的重大疾病，现在都不算疑难杂症，绝大部分疾病可以通过药物治疗或手术治愈，甚至绝症都有治愈的可能。随着社会发展以及生活压力的不断增大，患有心脏病的人越来越多，每年通过手术或药物治愈心脏病的患者也在不断增加。很多心脏病患者，经过治疗痊愈后能够正常生活，甚至不影响结婚生育。

生病感到难过是正常的，但不能因生病丧失对生活的希望和信心，影响到正常生活。应该积极面对和配合治疗。也可以采取一些措施来缓解负面情绪：

（1）给自己做一个"饼干罐子"：准备十个小纸条和一个罐子，列出十件令自己开心的、高兴的、向往的、想做的事情，分别写在纸条上放进罐子里保存。每天从罐子里抽取一个纸条，认真用心去做好上面的事情。

（2）运动：运动能刺激大脑分泌一种使人兴奋的物质，让人心情愉悦。做一个运动的计划，具体到每天的时间段，越详细越好，贴在显眼的地方，按照表格中的要求进行对应的运动，完成之后在表格中打卡签字。

（3）写情绪日记：找一个安静舒服的环境，把不快、无助、沮丧、害怕、担心、高兴等所有的情绪写进日记里，通过笔尖来觉察自己的情绪并抒发。

（4）倾诉和表达：向自己的亲人或知己好友倾诉无奈、担忧、恐惧等所有情绪，同时听取亲人、朋友的建议，感受他们的关心和爱护。

（5）寻找希望和支持：当无奈、沮丧时想一想生活中的美好。比如说父母的关爱、孩子的天真可爱、伴侣的包容与呵护、朋友的惺惺相惜等等，尽量去想生活中让自己感动的美好事物，去发现生活的幸福。

八、我的病治疗了一段时间总是不见好，我感到很烦躁，怎么办？

案例：患者，男性，27岁。患者是个年轻时尚的小伙，最近因身体不适前往医院就诊。医生看诊后，告知患者得的是慢性病，需要一个比较漫长的治疗过程，短时间内效果不会太明显。患者按照医生的指导吃了一段时间的药物后，发现没有任何改善，开始有点担心。看着时间一天一天过去，药也按时、按量地吃，但感觉病情丝毫没有起色，他感到非常烦躁，不知道要怎么办。

分析：患者这是明显的因生病而引起的一个焦虑情绪，每个人都希望自己的病在专业的治疗下能够快速地好转，因此漫长的病程让年轻的患者看不到希望，进而感到很烦躁。这是一个很正常的情绪反应。

首先，患者可以多了解所患疾病的相关专业知识。只有了解疾病的特点，才能在面对漫长的病程时不恐慌、焦虑。慢性病的病程长、治疗见效慢是一个正常的现象，有一些慢性病需要长期的甚至是终身服药治疗。要相信医生的专业判断，遵照医生的医嘱，按时服用药物。只有通过长期的积累，才有痊愈的希望。在接受所患疾病现状的同时，还可以采取以下方法来舒缓焦虑情绪：

（1）倾诉：是一种最容易的发泄情绪的方法。当焦虑出现的时候把自己的担忧和不满向朋友或亲人倾诉，倾诉的过程就是情绪发泄的过程。

（2）保持规律的生活：确保合理的运动以及休息，使身体处在一个相对较好的状态，更有利于对抗疾病。

（3）转移注意力：把生活安排得充实有序，多参加户外活动，多与家人朋友沟通，感受他人的正能量，减少独处的时间。

（4）给自己做好心理暗示：每天都告诉自己："我今天比昨天好""治疗过程虽然漫长，但我肯定可以坚持的""坏的情绪只会影响我的心情，对我的身体没有一丝好处"，积极的暗示有助于调整心态。

（5）时刻用心去感受当下的自己：比如早起洗漱时，去感受水的温度、牙膏的味道、口腔的触感；走路时，去感受脚掌着地的触感；沐浴时，感受水流过皮肤的触感等等。活在当下，接受自己。

九、我觉得得了这个病肯定治不好了，一想到这些，我就忍不住流泪……

案例：患者，女性，27岁。患者自从被确诊，觉得自己的人生都会因此而改变。如果未治愈，原本有结婚打算的男朋友会不会嫌弃自己，生病会不会有影响生孩子。一想到这些，她就满心悲伤，泪水忍不住夺眶而出。觉得上天对她特别不公平，自己还如此年轻，美好的人生才刚刚拉开帷幕，不知这场疾病会带来怎样的变故。

分析：患者这是典型的悲伤情绪，也是人类典型的情绪反应之一。悲伤，通常是由于外界的信息对人情绪的干扰而导致，可由分离、失落、生离死别、失败、变故等所引发。悲伤的主要表现为沮丧、失望、意志消沉、气馁、孤独无助、伤心流泪、黯然伤神等。针对此种情况，可以从以下几方面进行疏导：

（1）对疾病的正确认知：生老病死也是人世间的自然规律和正常现象，生病不可怕，可怕的是沉浸在疾病的漩涡里无法自拔。如果我们无法改变它时，便应该学会去接纳它，努力去适应并与之共存。现代医学的发展突飞猛进，绝大部分疾病都是可以治愈的，要树立战胜疾病的信心，配合好专业的医生去做专业的事情。

（2）不良情绪的改善：接受目前的状态是做一切事情的基础，无法接受就无法改变。坦然面对生病现实的同时学会自我调节、自我肯定、自我欣赏。不让消极情绪侵蚀大脑，吞噬着灵魂中的快乐，这是改善不良情绪的关键。

（3）直面内心：可以用笔记录生病的感受，直面内心，这是对自己的倾诉，也是自我分析不良情绪的过程，用以平衡和冲淡那些不良情绪。还可以阅读优秀的文学作品，在别人的文字里释放自己的内心，感悟别人的智慧。阅读美好事物的文字时，想象并唤醒内心深处对美好事物的感知，达到心情愉悦的目的。

（4）倾诉：可以寻求伴侣或亲友的帮助和陪伴，得到他们的理解和支持。减少独处时间，在这个过程中去转移不良情绪。同时倾诉的过程也可以清理自己的思路，加上倾听者的安慰和鼓励，逐渐找到想要的答案，得到理想的效果，一定程度上改善不良情绪。

（5）加强社交：独处容易伤感沉思。广结良友，扩大社交圈，让自己处于忙碌状态。各种社交活动可以带来不一样的愉悦感和体验感，久而久之，可以改善抑郁的情绪。

（6）身心愉悦的音乐刺激：独处时尽量不要让自己处于低落的情绪。听音乐是一种很好的消遣和发泄情绪的方式，可以听使人心情愉悦的音乐，亦可跟唱或者对唱。

（7）合适的环境：尽量创造良好的休息环境，包括卧室的摆设灯光等，不宜太暗或太亮，以暖色调为主。

十、我得了具有传染性质的疾病，家人似乎都在有意回避、疏远我……

案例：患者，男性，75 岁。自从上一次被专科医院诊断为肺结核后，患者感觉周围的一切都变了，家里人和周围的朋友对他的态度有了一些变化：他感觉到大家都在有意无意回避他，吃饭的时候要用公筷，不近距离与他正面交流，另一半也选择与他分房间生活。这让他有一种强烈被孤立的感觉，他时常感觉到孤单无助，认为这个世界在遗弃他。遇到这样的情况，患者应该如何去改善？

分析：患者不能理解周围的人对他的一些举动，认为是这个世界在遗弃他，让他产生了抑郁、悲伤的情绪，这源于对疾病特征的不了解，情感需求得不到满足带来的情绪低落。

肺结核是有传染性质的，不同传染病的危害程度也不一样，我国对于传染病的防治主要通过切断传播途径和保护易感人群两种方式，一旦发现必须坚持"早发现、早诊断、早报告、早隔离、早治疗"的原则。

如果被诊断为传染病，除了解传染病的相关知识外还需保持良好的心态。家人反馈给自己的那些回避和疏远并不代表不关心，不要因为生活方式和接触方式的改变而否认和蒙蔽了家人的爱和关怀，这种改变是为了保护更多的家人不被传染。

古往今来，很多历史教训告诉我们：传染病的暴发会给社会带来巨大的危害，维护社会的和谐和大众的安全是我们每个人应尽的责任和义务。如果自我意识太强，当情感需求得不到满足的时候会容易陷入情绪的误区。学会去理解他人行为背后的目的，为他人着想是一种美德，保护周围的人更是一种大爱。

在肺结核的活动期，可以在有限的空间内做一些一个人能完成的事情，如看书、听音乐、写心情日记，剖析内心；做一些自己喜欢的事情，充实自己。

十一、自从生病以后，我觉得自己这辈子都完了，该怎么办？

案例：患者，女性，51 岁，是个非常精致、特别注重仪表的中年女子。前不久孙子出世，一家人欢喜得不得了，她也乐此不疲地整天照顾孙子。可前几天在洗澡的过程中患者意外发现腋下有个包块，去医院检查被诊断为乳腺癌，医生说需要行外科手术加化疗，才能最大程度抑制癌细胞在体内的增长。自从医院回来后，患者每天穿着睡衣，也不出门，在家里黯然伤神，孙子再可爱，她也没有任何心思再去照看孩子了，家里没有了往日的欢声笑语。她每天躺在床上就在想自己这辈子彻底完了，手术需要切除乳房，以后穿衣打扮也不好看，化疗会掉光头发，在形象上会发生很大的变化。家人很怕哪句话会触动她，会让她流泪，患者经常跟老伴说感觉现在度日如年。面对这样的情况，患者该如何是好？

分析：患者的不良情绪主要来源于对癌症的恐惧和害怕，以及生病后对个人形象改变的落差。由于特别注重形象，患者短时间内无法接受治疗对自己外在所造成的影响，针对这样的情况，可以从以下几点走出情绪误区。

（1）改变能改变的，接受不能改变的：当疾病到来的时候，要坦然去接受和面对。随着医疗技术的发展，医学领域的不断创新和突破，越来越多的疾病被日渐攻克，患者的生存率也在普遍提高，人类的平均生存年龄也在逐年上升。选择合适的医院，做及时针对性的治疗是治病的关键。坦然接纳所有的无常变幻和事与愿违，因为心态往往决定着一切的走向。

（2）重拾生活的信心：坚信疾病不是限制自己人生的理由，如果不是罹患有很严重的疾病，绝大多数人是可以一边治病一边正常生活，不要因为生病而忘记生活原本的意义和重心。也许对这个世界来说自己很渺小，但对于身边的至亲来说，你可能就是他的全世界，所以要明白自己的重要性。

（3）把生命的每一天看作生命的最后一天：昨日已成历史无法修改，明天还未到来无法预料，唯有今天近在眼前，把握每一个今天，生命之花自会盛开。

（4）来一场说走就走的旅行：如果生病让自己痛苦不堪，不妨先给自己的心灵、生活、家庭、工作放个假，去一个向往的地方，来一场说走就走的旅行，旅行中尽情欣赏沿途的风景，去遇见那些温暖你的人和事，尽可能多记录美好。这些都可以让自己暂时忘掉生病的烦恼和不开心，旅行结束后带着美好回忆，重新燃起对生活的热情和期待。

（5）寻求外界的帮助：必要时可以求助心理咨询机构。很多人对心理咨询有一些误解和偏见，认为看心理医生是一件丢脸的事情，一定是有严重心理疾病的人才需要去咨询心理医生。其实不然，当你觉得压力大的时候，当你觉得情绪低落的时候，当你觉得人际关系紧张的时候，当你觉得夫妻相处不愉快的时候，当你觉得教育孩子让你头疼的时候，当你无法调节自己内心的情绪感受的时候，当你觉得痛苦和烦恼的时候，都可以勇敢去尝试心理咨询，也许咨询过后便会豁然开朗。

十二、看完病后，我该不该把我生病的情况告诉我的另一半？如果我的另一半知道我生病了，会不会嫌弃我？

案例：患者是位工程师，经常在外地出差做项目，刚新婚不久，性生活却不和谐，经常阳痿，在异地就医后得知是自慰过度导致的。患者从上初中开始就有了自慰的习惯，一直保持至今，没想到却成为了新婚后的问题。得知医生的诊断后他整天郁郁寡欢，没有去上班。妻子打电话询问，他借口很忙就匆忙挂断电话，一想到刚新婚就发现这种问题，不知道该怎么跟老婆交代。老婆知晓后会怎样看待自己，羞愧、自责、无助感漫上了心头。

分析：面对突如其来的问题，患者出现了应激反应，郁郁寡欢，进入临床心理症状的否定期。患者不愿意说，觉得没有了男人尊严，更是对自我的否定。夫妻俩刚新婚不久，现在却不能过上正常的性生活，患者内心有说不出的苦，所以郁闷。

首先要接纳自己，面对问题，保持情绪稳定，放下心理负担，平心静气地和自己说"很多人都会遇到类似的问题，我没有过错，我没必要自责，慢慢调整就会好的""我没犯错，也没做见不得人的事，自己努力，坚持调整治疗，可以战胜困难，可以恢复正常的生活"。认清问题，接纳自己，别人才能更好地理解你。

影响婚恋关系中性生活的因素，有些往往是青少年时期过度自慰遗留下来的问题。适当克制、调整作息，是可以逐渐恢复正常性生活的。不工作，丧失劳动力，是社会功能受损的表现，当下转移注意力最重要，与其郁郁寡欢，不如扩展自己的兴趣爱好，比如钓鱼、练习书法、欣赏音乐剧等等。身体不适只是暂时的，调整好作息，避免过度自慰，日后可恢复正常生活，无须过度忧伤。患者受伤后和妻子的沟通减少，这难免会引发家庭矛盾。本来只是身体受伤，却进而演变成家庭的创伤。和伴侣建立良好的沟通，有利于身体健康的恢复，促进家庭和谐发展。

推荐一部影片——《美丽心灵》，主人公的原型是一位真实的人物，20世纪伟大数学家小约翰·福布斯·纳什，在念研究生时，发表了著名的博弈理论，该理论虽只有短短26页，却在经济、军事等领域产生了深远的影响。就在他蜚声国际时，他却得了精神分裂症，在他深爱的妻子艾丽西亚的鼓励和帮助下，一边坚持治疗，一边完成自己数学发明，并获得诺贝尔经济学奖。纳什为精神疾病患者树立了榜样，他的经历为改变公众对精神疾病的负面认知提供了强有力的证据！

十三、医生给我看完病后建议我要住院，但需要等待很长时间，在等待的过程中我觉得很难受，不愿意等这么久。这样等待，让我非常煎熬。

案例：患者，男性，30岁。患者夜间突发心搏加速，每分钟两百多次，出现心慌、全身无力、冷汗、无尿等症状，立即送往就近的医院急诊治疗后，病情得到好转，心率控制到了每分钟一百三十多次，但需要查明发病原因，就要去大医院就诊。而大医院的医生看完诊后开了住院证并需要等待告知床位，前面排队的患者较多，需等待的时间比较长。患者得知后很难受、沮丧、无助，他不愿意等待。现在病因没有查出，医生建议他尽量卧床休息。开出的药物快吃完了，心率还没有降至正常。现在他吃不下、动不了、不能工作，看病还需要花费大笔的钱，所以他每天惶惶不可终日，内心非常煎熬，加上等待床位，让他身心疲惫。

分析：患者在预住院的等待过程中，出现了焦虑、恐慌、抑郁、无所适从的心理问题。患者面对突如其来的打击，加上不能立即住院，双重问题，就容易产生恐惧、焦虑、抑郁的情绪，这是应激状态下的正常反应。

首先得接纳现在的自己，每个人都有患病的可能。现在在吃药，疾病已经得到控制了，无须过度担心。如果药物吃完，再去门诊就诊即可。患者暂时不能工作和下床，社会功能受到影响，那么可以趁这个时候尽情享受家庭的温暖，听听平常没来得及好好欣赏的音乐、看看新出的电影等等，尽可能转移注意力，做一些平常想做却没时间做的事情。

在饮食上注意多进食补钾的食物。适当进食，不可过饱，也不能因为焦虑就拒绝进食，就算吃不下饭菜，也可以喝些汤来补充电解质。因为与未知的恶魔抗争，得先武装好自己。

等待虽然煎熬，但不要枉费时间，做些积极的事情转移注意力、调整心情。

十四、看完病，医生给我诊断后，我的生活、工作受到了影响，我无心工作。

案例：患者，女性，26岁。患者以前从未患病，突然得知自己确诊为"甲状腺癌"，犹如"晴天霹雳"，无心工作，神情经常恍惚，时常暗自落泪，吃不下睡不着，对什么都提不起兴趣，对老公和孩子也爱答不理，像变了一个人一样。这么年轻就得了癌症，患者接受不了，迈不出心中的那道坎。

分析：面对突如其来的疾病，患者产生了正常的应激反应，出现了情绪失落、悲观、精神不佳、失眠、食欲不佳、社会功能丧失等症状。短时间内的应激反应，是可以调整过来的，长时间处于这种状态，就可能会患上抑郁症。

患者处于临床心理抑郁期。首先应接纳自己，每个人都会经历生老病死。甲状腺癌属于癌症中预后较好、生存率较高的疾病；但是吃不好、睡不好，会给癌细胞创造更舒适的生存环境。年轻是优势，积极治疗，身体恢复快，生存质量高。

接纳自己的身份，可以向你周围的亲友同事倾诉，一来发泄了自己的悲伤情绪，二来和他们建立起沟通的桥梁，让他们可以接纳你、疏导你、理解你、尊重你。

每当为疾病焦虑时，及时停止思考并转移注意力，做些让自己放松的事情，比如倾听音乐、看个笑话等等。平时经常失落、悲观、落泪的人，可以进行自我对话、自我鼓励，大声或无声地告诉自己"疾病只是暂时的，我一定能跨越这个困难""这也是我人生中很重要的一段经历""我不焦虑，不让焦虑占了上风"。当注意力不集中时，尽量提醒自己集中精力，保持工作环境的安静及舒适，减少其他事件对注意力的干扰，清除干扰工作及思考的障碍。

对什么都没有兴趣、对家人爱答不理时，可以做做有氧运动，发泄不良情绪，可帮助在精神上减少紧张、焦虑、抑郁的情绪，增强心脏功能，增强身体的活力，有助于恢复亲密关系，提高自信，减少沮丧等。

综上所述，如果还是没有帮助，则需要及时看心理医生。

十五、医生诊断我得了病后，我脾气变得非常的烦躁易怒。

案例：患者，男性，46 岁。患者以前性格温和，但自从被诊断为酒精肝以后，由于治疗需要一大笔费用，患者难以接受，现在脾气变得烦躁易怒、暴躁，经常对家人大吼大叫。

分析：酒精肝易产生脾气暴躁的性格，还有一部分原因，是焦虑导致的易怒情绪。首先，我们应该接纳自己，调整心态，积极治疗，重获健康。缓解焦虑，尽可能让生活作息规律，避免熬夜，按时进餐，注意营养均衡，尽量规划安排好每天的生活。

可以适当缓解焦虑导致的易怒情绪。当我们焦虑时，可以转移对焦虑事件的注意力，深呼吸或者听轻音乐，还可以安排适宜的娱乐活动。比如看看电视剧，看看小品等，舒缓情绪。

安排适宜的运动来发泄焦虑情绪，比如散步、慢跑、打太极等，运动可以帮助减少紧张、焦虑的情绪，增强心血管功能，对身体的恢复有帮助，并且能增强自信、减少沮丧等。情绪发泄出来，焦躁、易怒的情绪也就减少了。

还可以通过无伤害方式发泄，比如撕报纸、打枕头、捏橡皮泥等等；或跟亲朋好友聊一聊自己的焦虑，情绪上得到了发泄，也可以少一些怒火。

每天早上醒来尚未起床、中午午休前、晚上入睡前都可以做腹式呼吸，练习放松。选择一个舒适的姿势，闭上双眼，将注意力集中在自己的肚脐眼，正常呼吸，吸气时腹部鼓起，呼气时腹部回落，每次练习 10～15min，还可以边听音乐边进行。

如果以上情况还无法缓解，必要时可以用药物治疗。

十六、自从我生病后，我时常望着窗外发呆，对什么都提不起兴趣。

案例：患者，男性，18 岁，是学校篮球队的主力。他在一次比赛中腿部骨折，脚上固定着厚重的石膏，无法再参赛。由于篮球是他的全部，他开始绝食，整日对着窗外发呆，对一切失去兴趣，对家人的劝慰也反应激烈。

分析：这是重大创伤之后出现调适不良的一种情绪反应，对着窗外经常发呆，反映出一定的抑郁情绪。

首先，接受当前的状态，认识到这是一种暂时的生理和心理反应，而非对过去和未来的反思。这意味着要以客观、理性的态度来理解和接纳这一状态。虽然暂时不能打球，但是骨头会愈合，未来仍有可能重返球场。

调整自己的心态和视角。篮球虽然曾经是生活的重要部分，但现在的情况已经改变。虽然不能亲自上场打球，但仍可以其他方式参与和享受篮球。这种转变可能会带来全新的体验和感受。

此外也可以尝试一些与篮球相关的活动，如整理奖杯、设计海报、谱写篮球歌曲或撰写篮球心得和秘籍等，这些活动可以丰富生活，让心灵得到滋养。当生活变得多姿多彩，饮食问题和家庭关系也会得到相应的改善。

当情绪不稳定时，可以采取一些自我调节的方法，如深呼吸、静心思考、与好友交流等；此外，写情绪日记也是有效的情绪发泄方式。

生病了，但生活还在继续，调整好自己的状态，继续向前走。

如果使用了以上方法抑郁情绪还是得不到缓解或者还在继续加重，可以向医生寻求专业帮助。

十七、生病了我的家人也不理会、不关心我，让我感到很伤心……

案例：患者本是一位非常开朗独立的女士，自从诊断出有系统性红斑狼疮后，家人并没有因为她生病了而对她有特别的关怀，在她情绪低落的时候也不会特意去询问和安慰她，这让她感觉到非常伤心、难过。慢慢地患者整个人都变了，再也没有了以前的开朗和自信，经常一个人默默发呆流泪，工作上也没有了之前的热情。面对这样低迷状态下的自己，她感到非常无助。

分析：患者生病后有了更多的情感需求，渴望家人更多的爱和关注，当她的情感需求得不到满足后就表现出情绪低落、伤心，对生活没有了原动力。

当一个人生病的时候非常渴望得到周围人的关心和问候，这是一种再正常不过的情感需求。如遇到此类情况，可以尝试以下方式：

（1）正确表达自己的需求：有效的沟通可以增进彼此之间的关系，正确表达自己的情感需求，告诉家人，自己渴望得到家人的关怀和陪伴。也可以非常明确地告诉对方，希望对方可以为自己做些什么。毕竟不是每个人都能做到细致入微，更多的时候是有一份关怀的心，却不知道如何去做、去表达。

（2）理解他人的不容易：很多人生病后内心就会变得非常敏感和多疑，情感需求会增多。但大家各有各的责任和分内之事，偶然的忽视并不代表不在乎、不关心。我们都应该去理解他人的不容易，不强迫、不抱怨，当别人真诚地关心自己时，也应当感恩珍惜。

（3）学会和自己和解：过多依赖他人会变得被动，情绪也会被他人的言行举止左右。拥有乐观心境才能更好地与病魔作斗争，拥有良好的心态是战胜一切疾病的基础。学会跟自己和解。

（4）寻找让自己快乐的源泉：做自己喜欢的事情，可以忘记不开心。每个人都会有兴趣爱好，当感觉孤单时，可以让自己忙碌起来，沉浸在兴趣爱好中。例如读书、写字、锻炼、画画、乐器等等，能丰富自己的生活，成为积极向上、乐观豁达的人。让时光在爱好中流逝，生命在豁达中绽放，疾病在不知不觉中好转和痊愈。

第四节 门诊家属的心理及应对

一、患者害怕检查出大病，不愿来医院就诊，作为家属我非常着急，应该怎么办？

案例：父亲今年 56 岁了，在最近的体检中，意外发现血糖高于正常值。儿子想带父亲进行进一步检查，父亲则认为：最近西瓜吃多了，所以血糖才升高；自己又不肥胖，根本不可能得糖尿病。宁可花时间打牌也不愿上医院。儿子再三劝说，父亲依然听不进去。儿子很担心，联想到将来父亲生病可能会带来一系列问题，导致自己最近失眠多梦、饮食欠佳，甚至影响了工作状态。这应该怎么办呢？

分析：作为患者家属，我们首先要接纳自己的不良情绪。认识到自己的担心、焦虑是出于对家人的关心、关爱，是一种正常的心理，要允许这种负面情绪的存在。面对疾病，作为患者家属，有时候我们往往需要比患者本人更强大。因此，当我们发现自身情绪不对劲，尤其是这种不良的情绪影响到了自己正常的生活，比如影响了睡眠、饮食、工作状态等，就需要及时进行调整。

那么，应该如何缓解焦虑情绪呢？

焦虑实则是过度担心尚未发生的事，是一种掌控感缺失的表现。如果我们的焦虑源自对家人病情的担心，如同案例中的王先生一样，那么我们可以真实地去求证家人真正患病的概率，而不是盲目地揣测疾病发生，以及家人生病后可能带来的一系列问题。例如，案例中的父亲，虽然抽血的结果显示血糖值异常，但是不排除确实有特殊情况的发生，导致了血糖值临时异常的情况。虽有患糖尿病的可能性，但有待进一步确诊。再者，即便有患病的可能性，多数疾病早发现、早治疗，后期康复的可能性也就更高。因此，不必提早过分担心。

焦虑的缓解还可以是解决事情本身。很多家属都会遇到像案例中父亲这样对疾病不以为然的患者。那么，针对这类患者，我们可以去耐心地倾听患者不愿意看病的真实理由。针对患者本人的情况对症处理，纠正患者对于疾病的认知。

本案例中的父亲，是自信自己不具有患病的基础，认为一般情况下，长得胖的人才容易得糖尿病，而自己体重并未超标，不太可能患病。以能被患者接受的形式告诉其相关疾病更权威、更丰富的信息，改变其对疾病的认识。例如：如果喜欢听信周围朋友的话，那么可以用身边人的类似情况举例；如果迷信朋友圈公众号的高阅读量的文章，那么可以推送一些权威性高的科普文章；如果认可专家发言，那么可以找到疾病相关领域专家的视频讲座等，来劝诫患者。这样更有利于患者接受正确的疾病知识，进而促使其在思想上予以重视并主动配合进一步的检查。

除此之外，还可以听一些冥想的音频指导，做瑜伽以及呼吸放松训练等舒缓的运动减轻自己的焦虑情绪；或是做自己平时喜欢的活动，转移注意力。如果尝试了以上方法仍效果不佳，建议找精神专科医生进行进一步的咨询。

二、患者家属过度担心患者的身体状况，去了很多医院做了很多检查，仍然不放心，应该怎么办？

案例：女儿今年 6 岁了，从小身体比较健康，很少生病。最近，因为女儿的好朋友忽然检查出得了白血病，母亲特别紧张自己的女儿，生怕她也得了不治之症，于是到处带着她做检查。尽管检查结果显示正常，但母亲仍然不放心，应该怎么办？

分析：母亲这样的心理现象称为疑病，尽管医学检查以及医生的诊断，证明女儿没有任何躯体性疾病，但还是无法打消她的顾虑，并且常常伴有焦虑或者抑郁的情绪出现，总是过度担心尚未发生的事情，并且对未来持相对悲观的态度。

疑病的出现一般是由于人格因素、环境因素、身体因素和心理因素等综合因素造成的。母亲在女儿的朋友患病之前，表现出的是积极乐观、坚强的性格特征，但是当得知孩子的朋友患病之后，因为周边环境的影响，就导致自己产生疑病的倾向。再加上去医院反复检查，又不相信医院的诊断，对医院的检查产生怀疑，从而导致疑病的症状加重。那么作为家属发现自己有疑病倾向，可以怎么做呢？

（1）暗示自己要相信医疗权威：随着医学技术的发展，医学检查越来越完善，大多数疾病都能检查出来。应该暗示自己相信医生，相信科学，如果去了多家医院检查都没有问题，那么就已经可以确定家人的身体是健康的。

（2）转移注意力：疑病是过于关注身体状况而导致的负性思维。因此，如果家属发现自己有疑病倾向，过于担心家人的身体情况，那么需要转移注意力到自己身上，或者其他感兴趣的事物身上，避免因为过度关注而带来一系列的问题。

（3）多接触积极正能量的圈子：人都有从众心理，有些人很受周边环境的影响。因此，可以加入一些积极正能量的交际圈子，用积极向上的思维代替负面的思维，潜移默化中逐渐改变对事情的负面认知，减轻对身体健康的焦虑。

作为家属，如果发现自己的疑病倾向经过以上方式的尝试仍无法调整，已经发展成了疑病症，到了疾病的状态，建议到专门的心理门诊或者精神科门诊接受专业的精神心理方面的诊疗。

三、患者诊断出得了肿瘤，作为家属应该怎么办？

案例：患者，女性，78 岁。患者年轻的时候读了不少书，是那个年代少有的大学生，平常个性开朗，比较积极乐观。患者的孙女是由其一手带大的，感情很深。今年患者确诊了肺部恶性肿瘤，孙女感觉就像晴天霹雳一样，心想："奶奶平时身体状况一直很不错，连感冒都很少，怎么说得病就得病了呢？她那么温柔善良，上天真是不公平。为什么偏偏挑中了奶奶呢？"家人都在讨论究竟该不该告诉患者真实的病情。孙女最近这段时间情绪也非常低落，她应该怎么做才好呢？

分析：陪伴过肿瘤患者的人应该都有这种体会，家属可以说是癌症的"第二患者"。家属需要和患者一起长时间持续和疾病作斗争，自身的健康也很重要。做好包含心理觉悟在内的各项准备，有时还需要果断地做决定。为了照顾患病的家人，自己也要保证良好的身心状态。

肿瘤患者家属的心理问题主要表现在以下几个方面：

（1）恐惧感：恶性肿瘤治愈率低下，大多数中国老百姓普遍认为恶性肿瘤相当于绝症，等于判了死刑，大部分患者家属均会产生不同程度的恐惧感。

（2）焦虑感：焦虑几乎是每位恶性肿瘤患者家属都要经历的心理过程，多数与恶性肿瘤的治疗费用高、疗效差，往往人财两空等因素有关。

（3）孤独感：受中国传统文化观念的影响，家属常常选择对患者隐瞒病情，家属往往要独自面对恶性肿瘤治疗过程中的风险，而且家属要花费大量的时间精力来照顾患者，正常社交活动减少甚至停止，因此常常会感到无助和孤独感。

（4）悲痛感：看着朝夕相处、相依为命的亲人每天承受着肿瘤的持续折磨，以及放化疗后不良反应的困扰，守护在其身边的家属容易悲痛不已。

（5）委屈感：肿瘤患者经过长期疾病和治疗不良反应的折磨，心理状态存在一定程度上的畸变，尤其会对亲属百般挑剔，发泄其焦虑及压抑情绪，使家属无端受责怪，深感委屈，造成许多难以言表但又时刻存在的忧愁和苦恼。

（6）烦恼感：恶性肿瘤治疗是一场持久战，家属要长期照看患者，调理其饮食，精神上给予支持和安慰，同时还要照顾其他家庭成员的生活起居和学习。此期间家属常常倍感压力巨大，感到极其烦恼和忧虑。

（7）矛盾感：在中国传统文化观念的影响下，家属多对患者隐瞒病情，其理由是知情后患者思想负担重，难以承受，不利于治疗。在这种情况下，家属承受了巨大的压力，一方面要对患者隐瞒病情，另一方面又希望患者和他们一同面对这种压力，产生矛盾心理。

（8）愤怒感：随着亲人病情逐渐加重，特别是经过多次治疗病情得不到控制时，或由于患者长期治疗产生的治疗费用越来越无力承担，而自己又无能力让亲人接受更好的医疗条件，家属可能表现出极大的痛苦和愤怒，甚至将怒气转移到医护人员身上。

作为肿瘤患者的家属，应该学会自我调节，以便于更好地处理这一系列心理问题。以下是给肿瘤患者家属的一些建议，可供参考。

① 正确认识恶性肿瘤：随着医学技术的飞速发展，目前恶性肿瘤已不再是不治之症，部分肿瘤可以治愈，即便是不能治愈的肿瘤，经积极治疗，患者也

能获得较长的生存时间。因为恶性肿瘤患者的生存时间越来越长了，恶性肿瘤已被列为类似于高血压、糖尿病等的慢性疾病，需要长期管理。这些知识都可以通过与管床医生、护士沟通获得，不建议求助于网络工具，以免因错误认知增加烦恼。

② 熟悉恶性肿瘤治疗过程中的并发症：特别是化疗、放疗等治疗手段的副作用很大，患者常常会备受折磨。在配合医护治疗的前提下，家属应尽可能在饮食、心理等方面对患者多加照护，以帮助患者渡过治疗难关。

③ 客观看待治疗效果：虽然恶性肿瘤的治疗水平较以往已有飞速发展，但现有治疗效率仍旧不高，特别是晚期肿瘤，任何治疗手段的结局不外乎两种：有效与无效。肿瘤增大往往是最难被接受的，但确实是不可避免的情况，要有充分的承受力来面对治疗无效的困境，并设法自我调适心理，尽快从忧虑与悲戚中解脱出来。

④ 恶性肿瘤的治疗：是以患者为中心，而不是以疾病为中心。晚期肿瘤治疗的目的是延长患者生存时间，提高其生活质量，让患者尽可能不痛苦地活着。家属不要钻进一味追求肿瘤缩小的死胡同，要以支持患者、理解患者、关爱患者为中心，尊重患者的意愿，采纳患者合理的要求。

⑤ 根据家庭情况合理选择治疗手段和药物：恶性肿瘤的治疗模式是多样化的，不要轻易相信网络及广告推荐，也不要盲目套用病友或周围肿瘤患者的治疗方法，个体化的治疗才是最适合的治疗手段。主管医生一般会给出治疗的建议，但在治疗方案上可能需要家属选择：优选与次选、进口药与国产药、医保药与自费药……。家属需要根据患者和家庭的情况选择合适的治疗模式，不要孤注一掷，毕竟恶性肿瘤的治疗是持久战，治疗费用也需要合理布局。

⑥ 多与病友的家属沟通，交流经验：患者家属的战线都是一致的，多数家属都会遇到同样的问题，但处理能力却各不相同，因此积极沟通可以吸取别人的经验，也能诉说各自心里的委屈，相互鼓励，以便更好地处理可能面临的各种心理困境。

⑦ 多与经管医生、护士沟通：医护人员是最了解患者疾病的人，也是最能理解患者家属困扰的人。患者家属可以将治疗过程中家庭遇到的困难与医护人员交流，不仅可以诉说心中的苦楚，也能得到医护人员的理解。在遇到两难选择时，不妨听听医护人员作为旁观者的见解，或许会有很大的帮助。

⑧ 与家庭中其他亲属多沟通：亲属们的建议可以给出莫大的支持，也能在治疗选择障碍时找到合适的路线，更重要的是可以缓解家属独自面对恶性肿瘤治疗过程中的压力与困扰，小型的家庭会议是不错的选择。

⑨ 家属的情绪会影响患者的治疗和预后：情绪与免疫功能有关，而恶性肿瘤的重要病因就是免疫功能紊乱。同样的病情，乐观者比焦虑者生存更长，因此

积极乐观的情绪对患者有利。家属的情绪直接影响着患者的心理,继而影响患者的治疗和预后。肿瘤患者家属必须调整自己的情绪和心态,尽可能以乐观向上的情绪接触患者,必要时可以寻求心理医生帮助。

四、因为担心患者手术失败或者对手术带来的改变而感到害怕,作为家属应该如何进行心理调节?

案例:患者原本生活幸福美满,然而,天有不测风云,患者确诊了直肠癌。为了防止癌细胞扩散,医生建议尽早切除肿瘤。但这意味着肛门无法正常使用,必须人为造口,启用人工肛门。患者的丈夫一来非常担心手术的风险,害怕出现手术意外;二来担心术后人工肛门所带来的种种不便。患者的丈夫应该如何克服内心的恐惧呢?

分析:首先,要充分接纳因疾病本身以及手术带来的变化而产生的种种心理情绪,人对未知的东西是有恐惧的,充分接纳自己的情绪,理解出现恐惧情绪是很正常的现象。

除此之外,家属可以采取以下方式方法对自己进行安抚:

(1)充分了解手术相关知识:查阅资料,了解疾病的相关知识以及手术方式,手术的成功率以及术中可能出现的风险。充分地了解手术能够一定程度上减轻对手术的恐惧心理。值得一提的是,不要过分依赖网络上的信息,最好是与患者的主治医生、责任护士充分沟通,获取专属患者本人的手术相关讯息,而不是听取网上千篇一律的分析。

(2)减少对未知问题的过度思考:于一些无法掌控的事情,例如手术过程中是否会发生麻醉意外等无法完全预知的事件,我们需要做的是停止对它的担心。因为不可控的因素并不会因为恐惧而不发生,停止对它的思考,一定程度上可以减轻恐惧。

(3)向身边其他手术成功的患者及家属请教经验:相比如书中、网络上的间接经验而言,面对面的交流更具有互动性,能够比较鲜活深入地获得相关经验。通过向其他手术成功患者及家属请教,更有利于从别人的成功经验中获得信心和力量;同时,其他人做得不好的地方也可以引以为戒。

五、患者生病以后和从前大不一样了,外在形象和内在性格都发生了很大变化。患者本人羞于启齿自己的病情,甚至作为家属也对疾病感到羞耻。这样的情况应该怎么进行调节?

案例:患者原本是个身材面容姣好、性格温柔的美女。然而,天有不测风云。在最近的一次体检中,患者查出得了乳腺癌。为了防止癌细胞扩散,患者被迫接受切除乳房的手术。患者因为身材的改变,自尊心、自信心都受到了极大的打击，经常在家哭泣、发脾气。面对妻子身体和心理上的改变，作为丈夫该如何进行自我调节。

分析：患者因为疾病而产生的内心耻辱体验，称之为病耻感。患者可以表现为因患病而感到标签化、被歧视和贬低、被疏远和回避，不被理解和接纳等。而乳腺切除术后患者因为外形的改变，失去了女人第二性征的重要标志，要承受着别人异样的眼光带来的心理压力。患者可能会由于害怕乳腺切除被他人发现及揭露，进而减少以往正常的社交活动量，甚至自我孤立。

许多家属也会因为患者的疾病产生病耻感。例如造口患者家属、精神病患者家属等等。患者以及家属都有病耻感的情况下将互相影响，加重病耻感体验，这样会对康复产生非常不利的影响。

那么，我们应该怎样自我应对以及帮助患者应对病耻感？

（1）树立正确的疾病认知：首先，应当认识到患病不是患者的问题，是疾病的问题，要帮助患者把疾病和自身区分开来，帮助患者减少对自身的攻击，降低病耻感，提高应对疾病的掌控感。其次，充分认识疾病的病因、治疗方法、预后及复发征兆，掌握科学权威的疾病知识，有方法地对抗疾病，避免因社会上对于疾病的错误认识而加重病耻感。例如，很多人因为听信乙肝病毒会因为坐在一起吃饭而传染，因而远离乙肝病毒携带者朋友，不与其聚餐。实则，乙肝病毒的传播是通过血液、母婴和性传播三种途径，一般情况下并不会因为一起吃饭造成传染。因此，树立疾病正确的认知有利于降低患者及家属的病耻感。

（2）学会控制负面情绪：情绪是会传染的，作为家属，我们要控制自己的负面情绪，降低患者的负性情绪。当我们的情绪无法控制、持续低迷时，应当抽离当下情境，转移注意力，引导自己去做能够改善情绪的事情。如果负性情绪持续积累，建议可以采用较为缓和的方式发泄（例如向朋友倾诉、哭泣、运动、写作等）。

当我们的自我意识偏低时，面对社会的偏见与歧视，更容易否定自己，产生自我歧视，同时会轻易地认同别人对自己的消极评价。因此，我们应当合理、正确地评估自身的能力，肯定自身的价值，避免因为患者的疾病而否定作为家属的自身价值，进而影响患者的自我价值判断。鼓励患者完成力所能及的工作和生活任务，从而让患者体会到自我价值。

（3）建立和谐的家庭康复氛围：温暖和谐的家庭环境给患者稳定的生活空间提供了保障，使患者体会到被爱和被接纳，能够减少诱发疾病的事件发生。良好的家庭支持系统也可以帮助患者降低病耻感，提高治疗依从性。作为家属，我们首先应做好自己的心理建设，降低对疾病的病耻感和患者一起面对疾病。例如，监督患者服药，和患者共同参加疾病健康教育讲座的学习等，让患者觉得不是自己一个人在与疾病做斗争，有家人作坚实的后盾。

六、患者病情紧急，作为家属该如何进行自我调适？

案例：患者因为突然的车祸，被撞得头破血流，几乎不省人事。患者的妻子匆匆来到医院，突如其来的打击让她情绪崩溃，号啕大哭。在这样的紧急情况下，如何调整自己心态，恢复理智，以便做出对患者更有利的医疗决策？

分析：急诊患者家属有几种典型的心理特点。

（1）恐惧：当患者来诊后，对医院环境、医护人员及要接受的各项检查、治疗、护理都很陌生，且极度敏感。如怕打错针、吃错药；怕手术做坏了会残疾；怕输血发生不良反应；担心日后留下后遗症。表现为紧张不安、睡眠不佳、顾虑重重。

（2）焦虑：是一种复杂、消极的心理反应，表现为交感神经功能亢进，如心搏加快、血压升高、呼吸加快、脉搏增快、皮肤发冷、面色苍白、出汗、四肢震颤，严重者烦躁不安、忧心忡忡，自主神经紊乱而致失眠。

（3）抑郁：多发生在病情反复发作、病程迁延不愈的慢性病患者家属。如糖尿病、慢性肾功能衰竭、尿毒症等，表现为悲观、失望、压抑，对生活失去信心，对周围事物反应迟钝，甚至一时想不通而产生轻生念头。

（4）孤独：多发生在突如其来的车祸或被打劫的复合外伤患者，家属毫无思想准备，心理上一时不能承受，再加上惊吓过度，虽有医护人员的精心照料，但也不能完全消除其孤独感。内向者表现为沉默寡言，外向者为烦躁不安、容易发怒。

那么，家属如何在患者病情紧急的情况下快速恢复理智呢？

首先，要自我暗示，必须想办法冷静下来，着急、愤怒、悲伤解决不了问题。作为家属在关键时刻必须告诫自己尽快恢复理性，以免情绪化延误患者的治疗时机。

其次，常用的恢复理智的方法可以用到呼吸放松法——通过呼吸调节能缓解紧张情绪的方法。

吸气，缓慢并深深地按"1—2—3—4"吸气，约4s使空气充满胸部，呼吸应均匀、舒适而有节奏；抑制呼吸，把空气吸入后稍加停顿，感到轻松、舒适、不憋气；呼气，要自然而然地，慢慢地把肺底的空气呼出来。此时，肩膀、胸，直至膈肌等都感到轻松舒适。在呼吸时还要想象着将紧张徐徐地驱除出来。注意放松的节拍和速度，如果一次呼吸放松的效果不佳，那么可以尝试对以上三个步骤连续做10遍，控制呼吸变得自然而均匀。该方法能让情绪平静下来，有利于恢复理智。

身体是革命的本钱，作为急危重症患者的家属一定不能比患者先倒下。如果是持续几天的紧张状态，切记保持良好的饮食及睡眠。睡前可以听轻音乐或是睡眠放松的音频，或睡前泡脚等方法帮助自己保证充足的睡眠以及清醒的头脑。

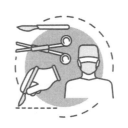

第十九章
患者家属陪伴教育

第一节 案例分析

一、作为技术能手的患者，遭遇车祸后需要进行康复训练，但他每次去康复训练前情绪都极不稳定，他的家属怎样才能帮到他？

案例：患者是车间里的技术能手，却不幸发生了车祸，虽然从 ICU 出来捡回了一条命，但是已经言语不清、行动不便。家人经常陪他去康复科就诊，进行康复训练，但几乎每次去之前家人都要给患者做很久的工作，还会遭到患者的责骂。

分析：患者之前是技术能手，可以推断出他对自己的要求很高。飞来横祸给他带来沉重打击，损毁了他心理上的自我价值感。身体形象的破坏，让他陷入羞愧、气愤、混乱和沮丧的情绪之中。而且，经过反复的复查与康复训练，他却没见到病情有突飞猛进的改善，这一切都让他倍感挫折。对于一个技术能手来说，他的价值不是来自于他作为人的风采和人格，而是在于他做的事情，但是他现在什么都做不了，所以他觉得自己毫无价值，自尊心受到了严重打击。自尊受挫导致他愤怒和自我否定。

建议：家人们要帮助他可以尝试以下做法：

（1）帮助患者树立信心，让他看到希望，能积极乐观地生活。

（2）积极主动地和患者沟通，耐心倾听他的倾诉，了解他内心的体验和感受。

（3）对患者的不良情绪要及时沟通，让他得到及时的发泄和缓解。

（4）康复训练的过程中可以留意寻找康复训练效果好的病友，请其中积极向上的病友给予患者支持和鼓励。

（5）对于患者情绪发泄时的"过分"行为，避免粗暴的制止和不加任何解释的批评、指责。

（6）教会患者一些调节自我情绪的方法，让他逐渐学会承受压力和刺激。

二、对于久病却怎么劝都不愿意去医院看病的患者，家属该怎么办呢？

案例：患者已经在家咳嗽了很长一段时间，还成天烟不离手，他的孩子们都非常担心他，而且患者的父亲就是肺癌去世的，他们担心患者这样不爱惜自己的身体也会和爷爷一样。但每次孩子们劝患者去医院好好检查的时候，患者总是不耐烦地说："好好的，跑去医院干啥？爱得什么病就得吧！又不是去了医院就没有病了，一个个就是喜欢瞎折腾！"孩子们拗不过他，也搞不懂为什么患者明显看出得病了还是不肯去医院就医。

分析：患者目睹了父亲治疗肺癌的艰难历程，深感痛苦。自父亲踏入医院开始接受肺癌治疗起，原本还算硬朗的身体仿佛一下子就垮掉了。那无尽的治疗过程以及随之而来的副作用，或许在一定程度上延长了父亲的寿命，然而在他看来，父亲仅仅是在勉强维持生命，毫无"色彩"可言，更没有生命应有的活力与存在的真实体验。父亲的肺癌经历对于患者来说是一个不可逾越的心坎。当孩子们都说要他去医院看病时，他也知道孩子们是担心他，但是他讨厌医院，讨厌肺癌的治疗，所以他通过否认、歪曲的防御方式，以达到令他自己比较舒服的感知。他认为只要不去医院检查，他的生活还是多彩的。

建议：患者不肯去医院看病，家属可以尝试这样做：

（1）转变谈话方式：相信父亲一定是热爱自己生命的。尊重、倾听他，同时也诚实、清晰地表达自己，让双方都能聆听到自己和对方心灵深处的想法。

（2）不给患者评判：虽然患者极力反对去医院检查身体，他的行为不符合家属的期望，但一定不能指责他，不能给他诸如"这是对自己不负责、对家庭不负责"等评判，也不要拿患者及其父亲或其他积极面对疾病的人相比较，以免会适得其反。

（3）不急于给建议：体会患者的感受和需要，不急于安慰和给患者提建议，先接纳他的情绪。

（4）赞扬：向患者对于这个家的付出表达感激，指出患者让自己影响深刻的、感触很深的事件，找出患者对自己的榜样作用，引发患者思考自己的优势，激起对生活更多的热情和向往。

三、肿瘤切除术后每次复查前睡眠差、情绪不稳定，家属如何做呢？

案例：患者，女性，52 岁，1 年前切除了一个腹膜后肿瘤。每次复查前患者都很担心，在家人在网上挂好号后等待就诊的日子里，她每天晚上都躺在床上久久不能入睡，好不容易入睡，没多久又会醒来，之后就再也睡不着，有时甚至感觉整晚都没有睡着过。因为晚上的睡眠问题，患者白天萎靡不振，感觉什么事都做不好，脾气也比平常大，经常和孩子们生气。

分析：患者因为每次复查前紧张、焦虑而导致失眠。而睡眠是对人体具有保护功能的，每天应保持在7～9h的睡眠，偶尔失眠对身体没有多大的损害，但每次复查前都会重复失眠，这样好几天晚上得不到充分的休息，影响了正常生活，变得易怒、人际关系紧张、对生活缺乏兴趣，容易产生焦虑、抑郁等情绪。所以睡眠对于人的情绪是有着莫大的影响的。

建议：要改善患者的睡眠，减轻复诊前的紧张和焦虑，家属可以尝试这样做：

（1）白天督促患者外出，合理、规律地安排活动，让她忙起来，晚上睡觉前4h避免高强度的运动和导致兴奋的活动。同时抽出时间和她一起深度聊聊，让她当天的情绪得以疏泄，不把问题带到床上而导致入睡难、浅睡眠等。

（2）尽管患者夜间睡眠不好，仍要限制其白天卧床时间，避免白天打盹，以加深夜间睡眠、提升睡眠质量。

（3）家里要创造一个良好的、舒适的睡眠环境，包括房间的温湿度适宜、噪声小、足够黑暗，以及舒服的床和寝具。另外房间里最好不要有钟表，避免晚上睡不着时反复看时间会引起挫败感、愤怒和担心，从而干扰睡眠。

（4）规律、合理饮食，不空腹上床，也要避免进食过于油腻或难以消化的食物，夜间避免饮用饮料，尤其是咖啡因类饮品。

（5）睡前热水浴或热水足浴，有助于增加深睡眠。

以上是一些可以改善睡眠的方法，但最关键的是要改善患者的紧张和焦虑情绪，她的家人可以试着这样做：

（1）接受患者的紧张、焦虑的症状和感受，给她营造一个安全的环境，鼓励她表达和讨论自己的感受。

（2）帮助、陪伴患者与紧张、焦虑的情绪共处，陪她一起做放松训练、正念练习等，让这种放松的训练变成家庭生活中的一种习惯，陪伴患者用合适的方式表达自己的情绪，提升她应对焦虑的能力。

（3）多关注患者在紧张、焦虑时是否有一些消极的言行，以避免意外。

四、造瘘术后发现癌细胞转移，把孩子叫到身边，事无巨细地交代很多事情，这时家人最需要做什么？

案例：患者，女性，55岁，退休教师。患者5年前因肠癌行肛门切除后在腹壁留下了一个造口，好不容易接受了自己是个"造口人"的事实，今年又发现了有远处的肝转移，造口附近也发出很难闻的味道。患者从医生诊室出来后就开始沉默不语，刻意与别人保持距离。2天后，她把儿子喊到房间，给儿子交代了很多之前没说过的事情，包括她所有的银行卡密码和外面的人情往来等，也要求儿子不要再劝她去手术，这时候她只想真正地做自己。儿子很迷茫，也很害怕。

分析：患者是位刚退休的人民教师，虽然肠癌手术给她生活带来了巨大的改变，但5年前的患者在短暂的消沉后接受了现实，并且努力和疾病抗争。这5年的时光已然让她适应了当下的生活，正在享受退休后精心规划的生活时，癌细胞转移这一噩耗如晴天霹雳般袭来，让她遭受沉重打击，内心充满了对未来的不确定感。她不再像5年前那么积极向上，对自己的身体健康失去了自信，陷入了抑郁情绪。患者已经有了自杀的先兆，向家人发出了语言、非语言的信息。

建议：患者的家人在这眼下最需要做的是：

（1）让患者充分感受到家庭的爱，陪伴在她身旁鼓励她，传递出"你对我们家每一个人都很重要""如果我能帮助到你，请告诉我"的信息，让她感受到温暖和被爱，陪她度过这段最灰暗的时光。

（2）对于患者的消极想法，不批评、不说教，接纳她的情绪。

（3）不试着给她提意见，也不用激将法，可以和她讨论如何做可以让她感觉更好，尽量让她愿意和家人倾诉。

（4）不拿她和其他人比较，不小看她的痛苦，要做到感同身受，耐心对待她，向她传递不管多久、不管多难家人都会支持她、陪着她的信念，让她看到希望、获得力量。

（5）家人可以多了解一些有关抑郁情绪的相关知识，必要时可拨打心理热线或找心理医生。

五、对于车祸后过度依赖的丈夫，妻子掉进了"照顾陷阱"，她怎样做会更好？

案例：患者车祸后残疾，丧失了事业和社会人际关系，妻子为他感到难过和怜悯，她花了很多的心血帮助他走出去，悉心地照料他。渐渐地，患者越来越依赖她，越来越不主动做事，包括吃药、吃饭，只要妻子没有送到他手里，他就不吃。如果妻子要出去和朋友聚会，他就会用各种方式表示反对。最终，妻子也放弃了她所有的社交活动，离开家也只是去最近的便利店购买生活必需品或是直接线上购配送到家，慢慢地，她变得孤单且压抑，还要经常克制自己的怒气，她觉得残疾的不只她的先生，她自己也跟残疾了一样。她意识到这种状态是很糟糕的，她得试着走出来，还得帮助丈夫一起走出这个怪圈。她可以怎么做呢？

分析：患者车祸后不能很好地适应他患病的状态，他的行为是一种向早年孩童行为的退化，以此来促使妻子更多地照顾自己，就像他的父母一般。他要求妻子承担和掌控家中更多的责任，以满足他多于实际的日常需要。他的这些需要可能是他无助、失败的情绪所触发或"塑造"，也有可能是强烈冲击和恐惧的体验所致。这种需要叫陷入"过度依赖"。

妻子在扮演患者残疾后的配偶、支持者、照顾者角色时，因丈夫正在遭受痛苦、受限制而感到内疚，所以即便在丈夫能处理的情况下也"冲"过去帮忙，形成了一个过度照顾的行为模式，而这个模式又导致了患者"依赖"的增长以及一系列对妻子"服务"的期待。当妻子试图改变此方式时就会引起患者的阻抗和拒绝，当然这种阻抗和拒绝也许是患者自己都意识不到的迂回方式，但是这种拒绝却引起妻子的内疚，又卷入到这种"照顾陷阱"中。妻子渐渐发现这样的生活很孤独，压力很大，甚至开始滋生愤怒，但又因内疚不能直接表达，最后就让自己处在威胁她自身健康的应激状态。

建议：妻子要尽早走出这个"照顾陷阱"，让丈夫也尽快摆脱"过度依赖"，可以这样做：

（1）利用倾听的力量：在照顾丈夫生活的同时，尽量减少急于向丈夫提议和给予安慰的行为，也别急于表达自己的态度和感受，而是要静下心来用心倾听他，放下过往对丈夫形成的固有想法与评判，全心全意地去体会他的内心世界，真正做到理解他、接纳他。当丈夫感受到妻子用心在倾听他时，他会慢慢有勇气去面对自己的弱点，走出心灵的创伤。

（2）爱自己：妻子一边照顾好丈夫的同时，也要照顾好自己。先理解自己过去的所作所为，聆听自己的心声，发现自己心灵深处的需要。在生活中要培育对自己的爱，不要为了履行职责、获得回报或避免感到内疚而去照顾丈夫，用自己"选择去做"代替"不得不做"，让自己的生活变得和谐并充满快乐。

（3）鼓励：用心发现丈夫的进步，坦诚交流，鼓励、引导他不再用苛刻的态度去对待自己和他人，而是用心去了解他自己的需要；帮助他内心变得平和，能逐渐发现自己内心深处的愿望；帮助他一起行动，让他重获生活的热情。

（4）感激：坦然接受丈夫的感激，也在丈夫进步或满足了自己需要的时候向他表达自己对他的感激。在表达感激时可以说出：对自己有益的行为；自己的哪些需要得到了满足；自己的需要得到满足后，是什么样的心情。在表达感激和接受感激时，可以一起看到生活中的美。

六、孩子术后不遵守医嘱，我该怎么办呢？

案例：患者，男性，17岁，在篮球练习中发生视网膜脱落，术后出院时医生建议少用眼，可以在家休息一段时间。患者回家后趴了半个月终于可以翻身了。可自从不用趴了之后，他打游戏的时间越来越长，把医生的嘱咐抛到了九霄云外。家长担心这样下去，不仅眼睛得不到很好的恢复，还可能会游戏成瘾。但每次一说他，他就暴跳如雷，家长又怕他过度激动使眼压升高。患者的家长该怎么做才能让孩子情绪稳定又减少玩游戏的时间呢？

分析：患者因为视网膜脱落而错失了篮球赛，术后又被限制了一切活动，还只能趴着睡，不得已连社交都中断了，这给他带来的压力让他产生了沮丧、焦虑等情绪。当他终于可以随意控制自己的身体时，发现游戏可以释放一部分他的负面情绪，有时因游戏会忘记医嘱。父母只觉得他沉迷游戏而责备他不爱惜自己。听着父母的反复唠叨他感受不到父母对他的爱和担心，感受到的只有父母对他的挑剔和责备，所以表现给父母的就是愤怒。

建议：患者的父母担心孩子眼睛恢复不好又网络成瘾，和患者沟通时要讲究方式方法，同时也要从自身做起：

（1）患者的父母首先要清楚视网膜脱落修补术后的注意事项，能和孩子一起探讨术后如何更快、更好地恢复。

（2）家长们都担心孩子会网络成瘾，患者的父母要清楚什么情况下可能是网络成瘾。通常可以对照下面这些条件：完全专注游戏；停止游戏时，出现难受、焦虑、易怒等症状；玩游戏时间逐渐增多；无法减少游戏时间，无法戒掉游戏；放弃其他活动，对之前的其他爱好失去兴趣；了解游戏对自己造成的影响，仍然专注游戏；向家人或他人隐瞒自己玩游戏的时间；通过玩游戏缓解负面情绪，如罪恶感、绝望感等；因为游戏而丧失或可能丧失工作和社交。满足以上九条中的其中五条或以上，才有可能会被诊断为游戏成瘾。

（3）认真、用心倾听孩子的感受，不带任何预设目的地通过孩子的眼光看世界，真正理解孩子的情绪，努力与孩子保持在同一频率上。

（4）与孩子建立朋友式的亲子关系，平等交流。双方都真实地表达自己，不说教、不唠叨，给到孩子权利和空间。

（5）尊重孩子，接纳他的感受；给孩子安全感，避免他去网络找安全岛。

（6）在和孩子沟通时，除了采用非暴力沟通外，最关键的是要做最好的自己，让孩子也看到父母的努力。

第二节　家庭照护中的练习方法

一、什么是非暴力沟通模式？

1.诚实地表达自己，而不批评、指责

（1）观察：我所观察（看、听、回忆、想）到的有助于（或无助于）我的具体行为：

"当我（看、听、想到我看到的／听到的）……"

（2）感受：对于这些行为，我有什么样的感受（情感而非思想）：

"我感到……"

（3）需要：什么样的需要或价值（而非偏好或某种具体的行为）导致我那样的感受：

"因为我需要 / 看重……"

（4）请求：清楚地请求（而非命令）那些能丰富我生命的具体行为：

"你是否愿意……？"

2. 关切地倾听他人，而不解读为批评或指责

（1）观察：你所观察（看、听、回忆、想）到的有助于（或无助于）你的具体行为：

"当你（看、听、想到你看到的 / 听到的）……"

（2）感受：对于这些行为，你有什么样的感受（是情感而非思想）：

"你感到……吗？"

（3）需要：什么样的需要或价值（而非偏好或某种具体的行为）导致你那样的感受：

"因为你需要 / 看重……"

（4）请求：关切地倾听那些能丰富你生命的具体请求，而不解读为命令：

"所以，你想……"

二、什么是放松训练？

放松训练是一种通过训练有意识地控制自身的心理、生理活动、可以降低机体的唤醒水平、改善机体紊乱功能的一种心理疗法。患者容易掌握，随时随地都可以练习和使用，是一种简便易行的快速解决患者躯体焦虑症状和情绪困扰的方法。通常有以下 3 种常用放松方法：

1. 呼吸放松

找一个舒适的姿势，可以坐着、半躺着、平躺着都行，闭上眼睛或平视前方，双手可以放在身体两侧，也可以一只手放在胸部，另一只手放在腹部。先呼气，感觉肺部有足够的空间来进行深呼吸；然后用鼻子吸气，保持 3s，心里默数 1、2、3，停顿 1s；再用嘴把气体缓缓呼出，在心里默数 1、2、3、4、5。想象不快、烦恼、压力都随着每一次呼气慢慢地呼出，感觉身体越来越放松，心情越来越平静。如此反复练习。

2. 肌肉放松

首先把眼镜、手表、腰带、领带等可能妨碍身体充分放松的物品摘下，可以把上衣的第一粒扣子也解开，放松地坐在软椅上，把头和肩靠在椅背上，双手放在椅子扶手或大腿上，双脚平放在地上，闭上双眼，保持一个让自己感到很舒服的姿势。先深呼吸 3 次，然后可以从上肢开始，让身体部位逐个尽力收缩绷紧，感到紧张时持续保持肌肉紧张的状态 5s，直到感觉紧张到极点，再完全放松10s，用心体验一种彻底放松后的快乐感觉。放松的顺序为：上肢、肩部、头部、颈部、胸部、腹部、臀部、下肢，直至双脚，依次对各组肌群进行先紧张后放松的练习，最后达到全身放松的目的。

3.冥想放松

取舒适体位，配合呼吸放松，找出一个自己曾经经历过的、给自己带来最愉悦感觉、有着美好回忆的场景去感觉、回忆。也可以想象一个自己向往已久的场景，想象自己置身其中，体会自己梦想实现的美好感觉。

放松训练的方法有多种，可以单独使用，也可以联合使用，一般以联合2种方法为宜。

三、什么是正念练习？

需要找一个安静、温度适宜的空间，确保自己不受打扰，然后找一个舒适的姿势坐好。

练习一：正念呼吸，进入当下

请找到身体哪个部位的呼吸感是最明显的。如果是鼻端，感受气息流进流出的感受；如果是胸部，感受气流进出时胸部的起伏变化；如果是腹部，感受腹部随着气息进出的胀缩感……

当你确定这个部位之后，你需要做的就是去觉察呼吸给这个部位带来的感觉，不要变换其他部位，不要去数气息，也不要去控制它，不要去调节它。

你会发现，坚持不到几秒钟，注意力就会从呼吸上离开。接受很难集中注意力这个现状，平静地将它重新带回到呼吸上。下次如果继续走神，继续带回来即可。

练习二：身体扫描，聆听身体

这个练习需要感受身体每一个部位，躺下睁眼或闭眼都可。

想象一下，你的觉知就像一道柔和的光束，从头顶开始，慢慢向下移动，到额头、眉毛、眼睛、双侧的太阳穴、耳朵、面颊、鼻子、嘴、下巴、脖子、胸腔、腹部、背部、双臂、手指、肌肉、骨骼、腹腔、臀部、小腿、脚掌、脚趾等。

总之，让这束觉知之光照进你身体的每一个地方，从上到下，从下到上，从外到里。身体的感觉有很多种，冷、热、痒、麻、痛、干、湿、紧绷、放松等，而没有感觉也是一种感觉。

练习三：观念头，念头并非事实，念头本身，如同呼吸和身体感觉一样，可以成为正念的练习目标。

首先，请留意呼吸，可以做三次深长的呼吸，深深地吸气、缓缓地呼气。接着，将注意力带到念头上，观察念头的出现、变化和消失。

当一个念头出现的时候，有意识地将注意力带向它，并对它进行命名，可以把它命名得很具体，比如"早晨在河边天微微亮一个人跑步"，或者按照念头的类型来命名也行，如"计划""回忆""幻想"等。

练习一下就会发现，念头一旦被命名，就会松动、瓦解、消失。留意你的命名和念头消失的过程，然后把注意力重新带回到呼吸或者身体的感受上来。

练习四：观情绪，与情绪共舞

深呼吸，并回到放松的状态。带着好奇心和耐心去觉察你的情绪变化。有时候会觉察到一种情绪，有时候可能会有很多种情绪一起涌出，如喜悦、满足；或者有时候基本没有什么情绪，如无聊、麻木等。你需要给你的情绪去命名，如果能给每一个觉察到的情绪做清晰的命名，就能驾驭你的情绪。当你觉察到强烈的坏情绪和消极情绪，请不要评判，接纳它的存在就好了。

在情绪出现的时候，通常会带来相应的身体反应，如愤怒时候脸会发烫、心搏加快，恐惧时身体紧缩。你需要觉察情绪以及情绪带来的身体状态。

练习五：三步呼吸空间——忙碌中的回归

这是一个非常经典而又相对简洁的正念冥想练习，是牛津正念中心的 Mark Williams 教授及其同事制订的一个练习，也是正念疗法中最重要的练习。

这个练习，也被称为三分钟呼吸空间练习。只需要在一整天的忙碌生活和工作中，花上三五分钟的时间来练习，然后带着这份拓展的觉知，与更大的世界相连。

首先进入放松的状态，并深呼吸。

第一步：问自己，我现在体验到了什么？尽可能地留意头脑中的念头。此刻有什么样的情绪升起？开放客观地对待这些情绪，不管它是愉悦、中性还是消极的。你的身体感受又是怎样的？

5s 静默……

第二步：请集中所有的觉知，将注意力放在腹部，放在呼吸给腹部带来的感觉上……

25s 静默……

第三步：将你对呼吸的觉知拓展开来。除了感受呼吸给腹部带来的感觉之外，也感受身体的整体感，如你的姿势、你的面部表情、你的胸部、你的腹部、你的臀部、你的双手……从内心去感受这些……

现在，尽可能地将这份宽广、浩瀚、接纳的觉知带到一天里的每一个时刻，无论你在何处，无论接下来你要做什么，让这样的觉知自然地展开……

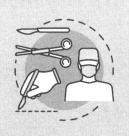

第三篇

外科门诊就诊须知

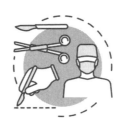

第二十章
外科门诊诊疗相关知识

第一节　外科门诊患者就诊须知

一、患者就诊前应准备哪些资料？

初诊患者就诊前需要准备门诊病历本、预约挂号信息、既往的就医资料，具体包括：其他医院的病历，所有的检查单，包括 B 超、X 线片、CT、MRI 影像报告单，既往所有的用药记录，包括药盒及说明书。请尽可能按时间顺序整理好，这些资料都有利于出诊医生对患者病情的充分了解和掌握，并及时准确地做出初步诊断和治疗指导。

复诊患者就诊前需要准备门诊既往病历资料，具体包括：门诊病历本，检验结果单，B 超、X 线片、CT、MRI 影像报告单，病理检查结果等资料，正在使用的药物名称及剂量，患者本人或陪诊人还请熟记既往的就诊治疗经历。复诊患者就诊前尽可能地做好这些准备，便于出诊医生查看评估该患者上次就诊的治疗效果以及提出下一步的治疗方案、措施，还可以减轻患者多次检查的繁琐，并减少费用。

二、门诊就诊流程如何？

以中南大学湘雅二医院为例就诊流程为：全网预约挂号→报到、候诊→就诊（打印导诊单）→缴费（微信或支付宝扫码支付、人工窗口、自助机）→检查、检验→打印报告单→治疗或取药→打印清单与发票（自助机、人工窗口）→就诊结束。

以中南大学湘雅二医院为例，门诊就诊流程如图 20-1-1 所示：

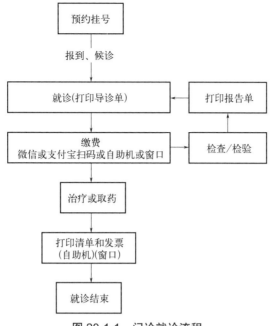

图 20-1-1　门诊就诊流程

三、门诊复诊流程如何？

门诊患者预约挂号当日同一名医生复诊无须重新预约挂号，若次日或以后复诊则需要重新预约挂号。

医院的门诊预约挂号大多是一日制的，假如患者预约挂号，经过检查后当日需要同一名医生复诊，是不需要重新预约挂号的；如若不是同一日或者不同医生复诊，则需要重新预约挂号，预约挂号前要确定是否为同一名医生出诊，每名医生门诊出诊时间是不相同的，并不是同一名医生每日都会出门诊；如果门诊复诊患者只需要单纯看实验室检查单或检查报告单，任何一名门诊医生都是可以的，但仍需要重新预约挂号才可以就诊。患者需要携带个人身份证、既往病历及既往检查/检验报告单前往医院复诊。

四、错过预约挂号时间段还可以就诊吗？

（1）预约挂号当日内有效，不需重新预约挂号。如果错过预约挂号时间段未按时就诊，迟到后诊疗时间将自动顺延。顺延的时间每家医院有区别，一部分医院是推后 3 个号就诊，还有些医院是推后 5 个号就诊。需要注意的是就诊医生不能更换。

（2）如果预约成功后却无故爽约，当日未就诊的门诊患者，医院将会有相应的惩罚措施。例如长沙市某医院对无故爽约 5 次的患者，将自动拉入黑名单，今后将不再享用提前预约的服务。

门诊就诊患者应该合理安排预约就诊时间，为保证准时就诊，需在就诊当日按所预约时间段提前15～30min至诊区自助报到机取号、候诊。不要随意爽约，导致号源紧张或给您带来麻烦。

五、没有智能手机的老年患者应该如何预约挂号？

医院为没有智能手机的老年患者提供多渠道挂号等就诊服务。如网络、现场等多种预约挂号方式，畅通家人、亲友代老年人预约挂号的渠道。以中南大学湘雅二医院为例，该院开通了老年人绿色通道，根据每日号源量提供一定比例的现场号源，65岁以上老年患者可以前往门诊收款处窗口预约挂号。保留挂号、缴费等人工窗口，配备导医、志愿者等工作人员，为老年人提供就诊指导服务。同时，不断推进"互联网医院"，提供老年人常见病、慢性病门诊复诊以及随访管理等服务，让老年患者不出门就能享受专科医生的健康指导和宣教。

六、特殊情况取消预约挂号方式有哪些？

如遇特殊情况不能就诊，应该如何取消预约挂号呢？

最晚必须在预约就诊日的前一天通过原路径取消预约。您通过哪个渠道预约的，就通过哪个渠道去取消。比如说：您是通过医院公众服务号预约的，就通过医院公众服务号来取消；如果通过第三方平台预约的，那就通过第三方平台取消。医院原则上不接受当日取消预约，工作人员会根据门诊患者特殊情况酌情在收款处窗口取消预约。同时，门诊患者不可以频繁取消预约。如果1个自然月内有3次及以上的取消预约记录，诊疗卡将会被自动锁定，患者将会被拉入医院"黑名单"，此举重点在于打击"黄牛党"的非法"贩票"行为。所以，不论什么原因，请大家珍惜自己的预约资格，不轻易取消预约，不爽约，如约前来。

七、预约挂号的途径有哪些？

以中南大学湘雅二医院为例：中南大学湘雅二医院为患者提供5种预约挂号方式。每晚8点开放预约号源，预约周期7天。每张诊疗卡每天限预约三个号源。

（1）微信服务号预约：微信公众号搜索"中南大学湘雅二医院服务号"。

（2）支付宝预约：支付宝生活号（原服务窗）搜索中南大学湘雅二医院，添加。

（3）自助机预约：医院所有自助机。

（4）诊间预约：医师诊间。

（5）窗口预约挂号。

八、在门诊候诊时错过叫号该怎么办？

当您预约挂号成功后，请务必按照预约挂号时间段提前 15～30min 到各诊区取号排队就诊，若您因特殊原因错过叫号，也不用担心会取消您的就诊资格，医院门诊会按照规定顺延您的就诊号，顺延的就诊号数每家医院都不同，如中南大学湘雅二医院会顺延 1 个就诊号。

九、门诊检验项目需要预约吗？

医院门诊的检验项目常常使患者眼花缭乱，检验项目到底包括哪些呢？检验项目包括以下几大类：

（1）常规检验项目（如血常规、尿常规、粪常规、精液常规、白带常规、脑脊液常规、血沉、凝血功能等）。

（2）生化检验项目（如肝功能、肾功能、心肌酶、血脂、肌钙蛋白、血气分析、淀粉酶、电解质等）。

（3）免疫检验项目（如乙肝五项、甲肝、丙肝、梅毒、肺炎支原体、甲状腺功能检查、HIV、类风湿检查、肿瘤标志物检查等）。

（4）细菌检查（如葡萄球菌、杆菌、链球菌、真菌检查等）。

（5）输血检查（如血型鉴定、配型等）及其他检验项目。

以上提到的这些检验项目都是不需要预约的，遵照医嘱要求按时去医院门诊综合治疗室抽血检查即可。除此之外，门诊有部分特殊的检验项目需要预约，具体包括脑脊液检查、无创 DNA、基因检测等。希望您在医生开具医嘱后，详细了解清楚自己需要完成哪些检验项目，这样才能合理安排您的就诊时间，避免无效等待。

十、应该如何预约门诊检查项目？

"预约门诊检查项目流程是什么，应该如何合理预约门诊检查项目"成为大多数门诊患者最想得到解决的问题。目前各大医院门诊分为以下两种预约检查模式：

（1）传统医技检查预约模式：出诊医生接诊患者后开具检查单→缴费确认→患者携检查单至各检查科室预约处预约登记→等待检查→执行检查→等待检查结果后返回医生处问诊。

（2）集中检查预约模式：通过搭建智能预约检查信息平台，门诊患者可以通过手机端、自助服务机端实现门诊检查项目自主预约，出诊医生可以帮助部分门诊患者在电脑端发送电子检查申请单实现诊间预约，同时成立"一站式"检查服务中心，方便老年人、残疾人等患者进行检查预约。

患者应根据个人病情及检查项目，选择适合自己的预约方式合理预约门诊检查项目。

十一、门诊缴费方式有哪些?

门诊缴费方式有以下两种:

（1）现场缴费方式:患者持本人实体诊疗卡到门诊大厅人工窗口排队缴费，窗口缴费同样可以使用现金、银行卡、医保卡，或出示微信/支付宝二维码进行缴费。

（2）自助缴费方式:患者凭出诊医生打印出的导诊单通过微信或支付宝扫码缴费;缴费人使用智能手机关注医院微信/支付宝服务号，绑定患者本人诊疗卡后前往"门诊缴费"中快速缴费;缴费人持患者本人实体诊疗卡前往门诊自助服务区，在自助服务机上使用现金、银行卡，或使用微信/支付宝扫码进行缴费。

十二、门诊患者可以使用医保卡缴纳门诊费用吗?

门诊患者可以使用医保卡在窗口缴纳门诊费用。您需要了解的是:医保分两个账户，为个人账户与统筹账户。个人账户即体现在医保卡内的金额，可以用来在定点药店买药，门诊费用的支付和住院费用中个人自付部分的支付;统筹账户则是由医保中心管理，参保人员发生符合当地医保报销的费用由统筹账户支付。因此缴费时，只需要向定点医院门诊窗口出示医保卡（用于证明患者本人参保身份）及诊疗卡或虚拟卡（用于查看患者就诊信息），该患者就可以使用本人医保卡余额进行支付。

十三、门诊费用可以医保报销吗?

符合医保报销条件的门诊患者均可以申请医保报销。

医疗保险（简称"医保"）一般指基本医疗保险，是为了补偿劳动者因疾病风险造成的经济损失而建立的一项社会保险制度。通过用人单位与个人缴费，建立医疗保险基金，参保人员患病就诊产生医疗费用后，由医疗保险机构对其给予一定的经济补偿。医保是我国基础的社会保障政策之一，为我国居民的健康提供基本的保障。门诊医保报销比例为:村卫生室及村中心卫生室就诊报销60%，每次就诊处方药费限额10元，卫生院医生临时补液处方药费限额50元;镇卫生院就诊报销40%，每次就诊各项检查费及手术费限额50元，处方药费限额100元;二级医院就诊报销30%，每次就诊各项检查费及手术费限额50元，处方药费限额200元;三级医院就诊报销20%，每次就诊各项检查费及手术费限额50元，处方药费限额200元;中药发票附上处方每贴限额1元;镇级合作医疗门诊补偿年限额5000元。

门诊医保报销流程如下:

（1）在门诊医疗保险规定的定点医疗机构就诊，符合条件的治疗项目，治疗费用需超过报销的起付线。

（2）开具的相关证明材料要符合门诊医疗保险报销条件。

（3）医疗机构开具好需签字和盖章的相关材料。

（4）机构审核材料准备齐全后，即可办理。

十四、门诊就诊结束后如何取药？

以中南大学湘雅二医院为例，制作了"门诊药房取药流程图"（图 20-1-2），仅供参考：

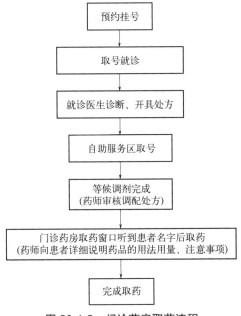

图 20-1-2　门诊药房取药流程

十五、门诊费用清单有哪些？

门诊费用清单包括门诊所开药品、检查、治疗等项目的名称、金额等详细情况。门诊患者可以凭诊疗卡在自助服务机上进行打印，或凭发票前往门诊收费窗口打印。门诊患者通过门诊费用清单可以查看门诊费用详情，盖章后也可以作为门诊医疗保险费用报销的依据。

十六、门诊缴费发票遗失后能否重新补办？

发票是指一切单位和个人在购销商品、提供或接受服务以及从事其他经营活动中，所开具和收取的业务凭证，是会计核算的原始依据，也是审计机关、税务机关执法检查的重要依据。医院的原始发票是特殊的二联发票，遗失以后是不可以重新打印的。但是，您可以去医院门诊财务办公室出示患者本人身份证、诊疗卡、缴费凭证要求找出发票第二联存根进行复印。复印后让医院加盖公章证明发票遗失即可。

十七、哪些门诊患者可以优先就诊？

以下门诊患者可以凭证优先就诊：

（1）80岁以上老年人（凭证）。

（2）离休人员（凭证）。

（3）现役军人（凭证）。

（4）残疾人（凭证）。

优先流程（以中南大学湘雅二医院为例）：以上患者预约挂号后至门诊接待室凭相关证明申请加盖"门诊优先就诊"章，再由门诊优先窗口或各诊区分诊护士根据实际情况优先办理相关业务或引导该部分患者优先就诊。

十八、14岁（含14岁）以下儿童都可以看儿科门诊吗？

在中国，儿科负责的年龄段是0～14岁（含14岁）以下儿童，包括新生儿（0～28天）、婴儿（1岁以内）、幼儿（1～3岁）、儿童（3～14岁）。一般儿科门诊接收14岁（含14岁）以下的儿童，因为这个年龄阶段的儿童处在一些先天性疾病发病的高峰期，这些疾病特点往往又不同于成人患的同类疾病，所以成人门诊一般不收治14岁（含14岁）以下的儿童患者。但具体选科还是要根据孩子的疾病类型来确定，如果儿科门诊对该种疾病的诊治经验没有其他专科门诊丰富，也可以预约其他相应专科门诊就诊。以中南大学湘雅二医院为例：该医院建议14岁（含14岁）以下儿童如为内科疾病（如急/慢性肺炎、儿童消化系统疾病、儿童心血管疾病、神经系统疾病、癫痫、儿童血液病与肿瘤等），需预约儿科门诊；其他疾病需预约相应专科门诊。

十九、艾滋病患者如有其他疾病可以前往普通门诊就诊吗？

对于HIV感染者同时合并其他疾病一般需尽快去当地综合医院治疗，否则其他疾病可能会加速艾滋病情的发展。因为我国《艾滋病防治条例》规定：医疗机构不得因就诊的患者是艾滋病病毒感染者或者艾滋患者，推诿或拒绝对其患有的其他疾病进行治疗。

二十、专家门诊和特需门诊有什么不同？

专家门诊就是由专家获得卫生部资质审核通过在册的专家（一般是副主任医

师以上的医生）坐诊的门诊。特需门诊是门诊的一种类型，是满足不同就医需求患者的医疗服务需要开展的特需门诊服务。

二者的区别有以下两点（以中南大学湘雅二医院门诊为例）：

（1）门诊诊查费不同。按物价部门相关规定：专家门诊诊查费为78元/次，特需门诊诊查费为300元/次。

（2）医生接诊时间不同。专家门诊医生接诊时间不限制，未做具体要求；特需门诊医生接诊每位患者时间不得少于30min（含分析结果的时间）。

建议患者根据病情及个人经济条件选择合适的门诊就诊，每位医生对待患者都会尽职尽责，不会因为诊查费用等不同而区别对待任何一位患者。

第二节 外科门诊多学科诊疗（MDT）就诊须知

一、什么是 MDT？

多学科诊疗（multi disciplinary team，MDT）模式是由来自外科、肿瘤内科、放疗科、影像科、病理科等科室专家组成的工作组，针对某一疾病，相关团队专家固定时间、固定地点通过会诊形式，为患者制订最佳诊疗方案，继而由相关学科或多学科联合执行该诊疗方案，实现疑难杂症"一站式"诊疗，避免过度诊疗和误诊误治，使患者受益最大化。

二、多学科联合诊疗（MDT）的优势有哪些?

多学科协作诊疗（MDT）模式诊治针对某一系统或器官疾病，通过定期、定时、定址的会议，依托多学科专家团队，通过多学科协作讨论，为患者制订最合理的规范化、个体化、连续性的治疗方案。多学科联合诊疗（MDT）能够"以患者为中心、以学科为纽带、以门诊为平台"基于病种的"一站式"解决问题，大大缩短了患者的诊治时间，已经成为一种新的诊疗趋势，为越来越多的疑难疾病患者带来便捷。

三、哪些患者符合门诊多学科诊疗（MDT）申请要求?

（1）病情复杂，涉及多学科、多系统、多器官需要多个专科协同诊疗的住院患者。

（2）专科医生评估，科内讨论需要申请多学科会诊的患者。

（3）外院诊断不明的疑难病例，由门诊接诊医生提出申请的转诊患者。

（4）凡在医院门诊连续诊治2次以上，涉及多个专科（3个以上），仍未明确诊断、未得到明确治疗方案或治疗效果不佳的门诊患者。

四、门诊患者申请多学科诊疗模式需要准备哪些资料?

门诊患者申请 MDT 需要的资料具体包括:既往就诊病历、既往手术记录、出入院记录、既往所有的用药记录(药盒、说明书)、病理检查结果、化验结果单、B 超或 X 线片或 CT 或 MRI 或 PET-CT 等影像资料。请您尽可能保护病检资料的完整性,将所有病检资料按时间顺序整理好,这些资料都有利于 MDT 团队专家对患者病情的充分了解和掌握,并根据疾病提出适合患者的最佳治疗方案。

五、申请多学科诊疗(MDT)模式的费用昂贵吗?

通过中南大学湘雅二医院门诊 MDT 了解到,根据湖南省物价定价标准:600 元 / 次(3 个学科,1 名医师 / 学科);每增加 1 个学科,加收 200 元 / 次;患者自愿申请湘雅名医参与诊疗,在收费标准基础上,加收 200 元 /(人·次)。

MDT 专干会根据申请患者的病情请相关专科医生会诊,专科邀请数与 MDT 费用成正比。请患者根据实际病情及家庭经济条件向专科医生申请 MDT,切忌因为焦虑而盲目要求申请 MDT,造成不必要的医疗资源浪费。

六、申请多学科诊疗(MDT)模式费用可以医保报销吗?

多学科诊疗(MDT)模式属自费医疗项目,医保不予报销。

七、所有疾病都可以申请多学科诊疗(MDT)模式诊治吗?

所有疑难疾病均可申请多学科诊疗(MDT)模式诊治。以中南大学湘雅二医院为例,该院目前已成立 36 个 MDT 团队,包括:肝胆胰 / 神经内分泌肿瘤 MDT、淋巴瘤 MDT、肝胆胰疑难杂症 MDT、骨内科疾病 MDT、肺血管疾病 MDT、骨 / 软组织肿瘤 MDT、泌尿生殖肿瘤 MDT、胸部肿瘤 MDT、胸部疑难重症疾病 MDT、内科门诊疑难病 MDT、头颈肿瘤 MDT、1 型糖尿病联合门诊、胎儿疑难病症 MDT、疑难肝病 MDT、疑难心肌病 MDT、乳腺肿瘤诊治 MDT、围生期母胎心血管疾病 MDT、肥胖 MDT、糖尿病肾病 MDT、黑色素瘤 MDT、肿瘤免疫治疗不良反应管理 MDT、肝癌 MDT、高血压 MDT、脊柱肿瘤 / 脊柱感染 MDT、睡眠门诊 MDT、帕金森病与运动障碍疾病 MDT、重症胰腺炎 MDT、维持性血液透析患者血管通路 MDT、健康体检后慢病 MDT、复杂冠心病诊疗 MDT、老年综合征 MDT、消化性神经内分泌肿瘤 MDT、肝硬化门脉高压 MDT 等。涉及 52 个专科,覆盖所有病种。

八、多学科诊疗(MDT)模式申请流程是什么?

多学科诊疗(MDT)模式申请流程如下。

（1）申请：可由接诊医生、患者及家属提出。

（2）预约、审核：患者须带齐所有资料前来登记预约。

（3）接待：MDT 团队秘书接待询问病史，查阅、完善相关病检资料，告知收费标准，确认参加 MDT 并告知讨论时间。

（4）讨论：接诊医师或秘书汇报病史，多学科专家讨论，为患者量身定制最佳诊治方案。

九、申请多学科诊疗（MDT）模式的注意事项有哪些?

申请多学科诊疗（MDT）模式的注意事项如下：

（1）专科就诊，由接诊医生评估是否需要 MDT。

（2）为了节约患者时间，必须完善相关检查后再申请多学科诊疗（MDT）。

（3）多学科诊疗（MDT）合理的规范化、个体化、连续性的治疗方案由专家组提出，最终治疗方案由患者选择。

十、门诊多学科诊疗（MDT）模式讨论流程是什么?

以中南大学湘雅二医院为例，门诊多学科诊疗（MDT）模式讨论流程见图 20-2-1。

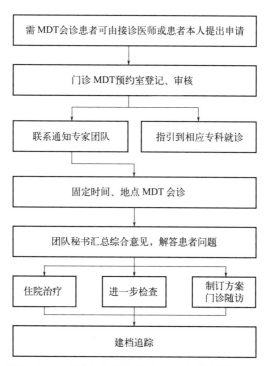

图 20-2-1　门诊多学科诊疗（MDT）模式讨论流程

第三节　门诊疾病休假、诊断证明盖章须知

一、门诊规定的各类疾病休假期限分别有多长？

门诊疾病休假证明是医院为门诊患者出具的各类疾病休假证明，属医学证明书，由主治及以上职称的执业医生根据患者病情出具的证明书，加盖医院门诊疾病休假证明专用章后生效，具有相应的法律效力。以中南大学湘雅二医院为例：根据《中南大学湘雅二医院门诊部管理手册》中第十五条"门诊疾病休假、诊断证明盖章制度"的规定，疾病休假只能由在门、急诊出诊的当班医生根据患者病情提出休息建议，病假写在门诊病历或"门诊疾病休假证明书"上，医生签名并盖章，病历与"门诊疾病休假证明书"上的签名和盖章必须一致。该制度对各类疾病休假期限也做了严格要求：门诊病休时间应根据疾病性质和程度决定，一般应控制在半个月以内；特殊病种例外，如急性肝炎、癌症、骨折患者等，可适当延长，但最长不超过一个月；精神科疾病可根据疾病性质控制在3个月内；急诊最长不超过一周。

二、精神疾病类患者休假期限能否延长？

很多精神疾病类患者常常问：我们病种特殊，休假期限能不能延长？怎样才能延长休假期限呢？

没错，精神疾病的确特殊，但是此类患者的休假期限是否能够延长还应由精神科专科医生判断为准。门诊出诊医生会通过量表测试评估精神疾病类患者病情，病情确为不稳定状态需要休假的患者，医生会酌情延长休假期限，最长连续休假累计不超过3个月，出诊医生需签名和盖章。门诊部工作人员收到此类患者的"门诊疾病休假证明书"后，除了对患者病历本、诊疗卡或虚拟卡、当日挂号信息核实以外，还会通过电话联系的方式与出具"门诊疾病休假证明书"的出诊医生进行核实。情况属实方加盖医院门诊疾病休假证明专用章后生效。温馨提醒："门诊疾病休假证明书"严禁私自涂改、伪造、弄虚作假，一经发现，医院门诊部都不予盖章。

三、开具"门诊疾病诊断证明书"和"门诊疾病休假证明书"需要患者提供哪些资料？

诊断证明是具有一定法律效力的医疗文件，司法鉴定、因病退休、工伤、残疾鉴定、保险索赔等均要以诊断证明书作为依据之一。因此主治及以上职称的执业医生一定要科学严谨、实事求是地出具"门诊疾病诊断证明书"和"门诊疾病

休假证明书"。门诊患者需要向门诊部工作人员提供以下资料才能给"门诊疾病诊断证明书"和"门诊疾病休假证明书"加盖专用公章：

（1）"门诊疾病诊断证明书"或"门诊疾病休假证明书"原件。

（2）就诊患者本人门诊病历及相关辅助检查结果。

（3）就诊患者本人诊疗卡（诊疗卡号/身份证）。

（4）就诊患者本人当日预约挂号信息（当日就诊记录）。

四、无法提供当日就诊记录的"门诊疾病诊断证明书"可以盖章吗？

为规范医院医疗管理，避免法律纠纷，无法提供当日就诊记录的"门诊疾病诊断证明书"不能盖章。门诊患者每次就诊只能出具一次"门诊疾病诊断证明书"，遗失不补。温馨提醒：按正常流程办理盖章手续，并妥善保管好自己的"门诊疾病诊断证明书"，切勿遗失。

五、"门诊疾病休假证明书"能否补盖章？

"门诊疾病休假证明书"仅供患者单位参考，不得出具先休后补的证明书，也不能补盖章。

第四节　外科门诊鉴别分诊须知

外科门诊鉴别分诊如下：

（1）椎骨畸形、肿瘤、骨刺或椎间盘软骨压迫神经引起的背痛等症状首诊脊柱外科。

（2）腰腿痛，疼痛向臀部、大腿后方或小腿外侧放射等症状首诊脊柱外科。

（3）腰腿外伤等症状首诊脊柱外科。

（4）腰痛+扭伤、挫伤、撞击伤、呈阵发性或与动作有关症状首诊脊柱外科。

（5）胸椎、颈椎、腰椎痛首诊脊柱外科。

（6）脚跟痛、脚趾痛首诊骨科。

（7）脚趾头痛、脚跟痛、手指关节骨折首诊创伤手外科。

（8）乳腺小叶增生引起胀痛、乳房内有肿块首诊乳甲外科。

（9）腋窝淋巴结肿大首诊乳腺甲状腺外科。

（10）甲沟炎、鸡眼等症状首诊皮肤科。

（11）有眼部或头部震荡史，眼前有闪光感或冒金花、眼前有黑影飘动、视野缺损和视力减退首诊眼科。

（12）过度用眼时头痛加剧，休息后好转首诊眼科。

（13）眼睑下垂、高度近视、眼痛、斜视、充血、出血、流泪、异物感、视力减退、视野异常、怕光首诊眼科。

（14）内斜视、外斜视、垂直斜视首诊眼科。

（15）光泽消失、视力严重下降、溃疡形成、睫状体充血等症状首诊眼科。

（16）恶心呕吐＋眼部疼痛、头痛首诊眼科。

（17）鼻痛、鼻肿、鼻塞、鼻涕、喷嚏、鼻出血首诊耳鼻喉科。

（18）耳痛、耳肿、耳分泌物等或耳液、耳出血、听力减退、耳鸣首诊耳鼻喉科。

（19）咽喉炎、扁桃体炎、声带肿瘤、咽喉脓肿、气管食管异物首诊耳鼻喉科。

（20）呼吸暂停及觉醒，或者自觉憋气，记忆力下降，体重增加首诊耳鼻喉科。

（21）打鼾首诊耳鼻喉科。

（22）颈部淋巴结肿大首诊耳鼻喉科。

（23）咳嗽、眼部痒感或吞咽不适、声嘶首诊耳鼻喉科。

（24）唇部、口腔内黏膜、舌部、牙根部等溃疡首诊口腔科。

（25）舌部动作异常、颈部淋巴结肿首诊口腔科。

（26）腮腺炎等症状可就诊口腔科、传染科。

（27）脚心、手心出汗多首诊胸外科。

（28）膈疝首诊胸外科。

（29）食管疝、食管癌首诊胸外科。

（30）腹股沟疝首诊老年外科。

（31）肠疝首诊胃肠外科。

（32）小儿腹疝、胃肠手术首诊小儿外科。

（33）小儿疝气首诊小儿外科。

（34）肋间神经痛首诊疼痛科。

（35）男女性泌尿系统感染首诊泌尿外科。

（36）脚背溃疡或坏疽、小腿红肿首诊血管外科。

（37）脉管炎等症状首诊血管外科。

（38）腹部一条血管鼓起、静脉曲张首诊血管外科。

（39）小腿肿胀、脚背红肿可就诊血管外科。

（40）小儿生长发育迟缓、呼吸急促、口唇发紫、抗冻能力下降、容易感冒（怀疑先心病）首诊心血管外科。

（41）小儿血管瘤首诊血管外科。

（42）小儿听力筛查可就诊儿童保健科、耳鼻喉科。

（43）小儿外伤首诊普通外科。

（44）腹痛（+以下症状）

① 右上腹疼痛、寒战、发热、黄疸首诊肝胆胰外科；

② 肝区疼痛、乏力、纳差、消瘦，黄疸或腹水首诊肝胆胰外科；

③ 右下腹固定压痛和转移性右下腹疼痛，出冷汗、低热、恶心呕吐首诊胃肠外科。

（45）发热（+以下症状）

① 咽痛、前额痛首诊耳鼻喉科；

② 尿频、尿急、尿痛等症状首诊泌尿外科。

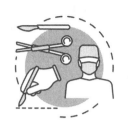

第二十一章
外科门诊检验检查

在外科门诊看诊中，医生通常需要多种检验检查来协助确诊疾病，这些可能包含体液检查、影像学检查、内镜检查等。通过这些检查，医生可以了解患者的身体情况，确定病因，从而制订合适的治疗计划。对于已确诊的疾病，定期的检查可以监测病情的进展情况，包括了解疾病的恶化程度、治疗效果等。通过这些检查，医生可以及时调整治疗方案，确保治疗效果最佳。一些检查也可以预测未来可能发展的疾病，及时采取预防手段，降低患病风险，或者提前进行治疗，防止病情恶化；亦可发现潜在健康问题，及时采取措施，避免病情恶化。对已经接受治疗的患者，定期的检查可以评估治疗效果。通过对比治疗前后的检查结果，医生可以判断治疗方案是否有效，亦可及时调整治疗方案。

总之，门诊中的检验检查项目在诊断疾病、检测病情进展、预防疾病、发现潜在健康问题、评估治疗效果等方面发挥着重要作用。

本章节介绍了外科门诊中可能涉及的检验及检查项目，并通过患者在检查的过程中可能涉及的问题进行说明，让患者及家属从更容易理解的角度看待门诊检验检查。

第一节　外科门诊生命体征检查

一、体温

（1）体温正常范围：人体的正常体温是一个温度范围，不是一个具体的温度数值（表21-1-1）。体温会随昼夜、性别、年龄、药物等出现 $0.5 \sim 1.0℃$ 波动。正常的体温由于检测部位的不同会出现略微差异，比较常见的是测量口腔、腋窝和直肠的体温。

表 21-1-1　成人体温的正常范围

部位	正常范围
口腔	36.3～37.2℃
腋窝	36.0～37.0℃
直肠	36.5～37.7℃

（2）体温测量的常用方法：测量体温比较常用的方法是测量口温、腋温和肛温。

① 口温测量方法：将体温计前端放在舌下位置，测量时要紧闭口唇，用鼻呼吸，测量时间为3min。精神异常、张口呼吸者及婴幼儿等不宜测量口温。

② 腋温测量方法：将体温计前端放在腋窝下面，屈臂过胸夹紧，测量时间为10min。肩关节受伤不能夹紧体温计、腋下出汗较多、腋下有创伤者等不宜测量腋温。

③ 肛温测量方法：先润滑肛表前端，再将肛表前端轻轻插入肛门3～4cm，用手托着肛表，测量时间为3min。腹泻、直肠或肛门术后、心肌梗死者等不宜测量肛温。

（3）测量体温的注意事项

① 测量前20～30min要避免进食、洗澡、剧烈运动、冷热饮等影响体温的因素。

② 如果使用的是水银体温计，检查体温计有无破损，水银柱应该在35℃以下。

③ 测量口温时，应避免咬破体温计。

④ 测量腋温时，如有汗液则要擦干汗液，保持腋下干燥。

⑤ 测量肛温时，应避免擦伤肛门或直肠黏膜。

（4）发热的定义：发热是由于各种原因引起的体温调节中枢功能异常时，体温升高超出正常范围。一般口腔温度超过37.3℃或腋温超过37.0℃可称为发热。以口腔温度为例，发热程度可划分为低热（37.3～38℃）、中等热（38.1～39℃）、高热（39.1～41℃）、超高热（41℃以上）。

（5）发热的常见原因：有感染性发热和非感染性发热。感染性发热是由各种病原体侵入机体所引起，最常见而非感染性发热是因各种炎症导致的体温超出正常范围。

（6）发热的处理：发热是每个人都可能会遇到的情况，体温38.5℃以下且精神状态好的，多饮水、多休息，观察体温变化；体温超过38.5℃可以根据情况进行物理降温及服用解热药；如发热伴有其他严重的症状，比如喘息、虚脱等情况应及时就医。

二、脉搏

（1）脉搏频率的正常范围：脉搏是指动脉管壁随着心脏的舒缩而出现周期性的起伏搏动形成动脉搏动。脉率是指每分钟脉搏搏动的频率，成人在安静状态下的正常脉率范围为60～100次/分（表21-1-2），脉率随年龄的增长会有相应的生理变化。

表 21-1-2 脉率的正常范围

年龄	正常范围/（次/分）	
≤1个月	70～170	
1～12个月	80～160	
1～3岁	80～120	
3～6岁	75～115	
6～12岁	70～110	
	男	女
12～14岁	65～105	70～110
14～16岁	60～100	65～105
16～18岁	55～95	60～100
18～65岁	60～100	
65岁以上	70～100	

（2）测量脉搏的常见部位：身体浅表、靠近骨骼的动脉，均可作为测量脉搏的部位。常用于测量脉搏的部位是桡动脉、颞动脉、颈动脉、股动脉、肱动脉、腘动脉、胫骨后动脉、足背动脉。

（3）测量脉搏的注意事项

① 测量前20～30min要避免情绪激动、剧烈运动等影响脉搏的因素。

② 如为偏瘫者测脉搏，应在健侧肢体测量。

③ 如有异常脉搏，如心血管疾病者，应测量1min。

三、血压

（1）血压的正常范围：血压是血管内流动的血液对血管壁的侧压力，在不同的血管内分别被称为动脉血压、静脉血压、毛细血管压，通常所说的血压为动脉血压。动脉血压随着心脏的舒缩而出现规律性波动。收缩压为心脏收缩时动脉血压上升达到的最高值，舒张压为心脏舒张时动脉血压下降达到的最低值，脉压为收缩压和舒张压的差值。以肱动脉为标准，成人安静状态下的正常血压范围为收缩压90～139mmHg，舒张压60～89mmHg，脉压30～40mmHg。

（2）血压的生理变化：血压不是固定不变的，在不同时间（如昼夜波动）、不同体位（如立位血压高于坐位血压，坐位血压高于卧位血压）、环境改变（如寒冷环境血压可略有升高）、情绪波动（如紧张、激动可使血压升高）、身体不同部位（如右上肢一般高于左上肢）等情况下，血压都会有相应的生理变化，故每次测量的血压数值都会有所不同。

（3）右上臂血压：通常情况下右上臂血压高于左上臂，且血压的标准制订也是根据右上臂血压结果制订的，故在一般情况以右上臂的血压为主。但是在首次就诊测量时，需要同时测量左、右臂。

（4）高血压：是指在未使用抗高血压药的情况下，非同日 3 次测量血压，收缩压≥140mmHg 和（或）舒张压≥90mmHg，偶尔发现一次血压升高，不能诊断为高血压。

（5）测量血压的"四定"：影响血压的因素有很多，测量方法也非常重要，测量血压时，要做到定时间、定体位、定部位、定血压计即"四定"。

① 定时间：血压每天不是固定不变的，会随着一天情绪和体内激素变化而变化，所以每天测量时间要相对固定。

② 定体位：测量血压时坐位或卧位均可，但是每次测量都要是一个体位，以保证结果具有可比性，即要么都坐位测量，要么都卧位测量。

③ 定部位：指测量左上臂或右上臂均可，但每次测量时都测一个部位。一般情况以右上臂血压为观察血压值。

④ 定血压计：每台仪器都会有一定的误差，固定血压计测量，以减少误差的存在。

（6）测量血压的注意事项

① 测量血压前 30min 应避免进食、饮酒、饮咖啡、抽烟、剧烈运动，排净小便。

② 测量血压前坐位安静休息至少 5min。

③ 测量血压时最好采用坐位或者平卧，取坐姿时要坐正、双脚平放在地上。

④ 手臂位置与心脏同一水平，注意衣袖勿束太紧。

⑤ 测量时保持安静不动、放松的状态，不要高声讲话，室内温度适宜。

四、呼吸

（1）呼吸频率的正常范围：呼吸是指人体与外界环境之间进行气体交换的过程。正常人的呼吸节律规则、深浅适宜，呼吸会随年龄、性别、活动状态、情绪波动等出现生理性变化，成人安静状态下呼吸频率的正常范围是 16～20 次 / 分。

（2）测量呼吸的注意事项

① 测量呼吸前 30min 避免剧烈运动、情绪激动。

② 测量呼吸时体位舒适，情绪稳定，保持自然呼吸状态。

③ 注意女性以胸式呼吸为主，男性、儿童以腹式呼吸为主。

第二节　外科门诊实验室检查

一、抽血前的注意事项有哪些？

（1）抽血前尽量保证充足的睡眠，不要熬夜。

（2）抽血前 24h 不要进行剧烈的运动，尽量不要饮酒。

（3）抽血前三天饮食宜清淡。

（4）检查当天尽量避免情绪激动，采血前安静休息至少 5min。

（5）如需要空腹抽血，应安排在当天上午 7～9 时，按要求禁食。

二、空腹抽血检查是什么？

检验项目都会有一个参考范围来判断结果是否异常，而参考范围的制订一般是以健康人空腹抽血的检验结果作为依据的。空腹抽血检查主要是为了避免饮食影响抽血的检查结果，从而得出更加准确的诊断。

三、空腹抽血禁食多久？

空腹抽血指至少禁食 8h，以 12～14h 为宜，但不建议超过 16h。空腹时间过短则血液中的某些成分仍然存在于血液中；空腹时间过长则由于过度饥饿，机体物质的分解大于合成，可能会出现一些异常变化影响检验结果。

四、一般空腹抽血前是否可以喝水？

一般来讲空腹抽血是不能喝水的，但也不是绝对的，如果觉得非常干渴也可以喝少量的白开水（一般 100mL 以内），保证身体的正常水分供应，但不能太多，以免水分稀释血液，影响检验结果。

五、空腹抽血必须停药吗？

一般来讲空腹抽血并不代表不能服用任何药物，如一些慢性病患者每天必须要服用的药物，如果停用会导致危急重症的，是不能随意中断的。例如高血压患者贸然停用抗高血压药会引起血压骤升，糖尿病患者贸然停用降糖药会使血糖升高。

六、抽血前一天晚上怎么吃更合适？

抽血前一天晚上，尽量保持正常生活习惯，饮食清淡即可，但以下 4 种饮食需要注意。

（1）油腻的食物：进食油腻食物会使血清或血浆呈现出乳白色样浑浊而干扰血脂检测结果，导致血清甘油三酯浓度太高，一般建议素食 3 天再复查生化指标。

（2）酒：饮酒可能会导致肝肾功能结果出现异常，酒在血液中会促进细胞分泌甘油三酯导致血脂升高。

（3）高蛋白和高嘌呤的食物：会导致尿酸或尿素氮升高，但对肌酐影响不大。

（4）高盐的食物：会导致体内钾钠失衡，导致高钠血症，影响生化检测结果。

七、需要空腹抽血检查的项目有哪些?

抽血检查中，常见的需要空腹检验的项目有：
（1）肝肾功能，如血清总胆汁酸、肌酐等。
（2）血脂常规，如甘油三酯、总胆固醇等。
（3）糖代谢，如空腹血糖等。
（4）血液流变学检查，俗称血黏度。

八、抽血部位出现淤青是怎么回事?

抽血部位出现淤青是由于抽血后进行局部按压时，按压位置不当或按压时间不够，未能阻止血液的流出，流出的血液存在于血管和表皮之间，造成淤青。通常不会有明显的疼痛等症状，会逐渐吸收，不需要特殊处理。

九、抽血后怎样按压止血?

抽血后不能简单地屈臂夹住止血棉签，这样压迫的力度是不够的，要用三个手指并拢压迫，按压时止血棉签顶端要超过皮肤出血点上方 0.5～1cm，按压力度适中，不能揉，按压时间一般 3～5min。

十、常见的静脉采血部位有哪些?

常见的静脉采血部位有腕背静脉、内踝静脉、股静脉等浅表静脉，选择走向直、粗大、充盈、弹性好、固定的静脉。成人一般选取肘部静脉，肥胖者可用腕背静脉，婴儿常用颈部静脉、股静脉。

十一、什么是尿常规检查?

尿常规检查主要包括对尿液的颜色、透明度、酸碱度、红细胞、白细胞、管型、比重、酮体、葡萄糖等的一项检查，可以发现一些最早期的肾脏疾病，对糖尿病、血液病等某些全身性病变以及身体其他脏器影响尿液改变的疾病也有重要的参考价值。

十二、尿常规一定要留取清晨第一次尿液吗?

原则上,任何时间排出的尿都可以做尿常规检查,但留取晨尿最好。因为夜间饮水量较少,肾脏排到尿液中的多种成分都储存在膀胱内并进行了浓缩,尿液中的有形成分多且较为完整,不受饮食因素干扰,检测结果相对更加准确。

十三、为什么尿常规检查要留取中段尿?

留取中段尿的目的是获取无污染的尿液。中段尿是指在一次不间断排尿的过程中,留取中间的一段尿液。因为前段尿和后段尿容易被尿道的细菌污染,即先排出一部分尿液以冲掉留在尿道口及前尿道的细菌,从而获取无污染的尿液,防止尿道口和膀胱内的物质干扰检验结果。

十四、如何留取中段尿?

(1)留取中段尿之前,请清洁双手和尿道口。

(2)用专用尿杯留取中段尿,即在开始排尿时快速数1、2、3后再用尿杯接取尿液。

十五、尿常规标本留取需要注意什么?

(1)检查前避免剧烈运动,不要吃大量的肉类、水果、蔬菜。

(2)检查前尽量停药或者避开药物起效的高峰期,以防影响检查结果。

(3)留取尿液前女性要清洁外阴,勿混进白带,避开生理期;男性要清洁尿道口周围,避免将前列腺液等混入尿液中。

(4)最好留取晨尿,即早晨起床第一次尿。

(5)留取中段尿,尿液一般约10mL。

(6)留取尿液后应尽快送检,以防停留时间过长影响检验结果。

十六、什么是粪常规检查?

粪常规检查主要是对大便的外观进行观察和检验的一项检查,常见的检查项目包括一般性状、显微镜检查、隐血试验。粪常规检查是各种消化道疾病的"报警器":如根据大便的颜色、形状,可以初步了解食物消化情况,判断胃肠、胰腺、肝胆功能;可以为蛲虫、蛔虫、阿米巴感染等疾病提供诊断依据;大便隐血检测在消化性溃疡、胃癌、大肠癌等可以导致消化道出血的疾病中阳性率很高,是目前对大肠癌筛查应用广泛的手段之一。

十七、粪常规检查前需要注意什么?

(1)粪常规检查前应维持原来的生活习惯和饮食习惯,不暴饮暴食。

（2）检查前 3 天限制动物血、动物内脏、菠菜等绿叶蔬菜和某些药物（如维生素 C、铁剂），以免出现假阳性结果。

（3）女性生理期不建议进行粪常规检查。如果有以上情况，请及时告知医务人员。

十八、如何正确留取粪常规标本？

（1）排便时避免尿液排出，即不可被尿液和女性月经等污染，以免影响检验结果。

（2）选取肉眼看到异常的部位（如有血、黏液的部位）。

（3）取便总量约为黄豆粒大小，如为腹泻稀便，量可多些。

（4）盛大便标本的容器必须有盖，防止粪便干燥，送检时间一般不超过 2h。

十九、如何观察大便颜色？

正常成年人的大便颜色呈黄褐色，婴幼儿的大便多呈黄色或金黄色。

大便颜色异常的表现主要有：大便漆黑光亮的柏油样，可能是消化道出血；红色大便或表面沾血，可能为肛裂、痔疮等疾病；大便呈黄绿色，可能是伪膜性肠炎；陶土样色或灰白色，可能是阻塞性黄疸等。

二十、如何观察大便形态？

正常成年人的大便形态主要为成形的圆柱状，频率可为一天一次或者两天一次；婴幼儿的大便较稀软，频次高于成人，跟婴幼儿的年龄以及喂养方式有关。大便形态异常的表现主要有：大便呈稀糊或者稀汁状者，可能是急性胃肠炎、食物中毒等；大便变硬呈小球状，有便秘的倾向；大便带有脓血或者黏液者，可能是结肠癌、直肠癌、肠炎、溃疡性结肠炎、痢疾等；大便突然变细或如厕困难者，可能是肠癌。

二十一、如何正确留取痰标本？

留取清晨第一口痰为宜。患者清水漱口后用力自气管深处咳出，收集于干燥洁净容器内，避免混杂唾液或鼻咽分泌液，并及时送检，以防细胞分解、细菌自溶。痰标本留取的正确步骤如下：

（1）留痰之前用清水漱口，以清除口腔内的食物残渣及其他物质（图 21-2-1）。

（2）深吸气 2～3 次，每次用力呼出（图 21-2-2）。

（3）然后从肺部深处将痰咳出（图 21-2-3）。

（4）打开痰盒盖，靠近嘴边收集痰液，拧紧盒盖。

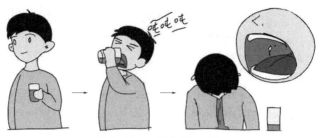

图 21-2-1　清水漱口示意

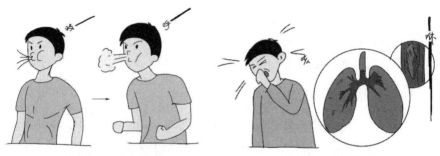

图 21-2-2　用力呼出　　　　　　　图 21-2-3　咳出痰

二十二、留取痰标本需要注意什么?

（1）避免将唾液或鼻咽部分泌物吐入痰盒中以免影响检测结果。

（2）留取 3～5mL 痰标本量为宜。

（3）痰标本收集后应该尽快送检。

二十三、不同痰液颜色分别说明了什么问题?

正常情况下，呼吸道黏膜分泌少量黏液，起到保持呼吸道湿润的作用。正常人一般是不咳痰的，只有少数人清晨起床可有少量痰液咳出，其色清而透明，属正常现象。

（1）黄色：呼吸道、肺部出现感染时可出现黄痰，如肺炎、慢性支气管炎等。

（2）红色或红棕色：常见于肺结核、肺癌、肺梗死出血。

（3）灰色或黑色：常见于矿工和长期吸烟者，多因吸入大量尘埃或烟雾所致。

（4）粉红色泡沫痰：常为左心功能不全、急性肺水肿。

二十四、哪些人需要测血糖?

（1）空腹血糖异常或糖耐量减低者。

（2）有糖尿病家族史者。

（3）体型肥胖者。

（4）慢性病患者，如高血压病患者等。

（5）体力严重下降者。

（6）妊娠期女性。

二十五、如何正确使用血糖仪？

（1）清洁双手，用75%乙醇消毒采血部位皮肤，待自然干燥。

（2）取出血糖试纸插入血糖仪，屏幕显示血滴状。

（3）采血针置于采血部位，穿刺，去掉第一滴血。

（4）血糖试纸一次性吸足血液。

（5）血糖仪显示结果，记录读数。

二十六、如何校准血糖仪？

第一次使用或使用新的一瓶试纸条时、怀疑血糖仪或血糖试纸存在问题时、血糖仪摔碰后，可根据血糖仪专门配备的校准方法进行校正。如果血糖仪使用了较长时间，容易出现误差，最好在医生指导下，定期到医院将血糖仪与静脉血的生化测定值进行校正。

二十七、使用血糖仪时应注意什么？

（1）使用前应检查血糖仪功能是否正常，血糖试纸的有效期及条码是否符合，第一次使用时或使用新一瓶试纸时，须校准血糖仪。

（2）血糖仪测试区内不能有血渍、灰尘等，可用软布蘸清水轻轻擦拭。

（3）75%乙醇消毒采血部位，须待自然干燥。

（4）在取插试纸过程中，手指不能捏拿吸血口和插头部。

（5）扎手指要扎其侧面，不能用力挤压。

（6）血糖试纸只能用一次，不能重复使用。

二十八、血糖监测最好选择指尖吗？

血糖监测选择手指两侧采血最好，而不是指尖正面。因为两侧血管丰富而且神经末梢分布较少，不易产生痛感，可多次、反复采集；而指尖面神经分布较密集，痛觉较敏感，所以测血糖不建议指尖面采集。

二十九、就医前通常要测量哪些时间点的血糖？

（1）空腹血糖：空腹血糖是糖尿病诊断必查的项目之一。一般指早餐前至少空腹8h采血测定的血糖值。

（2）餐前血糖：指中餐和晚餐前的血糖，主要用于病情监测，适用于注射基础、餐时或预混胰岛素的患者。

（3）餐后血糖：一般指餐后 2h 血糖监测。适用于注射餐时胰岛素的患者和采用饮食控制和运动控制血糖者。

（4）睡前血糖：适用于注射胰岛素的患者，特别是晚餐前注射胰岛素的患者。

（5）夜间血糖：用于了解有无夜间低血糖，一般 2:00 进行测量。

第三节　影像学检查

一、什么是影像学检查？

广义医学影像学检查包括放射科的所有检查、超声科的超声检查、核医学科的同位素检查和 PET-CT 检查、内镜中心的胃镜和肠镜检查、病理科的切片等。狭义医学影像学检查为在放射科进行的所有检查，包括 X 线片检查、泌尿系统和消化系统造影、CT 和 MRI、数字减影血管造影术（DSA）等。

所有影像学检查以及放射科医师类似战场上的"侦察兵"，利用各种先进影像设备，"火眼金睛"地及时、准确发现"敌人"，为下一步诊查和治疗提供参考依据。

二、什么是 X 线片检查？

X 线片检查是较普遍的影像学手段，便于发现较明显病变的组织和结构，是疾病初筛首选方式。X 线片检查对于很多疾病有较好的诊断价值，如明确是否有肺部病变，判断心脏是否变大，有无骨折，有无肠梗阻以及胃肠穿孔、胆囊结石、肾结石等。X 线片检查费用低、操作方便，但分辨率低，对前后重叠的组织难以区分。

三、什么是 CT 检查？

CT 检查是在计算机的控制下，对其进行人体层的扫描和检查，类似于用 X 线片一层一层穿过人体，给身体拍很多张照片，通过射线形成不同密度的组织进行对比，从而达到诊断的目的。CT 检查比 X 线片检查更细致，对肺部结节、淋巴结增大、气管狭窄、中枢神经系统疾病、头颈部疾病的诊断、肺癌的筛查、大血管检查有很重要的意义。

四、什么是 MRI 检查？

MRI 检查是在强大磁场的作用下，记录组织器官内氢原子的原子核运动，计算和处理后获得检查部位图像，可做横断面、矢状面等各种切面的成像，对颅脑、脊柱和脊髓等解剖和病变的显示以及病变组织的敏感度均优于 CT 检查。

五、肺部疾病该选择 X 线片、CT 还是 MRI 检查？

X 线片检查可粗略查看有无肺纹理增多、肺内较大肿块、主动脉结钙化等。相比 X 线片检查，CT 检查显示出的结构更清晰，对胸部病变检出敏感性和准确性均优于常规胸部 X 线片检查，特别是对于筛查早期肺癌有重大意义。

人体肺部组织充满了大量的气体，缺少 MRI 成像需要的氢原子，胸部 MRI 检查的空间分辨率及密度分辨率均不如 CT，且 MRI 检查时间较长，不可避免产生呼吸运动伪影。因此，CT 检查在肺部检查的优势大于 MRI 检查。临床上肺部疾病如常见的肺部感染、支气管扩张或慢性阻塞性肺疾病等，建议采取 CT 检查；如果需要诊断肺部赘生物建议行 MRI 检查。MRI 检查可反映肺部生理性、病理性或者是生化性的一些信息，及时发现病变。

六、为什么增强 CT 检查前要禁食？

虽然碘造影剂在安全性上一直在不断提高，但仍然有部分患者会出现不良反应，常见的有瘙痒、荨麻疹等皮肤症状，以及头痛、恶心和呕吐等症状。增强 CT 检查前要求患者空腹 4h 以上，其目的是防止患者在检查过程发生呕吐导致误吸。

七、为什么 X 线片检查时要脱掉内衣、皮带、项链等含金属成分的物品？

含金属成分的物品和其他密度较高的物质（如玻璃、玉制饰品等）能够呈现在 X 线片影像上，放射科医师可能会误将这些伪影当成是病灶，影响对疾病的诊断。

八、X 线片在照射之后，是否长期留在人体内？

医用诊断 X 线机通电后产生的 X 线属于外照射，射线穿透人体过程中对人体组织器官产生直接或间接作用，由于 X 线的能量低、时间短，人体本身通过新陈代谢，可进行代偿修复。

九、妊娠期间能不能做 X 线片、CT、MRI 检查？

正常情况下，孕妇尽可能不接触有放射性的影像学检查，尤其是早孕期。孕 28 周后，除非有危及孕妇或胎儿性命的情况，否则也不接触放射性检查。放射线对 6～12 周内的胚胎有很强的致畸作用，甚至可致胚胎死亡。在胎儿生长的早期若接受放射线，可导致胎儿生长畸形。孕中期后，胎儿大部分器官基本形成，放射损伤很少引起明显的外观畸形，但此时胎儿的生殖系统、牙齿、中枢神经系统仍在发育过程中，因此受放射线影响可能产生智力低下等后果。

十、泌尿系统造影前准备事项有哪些？

泌尿系统造影检查时，如果肠道中有气体或食物残渣，它们的影子会遮盖泌尿系统的图像，造成误诊或漏诊。在泌尿系统造影前 3 天，需禁食产气食物如奶类、豆制品、面食、糖类等；造影前 1 天晚上服用番泻叶等泻药，以排出肠道内的残渣，清洁肠道；造影前 12h 内禁食、禁饮，同时排尿、排便。

十一、什么是超声检查？

通常用于医学诊断的超声波频率为 2～10MHz。它可以在人体内传播，并在碰到不同组织之后能反射一部分回来。超声波由探头产生并发射出去，进入人体后，根据人体器官组织声学性质上的差异，有一部分超声波被反射回来，再由探头接收后经计算机处理，以波形、曲线或图像的形式显示和描记出来。超声科医师根据图像的特征对生理、病理情况作出判别的诊断方法，即为超声检查。

十二、临床上超声检查常用于什么部位？

超声波用途非常广泛，几乎涉及各个临床科室。妇产科检查有女性子宫附件检查、孕产妇检查，泌尿生殖系统检查有肾脏检查、输尿管检查、膀胱检查等，表浅器官检查有甲状腺检查、乳腺检查、浅表小肿块检查，心血管系统检查有血管检查、心脏超声检查。另外，超声波检查还可用于脑、眼睛、骨骼肌肉、造影、介入治疗等。使用不同频率的超声探头可以检查不同器官，最常用的如腹部低频探头、浅表高频探头、心超探头、腔内探头等。然而超声对于骨骼、肺和胃肠道的病变诊断价值有限。

十三、哪些部位的超声检查需要空腹？

腹腔的气体主要来自于胃肠道，如果超声检查充满气体的腹腔，肠道气体导致超声波的反射增加，会明显影响图像质量。另外，胆囊是一个囊袋样结构，充盈状态下才能观察囊壁及腔内情况，餐后胆囊收缩与一些病理状态如急性肝病或者慢性萎缩性胆囊炎的胆囊缩小容易混淆。为了防止餐后胆囊收缩，保证胆囊、胆管内胆汁充盈，也要求超声检查前空腹。

因此，肝、胆、胰、腹腔后、胆囊等部位探查通常要求检查前 3 日禁食牛奶、豆制品、糖类等易产气的食物，检查前 1 日清淡饮食，检查前 8～12h 禁食、禁饮。

十四、哪些部位的超声检查需要憋尿？

在进行泌尿系统及经腹子宫附件的超声检查中，因膀胱、输尿管及前列腺位于盆腔深部，周围大量肠管包绕，肠管内容物及气体会影响超声成像质量。因此，含有输尿管、膀胱、前列腺、经腹子宫附件的超声检查应憋尿，使充盈的膀胱推开周围的肠管，提高超声的成像质量。

检查前 1～2h 喝 500～1000mL 的水，等有明显尿意的时候再进行超声检查。

十五、心脏彩超需要注意什么?

对于成人，做心脏彩超检查前若有剧烈的运动或者是情绪起伏很大，应休息一阵，在安静的状态下完成检查。

对于无法配合的小儿，检查前几个小时尽量不睡觉，检查时家长可以将孩子哄睡着，让孩子在安静状态下完成检查。

十六、超声检查安全吗?

正规医用超声检查设备对超声输出功率有严格的控制，且超声波输出的能量很小，检查时不会长时间对准某一个地方持续照射。因此，常规超声检查是一项安全、无创的检查手段。胎儿从胚胎期便可以接受超声波检查。对于特殊"有创"检查项目，在检查前医师、护士会详细告知并征求患者意见后才实施。

十七、什么是阴式超声检查?

阴式超声检查，即将专用阴超探头放置在阴道内，仅触碰到宫颈外口，不进入宫颈管或者宫腔。相对于经腹部超声检查，阴式超声无须憋尿，分辨率更高，图像更清晰。检查前，医护人员会对探头进行消毒，在探头上放置消毒安全套，以便保护患者及避免感染。对于无性生活女性、处女膜闭锁、阴道畸形者，不宜进行阴式超声检查。

十八、阴式超声检查相对腹部超声检查有哪些优势?

以下情况可以考虑阴超：

（1）怀疑子宫小肌瘤者，腹部超声往往不能识别较小或位置比较深的肌瘤。

（2）停经出血怀疑异位妊娠者，阴道超声可更早识别盆腔积液及附件区包块。因无须憋尿，可为患者争取抢救时间。

（3）对于临床上怀疑宫腔内存在病变患者，如内膜息肉、胎盘残留等，腹部超声检查时，因探头距离子宫较远，往往不能识别宫腔内病变。

（4）有生育要求需要检测卵泡者，如多囊卵巢综合征患者，阴式超声检查可以清晰地显示卵泡数量及大小。

（5）老年女性，阴道出血怀疑宫颈病变时，因老年人不能较好地充盈膀胱，经腹部超声检查受限，通过阴道超声可以快速、较为准确地判断盆腔情况。

第四节　心电图检查

一、什么是心电图?

心脏的心肌细胞内外分布着带不同电荷的离子,心肌细胞受到刺激时,不同电荷的离子在心肌细胞内外来回流动形成电位变化,形成心脏的生物电。该电位变化微弱,要用特定的设备记录并用图纸直观地表现,形成心电图。心电图能为临床提供多方面心脏的信息,如心律失常、心肌缺血等。

二、妊娠了能不能做心电图?

心电图没有辐射,比较安全。孕妈妈心脏负担会加重,要及时了解自己心脏的工作情况,在妊娠期间心电图不仅可以做,而且非常必要。

三、动态心电图是运动时候的心电图吗?

动态心电图是通过随身携带的一个小盒子(动态心电图机)连续记录患者24h或更长时间心脏电活动,能发现普通心电图检查时忽略的异常情况,对复杂疑难的心律失常有很大的诊断价值。

四、动态心电图机佩戴过程中是不是要多休息、少活动?

佩戴动态心电图机后,日常起居应和平时一样,比如上班、散步、家务活等,不用刻意多休息、少活动。只有在和平时一样日常生活中采集的数据,才有助于做出更准确、更客观的评估。

五、什么是窦性心律?

心脏的"司令部"是窦房结,每个健康的心脏都是由窦房结控制整个电活动。窦房结有规律地带动心脏跳动,由窦房结发出激动所形成的心律就称为窦性心律。健康成年人静息状态下窦房结心律为每分钟60～100次。

六、什么是窦性心动过速?

如果窦性心律伴有心率超过100次/分,称为窦性心动过速。一般健康成人在运动、体力活动、吸烟、饮茶或咖啡、饮酒、情绪激动时均可出现窦性心动过速。若无明显心慌等不适,在休息后能恢复正常,可不必特殊处理。若持续窦性心动过速且出现不适,应尽早就医。

七、什么是窦性心动过缓?

窦性心律伴有心率小于 60 次 / 分,称为窦性心动过缓。窦性心动过缓常见于长期从事体力劳动者、运动员以及睡眠状态,无临床症状者不需要特殊干预。一些长期运动的人心率可能小于 50 次 / 分,属正常状况。若心动过缓且伴有胸闷、乏力等症状,需完善进一步检查。

八、什么是窦性心律不齐?

窦性心律不齐指来自窦房结的激动不完全匀齐,分为呼吸相关性和非呼吸相关性两类。临床上大多数属于呼吸性窦性心律不齐,尤其见于青少年和青年人。呼吸性窦性心律不齐的特点是心律会随着呼吸改变,吸气时心率增快,呼气时心率减慢,屏住呼吸时心律可转为规则匀齐。呼吸性窦性心律不齐几乎不会导致任何症状,不需要治疗,常在体检中发现,随着年龄增长,会逐渐消失。

非呼吸性窦性心律不齐见于部分老年人窦房结退行性病变、冠心病、颅内压增高、脑血管意外等,若未合并其他心律失常,不需要针对窦性心律不齐进行特殊治疗,但需重视引起这种情况的原发疾病并进行针对性处理。

九、为什么有时要反复做心电图检查?

由于心电图检查具有即时性,1 次心跳对应着 1 个心电图波形,所以常规心电图只反映检查当时的心脏电活动。心血管疾病瞬息变化,前 1min 和后 1min 有可能发生改变。当患者出现新的症状或不适感加重,之前的心电图报告则不能准确提示病情变化。心电图报告能为心律失常患者提供直接的诊断依据,在心律失常发作时及时进行心电图检查,对于诊断和准确治疗有巨大作用。例如:同样是心慌,有的因室性早搏引起,有的因房颤引起、有的因室上性心动过速引起……不同疾病需要不同的治疗,有的可能需要手术干预。

十、什么是期前收缩(早搏)?

期前收缩顾名思义是提早的异位心搏,按起源部位可分为房性、房室交界区性和室性三种,以室性最常见,其次为房性。

早搏可偶发或频发,可不规则或规则地在每个或每数个正常搏动后发生,形成二联律或联律性过早搏动。

十一、引起早搏的原因有哪些?

引起早搏的原因很多,分为生理性和病理性。对于心脏结构和功能正常者,吸烟、饮酒、喝咖啡和浓茶、焦虑、紧张、劳累、情绪激动等都可能出现一过性早搏。对于各种器质性心脏病以及甲亢、药物等很多病理性因素亦可引起早搏。若是偶发早搏，每分钟不超过 5 次，不必特殊治疗。若是频繁发作的房性早搏、室性早搏甚至是室性早搏呈二联律、三联律或多源性者，及时就医。

十二、为什么要做心电图？

正常人通过心电图检查，可发现平时不易察觉的心律失常、心肌缺血等。

孕妇通过心电图检查，可初步评估其心脏承受能力，甚至指导判断分娩方式。

手术患者通过心电图检查，可间接为麻醉师选择用药及麻醉方式、评价手术的耐受能力提供参考。

心律失常患者通过心电图检查，可确定心律失常的性质和类型，为临床用药提供指导。

急性心肌梗死患者通过心电图检查，可判断心肌梗死部位、范围、程度和时期，初步定位病变的冠状动脉分支及预后。

有潜在心脏病（如心绞痛）患者通过心电图检查，可早发现、早诊断、早治疗。

需要做射频消融术患者通过心电图检查，可初步判断心律失常的起源部位，为射频消融术做准备。

正应用药物治疗心脏病患者通过心电图检查，可以判断药物疗效以及药物对于心脏的影响。

有电解质紊乱患者通过心电图检查，可第一时间明确是低钾血症、高钾血症或低钙血症等。

装有起搏器患者通过心电图检查，可判断人工心脏起搏器工作状况。

十三、明明自己不是看心脏病，为什么医师还要让我检查心电图？

心电图是反映心脏电活动，但并不仅仅单独反映心脏的问题。各种呼吸系统疾病如肺气肿、肺心病、肺栓塞，各种电解质紊乱如高血钾、低血钾，甲状腺功能亢进，胸腔积液、腹水以及肾功能衰竭等一旦影响到心脏，均会使心电图呈现异常。心脏病变中的缺血性疾病如心绞痛、心肌梗死的典型临床症状为胸部闷痛，不典型的症状则可能有腹痛、牙痛、胃痛、肩膀痛、背部痛……一旦这些主诉症状被忽略或漏诊，后果很严重。

总之，心电图检查是目前最简单、最快捷、最经济的检查方法，对心律失常及急性心肌缺血的诊断有重要临床价值，对心脏以外的其他系统疾病的诊断也有重要的临床意义。

十四、什么是活动平板运动试验？

活动平板运动试验是诊断冠心病十分有效且无创的检查方法，对指导诊疗冠心病非常有价值。简单来说，活动平板运动试验即人在跑步机上跑步的同时监测心电图和血压变化，随着跑步速度和坡度的变化来观察心电图改变，以评定运动能力。

十五、活动平板运动试验检查的目的是什么?

很多冠心病患者，虽然冠状动脉扩张的最大储备能力已下降，但平静状态下血流量仍可维持正常。通过运动的方法增加患者心肌耗氧量，诱发心肌缺血，可以早期对冠心病做出诊断。活动平板运动试验是在机械运动中增加心肌耗氧量，诱发心肌缺血，导致病变血管氧供和心肌氧耗不平衡，诱使病变血管供应心肌发生缺氧，在对应导联心电图上体现出来。活动平板运动试验通过分级运动增加心脏负荷，观察心率、心电、血压、运动时间、伴随症状、体征等临床情况，把潜在的健康问题如心脏缺血、潜在的高血压、运动耐量异常等诱发出来。

十六、哪些人群适宜做活动平板运动试验?

以下 7 种人群可以考虑做平板运动试验:

（1）有胸痛、胸闷症状，怀疑冠心病者。

（2）长期患有高血压、糖尿病、高脂血症且控制不佳者。

（3）有冠心病，需进行心脏缺血状况和预后评估，判断是否需要进行心脏支架治疗或心脏旁路移植术治疗者。

（4）心脏支架术后需评估心脏缺血状况者。

（5）有症状的反复发作、运动易诱发的心律失常者。

（6）特殊行业人群的评价，如超过 40 岁无症状男性飞行员。

（7）极限人群的筛选评估，如马拉松参赛人群等。

十七、哪些人群不宜做活动平板运动试验?

以下 10 种人群不能进行活动平板运动试验:

（1）急性心肌梗死者。

（2）不稳定型心绞痛者。

（3）引起症状或影响血流动力学的未控制的心律失常者。

（4）活动性心内膜炎者。

（5）有症状的主动脉瓣狭窄者。

（6）失代偿性心力衰竭者。

（7）急性肺血栓形成或肺梗死者。

（8）急性非心脏性功能失调影响活动平板运动试验或被运动试验诱发加剧者。

（9）急性心肌炎或心包炎者。

（10）躯体障碍影响安全性或运动量。

十八、活动平板试验的安全性如何？

活动平板运动试验安全性高，绝大部分受试者能顺利完成检查，但极少数受试者在检查时有发生心血管事件的风险，务必在专科医师严格评估风险后方能进行。

十九、活动平板试验结束后为什么不能马上离开诊室？

活动平板运动试验过程中，危及生命的并发症有心肌梗死、急性肺水肿、恶性心律失常等，发生率极低。严重心律失常有时发生在运动终点后，因此强调运动停止后必须继续监测数分钟。

二十、活动平板运动试验怎么做？

目前有多种运动试验方案可供选择，最广泛应用的是 Bruce 方案。Bruce 方案为变速变斜率运动，是目前临床上最常用的方案。患者在类似跑步机的机器上跑步，机器程序设置会在固定时间改变跑步机的速度和斜率，受检者需进行极量或次极量运动。活动平板运动试验前，医师先选择出预估心率作为运动终点（目标心率）。试验中，受检者两手握扶杆，在可调节一定坡度和速度的平板上行走运动，达到目标心率时终止运动。整个运动过程会监测血压和心率（律）。

二十一、在做活动平板运动试验前要做哪些准备？

进行活动平板运动试验前，受试者应做好以下准备：

（1）检查前可少量进餐，禁饮含咖啡因的饮料，禁吸烟、饮酒。

（2）尽可能在试验前停用可能影响试验结果的药物，注意 β 受体阻滞剂骤停后的反弹现象。

（3）穿宽松衣裤，合脚的运动鞋。

二十二、活动平板运动试验出现何种情况时会终止检查？

当出现以下 6 种情况时应立即终止活动平板运动试验。

（1）中度至重度心绞痛。

（2）中枢神经系统症状，如共济失调、眩晕、晕厥。

（3）低灌注体征，如发绀、苍白。

（4）持续性室性心动过速。

（5）检查心电图或收缩压在技术上发生困难。

（6）受试者要求终止。

二十三、活动平板运动试验阳性的意义是什么?

在单支病变中,活动平板运动试验诊断左前降支病变的敏感性最高,右冠脉病变其次,最低为左回旋支病变。

女性活动平板运动试验假阳性率较高,原因在于女性存在较多自主神经功能失调,且具有较高的雌激素水平,进而容易出现并非归因于冠心病的 ST-T 异常表现。

对于可疑阳性者,必要时进行心脏 CT 冠状血管造影或冠脉造影等进一步检查。

第五节 胃肠镜检查

一、什么是胃镜检查?

胃镜检查是一种医学检查工具,它借助一条纤细、柔软的管子经口、食管伸入胃中,以便直接观察食管、胃和十二指肠的病变,以及进行活组织病理学检查。

胃镜检查可对胃黏膜表面、食管、十二指肠做直接肉眼观察,同时还可做活组织病理学检查,以此证实所见疾病的正确性;以及慢性胃炎的程度和肠上皮化生的有无,对鉴别良、恶性溃疡病变有重要意义。另外,胃镜检查还可以确定胃癌的类型及追踪观察癌前病变。

二、胃镜检查前准备事项有哪些?

(1)为避免交叉感染,制订合理的消毒措施,患者检查前须做乙肝表面抗原、心电图等检查。

(2)检查前日晚 10 时之后禁饮食,检查当日至检查前禁食、禁饮水、禁吸烟。若有高血压,检查当日早晨服用抗高血压药,以防检查时血压过高而出现危险。

(3)钡剂可能附于胃黏膜上而影响检查,须待钡剂排空后再做胃镜检查;幽门梗阻患者应禁食 2～3 天;长期服用阿司匹林的患者,须停药 1 周后再做检查。

(4)对精神紧张的患者,在检查前 15min 肌内注射或缓慢静脉注射地西泮 10mg,以消除紧张;解痉药(如山莨菪碱或阿托品)可减少胃蠕动及痉挛,便于观察,但要注意其不良反应。

(5)了解患者的病史和检查目的,凡有出血性休克(休克纠正除外)、急性心肌梗死、严重心力衰竭、反复发作的癫痫、吞食腐蚀剂的急性期等,应视为检查禁忌证。如果有药物过敏、出血性疾病、心脏病等病史或检查当日有咽喉痛、心悸、气短、胸痛、腹痛等症状,应于检查前告知医生。

（6）松解领口及裤带，如果有活动义齿、眼镜等应该取下，进行妥善保存。

（7）检查前 5～10min 口服利多卡因胶浆，做咽部麻醉，以减少咽部反应，使进镜顺利，降低患者痛苦。

三、做胃镜检查需要打麻药吗？

目前胃镜检查分为普通胃镜和无痛胃镜两种，实施胃镜的过程，第一步是给药。做普通胃镜时，患者需口服麻醉剂麻醉咽部，使患者不会过于敏感，感到恶心。

无痛胃镜则是通过静脉给予一定剂量的短效麻醉剂，在毫无知觉中完成胃镜检查，并在检查完毕后迅速苏醒。

第二步，普通胃镜和无痛胃镜都需要含住一个口垫，用牙咬住，由医助扶着患者保持左侧卧位。患者并不需要做任何动作，只需要全程张着嘴，正常呼吸即可。所以即便是普通胃镜也是会用到麻醉药的。

四、胃镜检查过程中需要怎么做？

选择正确的体位：取屈膝左侧位，头略后仰，头颈部不要倾斜，与躯干成一条直线，而颈部勿左右扭动。解开领带、衬衣上纽扣及腰带，全身尽量放松，面向操作者，双上肢自然放于腹部，双腿屈曲，听从医护人员指导，密切配合，轻轻咬住牙垫，进镜过程中，胃镜抵达咽喉部时，患者会出现刺激性的恶心不适，此时做吞咽动作，进镜后尽量口角放低，不要吞咽唾液以免呛咳，插镜后的整个检查过程中使口内分泌物外流，同时做深呼吸，用鼻吸气，嘴呼气，慢慢喘气，只要调整好呼吸，可缓解不适症状。

五、胃镜检查后需要注意什么？

胃镜检查后需要注意以下事项：

（1）检查完毕吐出唾液，由于检查时注入一些空气，虽然在退镜时已吸出，但一些患者仍有腹胀感，嗳气较多，严重者适当休息。做胃镜检查最好有家属陪同，检查结束后护送回家。

（2）因检查前口服咽部麻醉药，检查后 2h 内禁止吃饭喝水，以免引起呛咳或误入气管引起吸入性肺炎。

（3）胃溃疡伴出血、食管病变取活检的患者，遵医嘱禁食 4h 后方可进流质或半流质食物，同时服用止血药物，防止再度出血。

（4）检查结束后，如果出现黑便或突然剧烈腹痛伴板状腹等症状，应立即到医院就诊。

（5）需要做病理学检查的患者，检查结束后要稍等片刻，家属须将病理组织送至病理科检查。当日进食温凉易消化的食物，12h内勿饮酒，勿进食过热、刺激性的食物；禁烟、酒、浓茶和较浓的咖啡，因为这些食物也可诱发创面出血，不利于疾病的康复。

（6）检查后的患者咽喉部可有轻微不适，不必过于紧张，如果无特殊症状，此不适会逐渐缓解。

六、什么是肠镜检查?

肠镜检查是医生用来诊断大肠病变的一种检查方法，结肠镜通过肛门进入直肠，经过乙状结肠、降结肠、横结肠、升结肠，直到回盲瓣，通过肠镜检查可以更直观地观察到大肠的内部情况。肠镜检查的意义：肠镜可以完整、直观、仔细地将整个结肠，甚至回肠末端观察清楚，并将有问题的部位取活检做病理学检查，能及时、准确地对疾病做出诊断，对疾病的早期合理治疗有着重要意义。

七、肠镜检查前准备事项有哪些?

肠镜检查前应做以下准备事项：

（1）为避免交叉感染，制订合理的消毒措施，患者检查前须做乙肝表面抗原、心电图等检查。有严重心律失常、血压偏高者，病情稳定后方可接受结肠镜检查。

（2）检查前一天进食少渣、易消化的流质食物（如稀饭、豆浆等，禁食牛奶）。

（3）检查前一天晚8时后禁食。对于便秘者，前一晚服用番泻叶等泻药，番泻叶15～20g泡水，当茶喝。

（4）上午检查者请于凌晨2:30服药，下午检查者请于早上8:30喝药，根据预约时医师指导以及按照消化内镜诊治预约单准备肠道，服药期间来回走动，观察腹泻情况，大便呈水样无粪渣方可检查。

（5）大便不畅或怀疑肠梗阻者禁服泻药，可于检查当日清洁灌肠，妇女月经期间不能做检查，以免引起月经紊乱。

（6）检查当天将有关检查的报告单及病历带来，以备参考。

八、肠镜检查时患者如何配合医生检查?

肠镜检查患者配合：取左侧屈膝卧位，褪裤露出肛门，尽量使腹部放松，检查中根据需要，随时变换体位，配合完成检查。结肠镜检查可能暴露患者的隐私部位。因此，检查中禁止家属及无关人员进入，腰至膝盖部位用治疗巾遮盖。

九、肠镜检查后需要注意什么?

肠镜检查后需要注意以下事项：

（1）由于检查时注入一些空气，虽然在退镜时已吸出，但有的患者仍有腹胀感，厕所排气后可有好转，腹部痛胀感消失后可进食流质、半流质或少渣不产气的食物，避免进食粗纤维及酸、辣等刺激性食物。

（2）检查结束后稍等片刻取报告，行活检学检查者需 2 个工作日后再来取报告。

（3）有痔疮的患者肛门口可有少许鲜血，无须特殊处理；如果出现腹痛难忍或大量出血，应及时来院就诊。

第六节　纤维支气管镜检查

一、纤维支气管镜的使用价值如何？

纤维支气管镜检查是呼吸科疾病检查的一项重要技术操作，广泛应用于诊断和治疗肺、支气管疾病，其广泛使用为患者赢得了早诊断、早治疗的时机。

对原因不明的咯血和持续性咳嗽，怀疑有气管、支气管肿瘤的患者及痰液检查发现可疑癌细胞的患者，可提供诊治依据。

二、纤维支气管镜检查前准备事项有哪些？

纤维支气管镜检查前须进行如下准备：

（1）患者检查前须做胸部 CT，查乙肝表面抗原、抗丙肝抗体、HIV 抗体、梅毒，查心电图、血常规、血凝功能，测血压等。

（2）有心肺功能不全、血压偏高者，待病情稳定后方可接受支气管镜检查。

（3）检查前禁烟 3 天，禁食 4～6h，以免检查中恶心、呕吐，呕吐物吸入肺部引起肺炎或窒息。有活动义齿者，于检查前取下，避免检查中义齿脱落引起窒息。

（4）采用 2% 利多卡因注射液做局部麻醉，麻醉前确认有无利多卡因注射液用药史、过敏史。用 2% 利多卡因注射液 6mL 雾化吸入，插管时根据进入部位的需要再行局部麻醉。术前 5～10min，经口、经鼻再喷 2% 利多卡因注射液，麻醉效果更佳。

三、纤维支气管镜检查时如何配合医生检查？

纤维支气管镜检查时患者应做如下配合：

（1）检查时，患者取仰卧位，头尽量后仰，解开领扣、文胸以及腰带，取下活动性义齿、眼镜等。

（2）双手臂放置身体两侧，用干纱布遮住患者眼睛及头部，减少进镜时灯光照射造成心理恐惧，也可避免用药时将药液滴入眼内。

（3）支气管镜进入时勿抬头或摇头，听从医护人员指挥或张口呼吸，有利于支气管镜进入气道。勿强行翻身或用手拔管，有痰时用舌头顶出，医护人员会及时清理干净。

四、纤维支气管镜检查后需要注意什么?

纤维支气管镜检查后需要注意以下事项：

（1）检查结束后，穿好衣裤，擦净口鼻腔内的唾液及分泌物，在诊室门口休息15～30min，如无特殊反应再回病房。

（2）术后禁食、禁饮3h，以免误吸，3h后进温凉食物。避免辛辣等刺激性食物，以免引起咳嗽、咯血加重。

（3）术后半小时内减少说话，当日少说话，使声带得以充分休息，以防声带水肿。检查后出现鼻咽部不适、疼痛、声嘶、少量咯血等情况，可自行缓解。如果咯血量较多或原咯血的患者咯血量明显增多，应及时告知医生，以便及时处理。

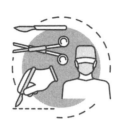

第二十二章
门诊外科治疗

第一节　腹膜透析

一、腹膜透析的定义、原理是什么？其类型有哪些？

腹膜透析（peritoneal dialysis，PD）是利用人体腹膜作为半透膜，以腹腔作为交换空间，通过弥散和对流作用，清除体内过多的水分、代谢产物和毒素，达到血液净化、替代肾脏功能的治疗技术。

腹膜透析的原理是利用腹膜作为透析膜，把灌入腹腔的透析液与血液分开。腹膜有半透膜性质，并且具有面积大、毛细血管丰富等特点，浸泡在透析液中的腹膜毛细血管腔内的血液与透析液进行广泛的物质交换，达到清除体内代谢产物和毒物，纠正水电解质、酸碱平衡失调的目的。在腹膜透析中，溶质进行物质交换的方式主要是弥散和对流，水分的清除主要靠提高渗透压进行超滤。

腹膜透析的种类有间歇性腹膜透析（intermittent peritoneal dialysis，IPD）、持续不卧床腹膜透析（continuous ambutatory peritoneal dialysis，CAPD）、连续循环腹膜透析（continuous cycling peritoneal dialysis，CCPD）、夜间间歇性腹膜透析（nightly intermittent peritoneal dialysis，NIPD）和自动化腹膜透析（automated peritoneal dialysis，APD）。

二、腹膜透析和血液透析怎样选择？

当肾脏不能继续正常工作时，可以有两种选择：肾移植或者透析。目前最常用的方法是透析，通过透析把身体里的代谢废物和多余的水分排出来，代替了肾脏不能再做的工作。透析有两种：腹膜透析和血液透析。实际上并不是每一种透析方式都适合所有人，选择哪种透析方式需要医生综合评估才能决定。即使确定了一种透析方式，透析方式也可以互相转化。

三、什么情况需要做腹膜透析？

患者出现以下情况时可能就需要做腹膜透析了：

（1）慢性肾衰竭：尤其适合老年人、儿童、心血管系统功能不稳定者；有明显出血倾向、血管状况不佳及糖尿病患者。

（2）急性肾衰竭，伴有颅脑出血、严重心功能紊乱、严重低血压的患者尽可能选用腹膜透析。

（3）急性肺水肿、高钾血症等患者，如无血液透析条件，也可进行腹膜透析。

（4）急性毒物、药物中毒，慢性肝脏疾病并发肾脏损害，严重水电解质紊乱、酸碱平衡失调，必要时也可考虑腹膜透析。

（5）其他，如急性胰腺炎、银屑病、艾滋病合并肾脏损害者等。

四、腹膜透析的优缺点和禁忌证有哪些？

1. 优点

（1）利用自身腹膜，生物相容性好；持续腹膜透析，内环境相对稳定，心血管负荷小。

（2）对中分子物质清除效果好。

（3）有利于贫血的纠正。

（4）操作简单，时间、地点不受限，无穿刺痛苦。

2. 缺点

（1）对水分及小分子物质清除效果较血液透析差，不适合采用急症透析。

（2）手术置管并长期携带。

（3）有感染的危险。

（4）经透析液丢失蛋白质、氨基酸等，如不能保证营养供应，可能造成营养不良。

（5）有高血糖、高血脂的可能，有体重增加的可能及体形变化。

（6）居家卫生要求高。

3. 绝对禁忌证

腹腔感染或肿瘤等所致腹膜广泛粘连或纤维化。

腹壁广泛感染、严重烧伤或其他皮肤病。

五、腹膜透析液为什么变颜色了？

正常的腹膜透析流出液体颜色应该是淡黄色透明的，如果透析液流出颜色有变化，往往预示着可能存在非技术因素导致的合并症。

1. 红色透析液（血性腹透液）

通常表明腹膜透析流出液内有红细胞，在临床上较为常见，即使是少量血液亦可将引流出的透析液变为红色。绝经前妇女也可能为宫腔（月经）或卵巢（排卵）出血，为正常生理现象。排除生理性因素外，则需考虑病理性因素。

2. 浑浊透析液

常提示流出液中性粒细胞增多，首先需要考虑的就是发生腹膜炎。如果细菌培养阴性，中性粒细胞比例仍高，也需重点考虑非典型感染，例如真菌或寄生虫。腹腔脏器的其他情况如胰腺炎、胆囊炎、阑尾炎、腹腔周边脓肿破裂等也有可能引起浑浊透析液。嗜酸性细胞增多，肿瘤细胞，甚至包裹性腹膜硬化症所致的浆膜炎也会出现浑浊透出液。

3. 乳白色透析液

通常是乳糜性腹水的表现，是甘油三酯和乳糜微粒在腹腔中积聚的结果。此类乳白色透析液常在高脂肪餐后出现，检查可发现流出液中甘油三酯的浓度高于血液。此外，成人患者中出现以下情况也会引起乳糜性透析液：

（1）肿瘤、感染性疾病和心血管疾病引起的淋巴回流受阻。

（2）服用某些心血管方面药物，如马尼地平、贝尼地平、尼索地平、硝苯地平、乐卡地平、地尔硫䓬、阿利吉仑等。

（3）患有胰腺炎、系统性红斑狼疮肠道受累、结节病、肾病综合征、腹膜纤维化也出现过这种颜色改变。

4. 橙色透析液

使用利福平治疗过程中可能会出现橙红色的透析流出液。在联合使用利福平和静脉铁剂的患者中也观察到出现铁锈色透析液。

5. 黄绿色透析液

表明透出液中含有胆汁成分，考虑患者的胆道与腹腔之间可能存在通道，其可能是穿孔性胆囊炎的首发或者唯一表现，这种情况需要外科手术处理。

6. 荧光黄透析液

作为糖尿病视网膜病变筛查的一部分，荧光素眼血管造影可能会导致腹膜透析患者腹膜透析流出液呈现荧光黄色，透析液在黑暗中散发出柔和的荧光色。

7. 棕褐色透析液

说明流出液里有高铁血红蛋白，可能是溶血的表现，在血性胰腺炎和横纹肌溶解症的患者中观察到过数次这种现象。

六、居家做腹膜透析的注意事项有哪些？

1. 置管前的准备

（1）患者和家属共同参加术前谈话，了解手术的必要性、手术过程及可能出现的情况，签署手术同意书。

（2）患者保持大便通畅，如有便秘，可使用通便药物；术前排空膀胱，必要时给予导尿。

（3）准备术中用药及物品。

（4）再次核查患者凝血功能，测量生命体征，保持血压稳定。

（5）清洁腹部。

（6）必要时肌内注射镇静药物。

2. 居家腹膜透析指导

（1）腹膜透析应固定在一个房间内进行，陈设应简单易清洁。操作前能够用500mg/L 含氯消毒液消毒的湿毛巾擦拭桌面及消毒用具。要求透析室空气流通，光线充足，每天定时通风 2 次。室内安装紫外线消毒灯，每天照射一次，每次30min，空气消毒。

（2）患者学会测量体重、血压、体温和脉搏及其记录的方法。

（3）熟练掌握无菌透析操作技术：注意术前洗手、戴口罩，掌握敷料的包扎、输液管道的连接和卸除技术等。

（4）保持管口周围皮肤的清洁、干燥，敷料随湿随换。患者不宜盆浴，淋浴时用一次性肛门袋妥善保护，防止造瘘口受潮，内衣要柔软、宽松，减少刺激。

（5）根据季节增添衣被，避免受凉。感冒时不到公共场所，减少人员接触。保持口腔、皮肤清洁。保持会阴部清洁，防止因血行及泌尿系逆行感染而致腹腔感染。

（6）检查腹膜透析液的质量：进行腹膜透析前仔细检查腹膜透析液的颜色、透明度、有效期等。如果发现有浑浊、沉淀、渗漏、过期等情况，严禁使用。腹膜透析过程中注意观察透出液的颜色、透明度，如果出现发热、腹痛、透出液浑浊等，考虑为腹腔感染，应及时到医院处理。

（7）予适量蛋白质、富含维生素、高热量、低盐饮食，以优质动物、奶制品为主要蛋白来源，少摄入豆制品，多吃新鲜果蔬补充维生素，避免高磷饮食，少食动物内脏、海鲜、鱼虾等。保持大便通畅，不吃生冷及不洁食物，预防肠道感染。

七、如何预防腹膜透析引起的腹膜炎？

发生腹膜炎后，即使治愈也会影响腹膜功能，影响透析充分性，严重者可能需要拔管，无法再进行腹膜透析，甚至危及生命。所以需要高度重视预防腹膜炎的发生。

（1）换液的地方（操作间）应该洁净、干燥、光线充足。

（2）操作间应选择相对生活区隔离的空间，避免养花草和宠物，每天开窗通风后进行紫外灯空气消毒和 84 消毒液稀释后擦地、擦洗家具。消毒后仅操作者进入，避免过多人员进出。

（3）每次换液必须按标准流程操作，换液操作时戴上口罩，以防口腔和鼻腔里的细菌通过空气进入腹腔。

（4）每次换液前必须认真洗手。按七步洗手法清洗、消毒。

（5）保持身体的清洁，认真进行出口处护理，减少导管出口处皮肤感染。

（6）多吃粗纤维食物，如谷物、蔬菜、瓜果等，保持适量的运动，避免发生便秘。

（7）少吃生冷、油炸、街边小吃以及可能含有寄生虫的食物。出现腹泻时，请及时与腹膜透析中心护士联系。

（8）积极遵医嘱使用促红素、营养制剂等，纠正贫血，改善营养状况，增强机体抵抗力。

（9）如需要进行侵入性的操作和检查，如胃镜、肠镜以及牙科操作等，应先排空腹透液，牙科操作应预防性使用抗生素，以预防血源性感染。

（10）注意休息，避免劳累。身体劳累时，抵抗力下降，可能引发腹膜炎。

八、腹膜透析致腹膜炎的并发症有哪些?

（1）腹膜功能改变：腹膜炎致腹膜通透性改变，溶质、水分转运受到影响，透析效果差、毒素难以清除、超滤减少，患者易出现水肿、尿毒症加重。

（2）腹膜粘连：炎症刺激使腹膜纤维增生、粘连，影响透析，可致腹腔器官移位、功能受限，严重时无法腹膜透析。

（3）腹膜硬化：反复腹膜炎使腹膜硬化、失去弹性、表面积减小，透析效能降低，超滤失败与营养不良风险增加。

（4）全身感染并发症：腹膜炎未得到有效控制，细菌进入血液可致败血症，有高热、寒战、低血压等症状，大量细菌毒素激活炎症反应，引发休克，患者或现意识障碍、少尿无尿、皮肤湿冷，死亡率高。

（5）其他并发症：腹膜炎致炎症反应，患者食欲差、营养摄入不足、营养不良，还影响电解质转运调节致紊乱，肠道平滑肌兴奋性降低、蠕动减弱，可引发肠梗阻。

九、腹膜透析患者发生水肿的常见原因有哪些?

（1）水盐摄入过多：腹膜透析本身对钠的清除能力较低，尤其是患者已发生水液潴留时更加明显。许多患者常因为口渴，或难以改变以往的生活习惯，或对控制液体的重要性认识不足等原因，不能很好地控制水盐摄入，导致水肿。而一旦出现水肿，纠正也常较为困难。

（2）水盐清除减少：随着腹膜透析治疗时间延长，患者残余肾功能逐渐下降或丧失，即使患者的腹膜功能没有任何变化，总水清除也会因残余肾功能下降而减少。另一方面，由于腹膜转运功能发生改变，会导致水的清除减少。再加之淋巴液回流加重、淋巴液再吸收增加，导致患者容量超负荷，发生水肿。

（3）出现新的合并症：如心功能不全或原有的心脏疾病加重、低白蛋白血症、机械或解剖方面的并发症等，使腹透超滤量减少。

十、腹膜透析患者如何预防水肿？

由于腹膜透析是在家庭进行，水平衡的判断需要靠患者自身来实现，水潴留的早期症状较为隐蔽，可以没有肢体水肿症状，或仅仅表现为血压升高，容易被忽略。

水肿是引起腹膜透析患者心血管并发症的重要因素，可导致高血压、心力衰竭等。当病友出现心力衰竭时会有心搏加速、呼吸困难甚至无法平躺等表现。

（1）记录每天的尿量及超滤量，定期检查容量负荷相关指标，根据尿量限制饮水。

（2）定期评估腹膜功能，如进行腹膜平衡试验（peritoneal equilibration test，PET），根据腹膜转运的类型，适时调整透析处方，保持合适的腹透超滤量。

（3）已出现水肿的患者，应积极查找原因，加强限制水盐摄入。对有残余肾功能的患者，可在医生指导下使用利尿药，酌情使用高浓度葡萄糖透析液，必要时改行自动化腹膜透析。糖尿病患者要严格控制血糖。

（4）重视保护残余肾功能，避免使用肾毒性药物，避免脱水状态。

（5）防止腹膜炎发生，严格按照操作规程进行换液。

十一、腹膜透析患者如何限制水盐摄入？

（1）控制盐的摄入：过多食盐易导致水潴留。每日食盐量应＜3g，避免含盐高的食物，如腌制品、酱油，避免使用鸡精、味精等含盐高的调料，可选用低钠盐；烹调时可多加些调味剂，如青椒、辣椒、胡椒、花椒、柠檬、葱、姜、蒜、洋葱等，增加食物的味道。

（2）控制水的摄入：尽量少吃含水分高、营养价值低的食物，如菜汤、稀粥等，最好以奶、浓汤等有营养价值的食物来代替水、茶，尽可能以进餐时的液体来服药；可以将每天允许喝的水用固定的水杯盛放并分次饮用，并以小口缓慢咽下，不要一饮而尽，这样既有利于水的控制又能准确记录每日总饮水量。另外，水温以偏凉为宜，避免过热，以达到解渴的目的，建议用凉水漱口、含冰块（特别是柠檬水制成的冰块），但不要咽下。定时刷牙，将牙膏、牙刷放在冰箱里。含酸味食品、嚼口香糖可保持口腔湿润。

（3）做好出入量记录，尤其是零食、菜汤、水果、输液量和饮水量等，出量包括透析超滤量、尿量、呕吐量以及每日大约 500～700mL 的不显性失水（随季节而变），保持每日总摄入量与出量大致相等。

第二节　伤口处置与造口

一、外科伤口换药的适应证和禁忌证有哪些？

1. 伤口换药的适应证

（1）观察和检查伤口局部情况后需要更换敷料。

（2）缝合伤口拆线或拔除引流管的同时，需要更换敷料。

（3）伤口有渗出、出血等液体湿透敷料。

（4）污染伤口、感染伤口、烧伤创面、肠造口、肠瘘、慢性溃疡、窦道等，根据不同情况每天换药一次或多次。

2. 伤口换药的禁忌证

危重症需要抢救患者。

二、伤口换药时嘱患者如何配合？

换药又称更换敷料，包括检查伤口、除去脓液和分泌物、清洁伤口及覆盖敷料，是预防和控制创面感染、消除妨碍伤口愈合因素、促进伤口愈合的一项重要外科操作。在换药时嘱患者的配合事项：

（1）放松心情，过于紧张时可做深呼吸调节情绪。

（2）取安全、舒适体位，充分暴露换药部位。

（3）有任何不适时及时向医生反映。

三、医用酒精和碘伏消毒伤口有什么不一样？

医用酒精、碘伏都是生活中常用的消毒剂，但消毒剂的特点和效果都是不一样的，要了解其应用常识，避免给皮肤带来伤害。

医用酒精浓度在 75% 左右，这个浓度的消毒效果最适宜。在这个浓度下，酒精具有一定的杀菌消毒作用，但对于真菌、孢子、细菌芽孢就基本没有杀菌效果了。酒精一般用于普通的手部表面消毒，但酒精对皮肤有一定的刺激，长期使用酒精进行手部消毒，容易导致手部皮肤干燥、粗糙，所以对于皮肤娇嫩的小儿，尽量少用。对于伤口消毒，由于酒精刺激性大，皮肤破损、黏膜处一般不用酒精进行消毒。

碘伏中的碘溶于水，是碘与表面活性剂及增溶剂（碘化钾）形成的络合碘，是不定型的化合物。其主要成分是水和络合碘，不含有酒精。在碘伏涂抹于皮肤伤口或黏膜时，络合碘中的碘离子被释放出来，发挥强氧化作用，具有杀菌消毒功效。由于不含酒精，碘伏刺激性很小。因此，对于烧伤、冻伤、刀伤、擦伤、挫伤等一般外伤，用碘伏消毒效果很好。

四、伤口换药后要注意什么?

伤口换药后要注意以下事项:

（1）保护伤口:根据不同情况采取止血和保护伤口的措施。

（2）镇痛:疼痛虽然不直接影响愈合,但会干扰睡眠和食欲,故可酌情使用镇痛药。

（3）保持伤口清洁干燥:如有污染,要及时清洁伤口,更换敷料。

（4）饮食指导:食用富含维生素的食物,不要吃过于辛辣等刺激性食物。

五、伤口拆线的定义是什么?

伤口拆线是指在缝合的皮肤切口愈合以后或手术切口发生某些并发症时（如切口感染、皮下血肿压迫重要器官等）拆除缝线的操作过程。

六、伤口拆线的适应证有哪些?

伤口拆线的适应证:

（1）无菌手术切口,局部及全身无异常表现,已到拆线时间,切口愈合良好者。

（2）伤口术后有红、肿、热、痛等明显感染者,应提前拆线。

七、伤口拆线的禁忌证有哪些?

遇有下列情况,应延迟拆线:

（1）严重贫血、消瘦,轻度恶病质。

（2）严重失水或水电解紊乱尚未纠正者。

（3）老年患者及婴幼儿。

（4）咳嗽没有控制时,胸、腹部切口应延迟拆线。

八、不同伤口的拆线时间是多久?

了解患者伤口缝合时间,根据不同的部位确定拆线时间:

（1）面颈部4~5天拆线;下腹部、会阴部6~7天;胸部、上腹部、背部、臀部7~9天;四肢10~12天,近关节处可延长一些;减张缝线14天方可拆线。

（2）眼袋手术、面部瘢痕切除手术在术后4~6天拆线。

（3）乳房手术在术后7~10天拆线。

（4）关节部位及复合组织游离移植手术在术后10~14天拆线。

（5）重睑手术、除皱手术在术后7天左右拆线。

（6）对营养不良、切口张力较大等特殊情况可考虑适当延长拆线时间;青少年可缩短时间;年老、糖尿病患者、有慢性疾病者可延迟拆线时间。

九、伤口拆线后的注意事项有哪些?

伤口拆线后应注意以下事项:

（1）拆线后短期内避免剧烈活动，以免伤口裂开。

（2）保持伤口干燥，短期内避免淋湿伤口。

（3）拆线 3 天后去除伤口敷料，如出现伤口愈合不良的情况要及时就医。

十、什么是肠造口术?

肠造口术是指由于治疗的需要，将一段肠管从原位或异位外置于腹部，并将开口翻转缝合于腹壁的切口之上，以排泄粪便或尿液的手术方式，已经成为腹部外科、泌尿外科中最常施行的手术之一。它是外科急症临时性或慢性疾病根治性（永久性）的治疗措施，不仅可以挽救患者生命，还能提高患者生活质量。

十一、肠造口术有哪些分类?

肠造口术分类有多种，根据其手术目的、造口功能是否可控性、造口的用途、造口的形成、造口所用的肠段进行以下分类，见表 22-3-1。

表 22-3-1 肠造口术分类

不同分法	分类
根据手术目的不同分为	排泄粪便的人工肛门
	排泄尿液的尿路造口
根据造口功能是否可控制性	节制性肠造口
	非节制性肠造口
根据造口的用途	永久性肠造口术
	暂时性肠造口术
根据造口的形式	单腔造口术
	双腔（襻式）造口术
	分离造口术
根据造口所用的肠段	回肠造口术
	结肠造口术（结肠造口又分为盲肠造口术、升结肠造口术、横结肠造口术、降结肠造口术和乙状结肠造口术）

十二、可能需要进行肠造口手术的常见疾病有哪些?

临床上，可能需要进行肠造口手术的常见疾病有：低位直肠癌、肠外伤、肠坏死、肠梗阻、炎性肠病、吻合口瘘、家族性腺瘤性息肉病、膀胱肿瘤以及小儿先天性肛门闭锁、巨结肠和其他先天畸形等。

十三、什么是泌尿造口术?

当泌尿道某一器官发生严重的不可复性病变时,不能从尿道排尿,可将尿路直接或间接开口于腹壁或结肠,采取新的途径将尿液排出体外,称为永久性尿流改道,主要分为:需要佩戴造口袋的不可控性尿流改道和不需佩戴造口袋的可控性膀胱术。

泌尿造口类型取决于手术方式的选择,主要考虑年龄、性别、一般健康状况、预期寿命、上尿路的解剖和功能情况、盆腔手术及放疗史等因素。尿流改道的最终目标是保护肾功能和提高患者的生活质量。精神疾病、预期寿命短、肝或肾功能受损的患者,对于有复杂操作的尿流改道术属于禁忌证。

十四、回肠造口的术后注意事项有哪些?

回肠造口的术后应注意以下事项:

1. 饮食

康复期一般不需特别忌口,注意营养全面、新鲜、卫生,减少进食粗纤维或易造成阻塞的食物,如蘑菇、玉米等。同时,必须充分将食物咀嚼,细嚼慢咽,以免引起肠梗阻发生。

2. 预防体液不足

每天注意喝水约1500～2000mL,注意增加钠和钾离子的摄取,以免因排泄物的大量排出而造成水、电解质流失,导致体内电解质平衡紊乱。患者如果出现造口排出大量水样便、尿量减少及呈深黄色、身体虚脱、心搏加速、口干等症状,应及时就诊。

3. 腹泻

腹泻的原因很多,可能由于进食刺激性食物或食物不洁而引起。患者如排泄物呈水样,腹泻严重,应立即就诊。

4. 及时就诊

患者出现皮肤瘙痒、破溃或其他并发症应及时到造口门诊就诊,寻求专业帮助,以免出现更严重的后果。

十五、结肠造口的日常注意事项有哪些?

日常生活中,结肠造口者应注意以下事项:

1. 气味

由于排泄物经过结肠的分解吸收,产生了大量的硫化氢气体,故排泄物臭味较肠造口大;另外,食物或药物也会影响粪便气味。因此,降结肠造口和乙状结肠造口尽量选择含过滤片的造口袋。

2. 气体

气体排出的量因人而异。当气体排出后，造口袋会鼓起，降结肠造口和乙状结肠造口者排泄物基本成形，可使用含过滤片的造口袋来排放气体。横结肠造口因造口排泄物为稀便，炭片容易浸湿而失去功用。使用非过滤片开口袋时，当造口袋胀满，应及时将气体排放。

3. 饮食

康复期一般不需特别忌口，均衡营养，多吃新鲜蔬菜、水果，每天饮水约1500mL，尽量少食易产气、腹胀的食物。

4. 运动

术后早期适当运动，能促进血液循环，加速伤口的愈合；能促进胃肠蠕动，减少腹胀、便秘和肠梗阻的发生。运动应循序渐进，避免过度劳累和剧烈运动。

5. 工作

术后一般需要半年到1年时间才能完全康复，特别是肿瘤患者。当体力完全恢复，便可以恢复以前的工作，但应避免重体力劳动和过度劳累，必要时可佩戴造口腹带，以预防造口旁疝的发生。

6. 衣着

衣着宜宽松舒适，避免穿紧身衣裤。

7. 沐浴

最好选择淋浴。沐浴前，将造口袋排空，在造口底盘上粘贴保鲜膜或边缘贴上防水胶布；也可取掉底盘，待沐浴清洗干净后再更换一个新底盘。

8. 旅行

造口患者在体力恢复后，可以外出旅行，但必须根据自己的情况，路程由近到远，由易到难逐步进行。准备充足的造口产品，且随身携带。注意饮食卫生，以免引起腹泻。自带一瓶矿泉水，这样既可以保证饮水，也可在意外时用于冲洗。

9. 性生活

建议伴侣精心准备环境，营造良好的氛围，加强沟通和交流。可以事先更换造口袋如迷你袋等，鼓励采取各种不同的姿势和体位，原则是不直接压迫造口，夫妻双方以舒适为宜。

十六、泌尿造口的日常注意事项有哪些？

日常生活中，泌尿造口者应注意以下事项：

1. 预防尿液异味

现代泌尿造口袋均设有防臭膜，可把气味收集在袋内。有时某些食物如鱼类、芦笋和香料等会增加尿液异味，些药物也能影响尿液的气味。建议每天对造口进行清洁，经常更换造口袋。建议避免进食容易产生气味的食物。食用蔓越莓汁、奶酪等可帮助减少异味。尿液异味是一些泌尿造口者非常关注的问题之一。

2. 预防尿路感染

因泌尿造口（回肠导管术）是将两条输尿管缝合在一段小肠上，无防止尿液逆流的设计，患者可能比正常人更易发生尿路感染。如出现尿液浑浊，有恶臭味、双侧腰背痛、发热、食欲下降、恶心、呕吐等症状应及时就诊。因此，做好日常生活中的预防措施显得尤为重要：

（1）维生素 C 对预防尿路感染有帮助，建议患者平时要多进食富含维生素 C 的新鲜蔬菜及水果。

（2）每天多喝水和果汁，饮水量一般在 1500～2000mL，建议白天多饮水。

（3）使用防逆流装置的造口袋。

（4）定期排空造口袋，造口袋满 1/3～1/2 时，及时排放。

（5）晚上睡觉前将泌尿造口袋出口连接床旁引流袋（集尿袋），避免晚上起床排放尿液；如不连接床旁引流袋，晚上则需起床 1～2 次排放尿液。床旁一次性引流袋每次排放尿液后清洗干净再重复使用，一般 7 日更换 1 次。

3. 饮食与水果

泌尿造口者除特殊疾病如肾病患者需根据医师建议改变饮食外，其他患者不需要特别忌口，平时注意饮食均衡。可饮用蔓越莓汁能帮助维持尿液的酸性。食用某些食物（如甜菜）后尿液会变红色，告知患者这是暂时的，不用担心。

4. 其他方面

如沐浴、衣着、旅行、运动等内容见上部分结肠造口的日常注意事项。

十七、居家时如何更换造口袋？

结肠造口排出粪便较为成形，宜 5～7 天更换一次；回肠造口排出粪便呈水样或糊状，宜 3～5 天更换一次。可在患者饭前空腹以及怀疑或者造口袋已经渗漏，周围的皮肤已经出现不适时更换。

1. 更换造口袋之前首先需要准备以下用物：

（1）必备：温水、纸巾、剪刀、造口袋、造口尺、封口夹。

（2）选用：造口粉、保护膜、防漏膏、腰带。

2. 造口的护理流程

为了提高造口患者生活质量，保障其造口周围皮肤健康，应遵循选择正确的更换流程和产品。

（1）揭除：取舒适卧位，用一只手轻轻按住皮肤，另一只手小心、缓慢、轻柔地自上而下揭除底盘。

（2）检查：检查底盘背面的黏胶是否被腐蚀，以及有无排泄物残留，检查造口周围皮肤有无发红或破损。

（3）清洗：用温水毛巾轻轻地由外向内清洗造口周围皮肤及造口，保持皮肤的干净和干燥（注意：在医院一般使用生理盐水，在家可使用烧开过的温开水，不要使用肥皂水或酒精、碘酒等消毒用品，以免造成皮肤干燥）。

（4）测量：使用专用造口尺测量造口的大小、形状，然后选择合适患者造口的底盘。

（5）修剪：根据所测量的造口的大小，在造口底盘上裁剪出合适的开口，一般底盘孔径比造口大 1～2mm 为宜，待周围皮肤自然干燥。

（6）撒粉：确保皮肤清洁干燥后，喷撒少许造口护肤粉在造口周围，均匀涂抹，几分钟后将多余粉末清除。

（7）喷膜：将皮肤保护膜均匀地喷洒在皮肤上，待干后将形成一层无色透明的保护膜。

（8）涂膏：将防漏膏涂在造口周围，用湿棉签将其抹平，以使皮肤与防漏膏形成平整表面（防漏膏主要用于填塞造口周围有凹陷的地方，应适量使用）。

（9）粘贴：撕去一件式或二件式造口底盘粘贴面上的保护纸，按造口位置由下而上将造口底盘轻轻贴上。如为二件式造口袋，贴好底盘后，对准连接环，手指沿着连接环由下而上将袋子于底盘按紧，当听到轻轻的"咔嗒"声，说明袋子与底盘已安全连接好。如果是有锁扣的造口袋，安装前是锁扣处于开启状态，装上袋子后，两指捏紧锁扣，然后轻拉袋子，检查是否扣牢。

（10）夹闭：在造口袋开口处用夹子夹闭造口袋的尾端，造口袋有扣环的，扣上腰带，并根据体型调节好腰带的松紧度。

（11）捂牢：封闭造口袋开口后，用手以空杯状轻轻捂住造口底盘 10～15min，再起身活动，增加底盘黏胶粘附力，延长造口袋使用时间。

第三节　经外周静脉置入中心静脉导管（PICC）

一、什么是 PICC？

传统的钢针注射对血管的损伤很大，注射后患者往往会感觉胀痛、麻痛，甚至皮肤红肿、局部发硬等。外周静脉置入中心静脉导管（peripherally inserted central catheter，PICC），这一根软导管由上臂内侧置入，沿着血管走向，最终到达心脏附近粗大的血管。PICC 置管因其操作简单、安全，留置时间长，同时避免了反复静脉穿刺所导致的机械性静脉炎、化疗药物外渗的化学性静脉炎与组织坏死，成为了需要中长期输液的患者尤其是肿瘤患者的最佳选择。

二、哪些情况需要置入 PICC？

不是每个人都需要 PICC 留置。它有合适的人群。

（1）需要长期静脉输液，但外周浅静脉条件差，不易穿刺成功者。

（2）需反复输入刺激性药物，如化疗药物。

（3）长期输入高渗透性或黏稠度较高的药物，如高糖、脂肪乳、氨基酸等。

（4）需要使用压力或加压泵快速输液者，如输液泵。

（5）需要反复输入血液制品，如全血、血浆、血小板等。

经 PICC 管输注药物，可避免刺激性药物对血管内膜的刺激，减少反复穿刺的概率，进而保护血管，确保输液安全，不影响日常活动。当静脉治疗周期结束时，就可拔管，或出现严重并发症时，也要拔管。

三、PICC 置管后日常活动的注意事项有哪些?

PICC 置管后在没有并发症的情况下可以使用一年，在这一年内患者如果出院则需要带管回家，回家后患者的日常生活有以下注意事项：

（1）为促进血液循环，置管侧手臂可以做握拳、伸展等柔和的运动。

（2）置管侧肢体术后 24h 开始做握拳运动，用力抓紧 3s，再用力伸直 3s，做 15 个循环，每日做 4～5 次，直到导管拔出。

（3）可以做一般家务，例如煮饭、洗碗、扫地。

（4）严禁做引体向上、托举哑铃，或者用置管侧手臂支撑着起床等持重锻炼，严禁游泳、打球、拖地、抱小孩、拄拐杖。

（5）严禁提 3kg 以上重物。

（6）穿衣时先穿置管侧，脱衣时后脱置管侧，衣服袖口不宜过紧。

（7）可以沐浴，但取决于患者的整体身体状况。沐浴时注意不要将敷料弄湿，沐浴前用保鲜膜在置管部位缠绕 3 周作为"临时袖套"，分别确保贴膜边缘和导管接头距离"袖套"边缘 5cm，两端用胶带固定，并在淋浴时举起置管侧手臂。避免盆浴、泡浴。沐浴后检查敷料有无浸湿，如有浸湿应请专业护理人员按照操作规程更换敷料。

（8）保持局部清洁、干燥，不要擅自撕下敷料。

（9）严禁在置管侧手臂进行血压测量。

（10）出院后，不能及时回原置管医院进行维护治疗时，请于当地的正规医院由专业护士维护治疗。

四、PICC 置管后多久进行一次导管维护?

携带 PICC 的患者治疗间歇期，每 7 天由专业护理人员对 PICC 导管进行充封管、换输液接头、换敷料等维护。如因对敷料过敏等原因必须使用通透性更高的敷料，如纱布等敷料时，应相应缩短维护时间间隔，纱布敷料间隔时间为24～48h。

五、PICC 置管后的注意事项有哪些?

PICC 置管后应注意以下事项:

（1）使用 PICC 管输液前禁止抽回血，以免导管堵塞。

（2）每日输液后用 10mL 生理盐水脉冲式冲管。

（3）院外输血，抽血，输脂肪乳、康莱特注射液等高黏滞性药物后立即用 10mL 生理盐水脉冲式冲管后再接其他输液。

（4）冲管必须使用脉冲式正压封管，禁止用静脉滴注或普通静脉推注的方式。

（5）禁止使用小于 10mL 的注射器封管、给药，勿使用暴力冲管。

（6）可以使用此导管进行常规加压输液或输液泵给药，但是不能用于高压注射泵推注造影剂等。

（7）在进行增强造影前，请务必与专业人士进行确认。除了紫色导管（Power PICC），其他 PICC 导管均不可用于 CT 或 MRI 检查时推注造影剂，严格遵循产品说明书的操作流程。

（8）换药过程应严格遵守无菌操作。

（9）换药时观察并记录导管刻度，请勿将导管体外部分送入体内。

（10）经常观察 PICC 输液的流速，若发现流速明显减低时应及时查明原因，并妥善处理。

（11）PICC 为一次性用品，严禁重复使用。

（12）禁止用 PICC 输血制品。

六、PICC 置管后哪些情况需要及时去医院就诊?

当您出现以下情况应及时去医院就诊:

（1）感觉气短或胸闷。

（2）导管体内部分滑出体外。

（3）置管侧手臂麻木，手臂、胳膊或颈部肿胀。

（4）臂围增大＞2cm。

（5）敷料有卷曲松动或敷料下有汗液。

（6）输液接头脱落。

（7）体温＞38℃。

（8）穿刺部位出现局部红肿、疼痛，有分泌物。

（9）穿刺点渗血且按压无效。

（10）导管回血、导管破损断裂。一旦发生导管断裂或破损，应立即将可见的外露导管打折并用胶带固定，马上去就近医院处理。

第四节　手术

一、手术如何分类？

　　根据手术的复杂性，以及对患者生命威胁程度，划分为大、中、小手术。一般小手术均在门诊手术室进行，故称门诊手术；较大的手术均应住院进行，又称病房手术。病情危急，需紧急施行的手术则称急诊手术；而一般病情稳定，可以做充分准备后再进行的手术，多称择期手术。根据手术可能污染的程度，又可分为清洁手术（无菌手术）、污染手术（指术中打开胃肠道、呼吸道或女性生殖道等脏器的手术）、化脓切口类手术（指手术时遇有脓液或伴有菌丛的内脏穿孔）。按治疗效果分为根治性手术和姑息性手术，还有为明确诊断而进行的探查术。

　　在门诊手术室进行的手术大体有两类：第一类是在内窥中心进行的无痛胃肠镜检查；另一类是在门诊手术室进行的小手术，包括无痛人流、无痛宫腔镜、肛肠手术及简单外伤处理等。

二、门诊手术前后的注意事项有哪些？

　　门诊手术由于时间短，医生和患者接触机会少，术前加强自我护理，做好准备工作很重要。

　　（1）首先，要认真听取医生意见，了解手术目的和术后可能出现的问题，有不明白的地方，及时提问。

　　（2）门诊手术一般都要预约，注意不要弄错日期、时间。

　　（3）按预约的时间提前到指定场所等候，最好有人陪护，尤其是年老、体弱和儿童患者。

　　（4）带齐有关病历和 X 线片报告单、血液检测报告单等。

　　（5）除了急诊和特殊病情外，妇女月经期不宜安排手术。

　　（6）门诊手术一般都采用局部麻醉，术前可以吃东西，适当吃些东西还可以避免头晕不适等低血糖反应。

　　（7）术前应清洁皮肤，术后由于有伤口，不方便洗澡。因此，术前一天最好洗一次澡。

　　（8）门诊手术虽然较小，但对身体也是一种损伤，为了保持抵抗力，术前几天应避免过度劳累，防止着凉感冒。

　　（9）术前一晚睡眠要充足，放松心态，不要紧张。

　　（10）术后 1～2 天内要注意伤口敷料有无渗血情况。纱布上如有少量血迹，一般无大碍。如渗血较多，应立即到医院复诊。

（11）会阴、大腿附近的伤口，防止尿液、大便污染。一旦污染，应及时更换纱布。

（12）四肢、手足术后，肢体应该抬高，便于静脉回流。观察指（趾）端颜色，如果发紫，并感到麻木，扳动时感到特别疼痛，要及时松开敷料、绷带，到医院换药处理。

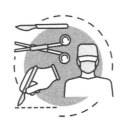

附表一
焦虑自评量表（SAS）

填表注意事项：下面有20条文字，请仔细阅读每一条，把意思弄明白，然后根据您最近一周的实际感觉，在1～4中圈出最适合自己的情况的数字。目前主要的情绪和躯体症状的自评请根据自觉症状的程度选择。

单位：分

评定项目	很少有	有时有	大部分时间有	绝大多数时间有
1. 我觉得比平常容易紧张或着急	1	2	3	4
2. 我无缘无故地感到害怕	1	2	3	4
3. 我容易心里烦乱或觉得惊恐	1	2	3	4
4. 我觉得我可能将要发疯	1	2	3	4
*5. 我觉得一切都很好，也不会发生什么不幸	4	3	2	1
6. 我手脚发抖、打颤	1	2	3	4
7. 我因头痛、颈痛和背痛而苦恼	1	2	3	4
8. 我感觉容易衰弱和疲乏	1	2	3	4
*9. 我觉得心平气和，并且容易安静坐着	4	3	2	1
10. 我觉得心跳得很快	1	2	3	4
11. 我因为一阵阵头晕而苦恼	1	2	3	4
12. 我有晕倒发生史，或觉得要晕倒似的	1	2	3	4
*13. 我呼气、吸气时都感到很容易	4	3	2	1
14. 我手脚麻木和刺痛	1	2	3	4
15. 我因为胃痛和消化不良而苦恼	1	2	3	4
16. 我常常要小便	1	2	3	4
*17. 我的手脚常常是干燥、温暖的	4	3	2	1
18. 我脸红、发热	1	2	3	4

续表

评定项目	很少有	有时有	大部分时间有	绝大多数时间有
*19. 我容易入睡并且一夜睡得很好	4	3	2	1
20. 我做噩梦	1	2	3	4

注：

1. 结果：①原始分；②标准分。

2. 评分标准：SAS 的主要统计指标为总分。在由自评者评定结束后，将 20 个项目的各个得分相加即得，再乘以 1.25 以后取得整数部分，就得到标准分。也可以查"粗分标准分换算表"作相同的转换。标准分越高，症状越严重。

3. 标准分（Y）：总粗分 ×1.25

划界分为 50 分。50～59 分为轻度焦虑；60～69 分为中度焦虑；69 分以上为重度焦虑。

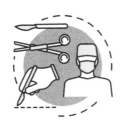

附表二
抑郁自评量表（SDS）

请根据您近一周的感觉来进行评分，在适合你自己的情况处画"○"。

单位：分

评定项目	没有或很少时间	小部分时间	相当多时间	绝大部分或全部时间
1. 我觉得闷闷不乐、情绪低沉	1	2	3	4
2. 我觉得一天中，早晨最好	4	3	2	1
3. 我一阵阵哭出来，或觉得想哭	1	2	3	4
4. 我晚上睡眠不好	1	2	3	4
5. 我吃得跟平常一样多	4	3	2	1
6. 我与异性密切接触时，和以往一样感到不安	4	3	2	1
7. 我发觉我的体重在下降	1	2	3	4
8. 我有便秘的苦恼	1	2	3	4
9. 我的心跳比平常快	1	2	3	4
10. 我无缘无故地感到疲乏	1	2	3	4
11. 我的头脑跟平常一样清楚	4	3	2	1
12. 我觉得经常做的事情并没有困难	4	3	2	1
13. 我觉得不安而平静不下来	1	2	3	4
14. 我对将来抱有希望	4	3	2	1
15. 我比平常容易生气激动	1	2	3	4
16. 我觉得作出决定是容易的	4	3	2	1
17. 我觉得自己是个有用的人，有人需要我	4	3	2	1
18. 我的生活过得很有意思	4	3	2	1

评定项目	没有或很少时间	小部分时间	相当多时间	绝大部分或全部时间
19.我认为如果我死了，别人会生活得好些	1	2	3	4
20.平常感兴趣的事我仍然照样感兴趣	4	3	2	1

注：待评定结束后，把20个项目中的各项分数相加，即得总粗分（X），然后将粗分乘以1.25以后取整数部分，就得标准分（Y）。

按照中国常模结果，SDS标准分的分界值为53分，其中53～62分为轻度抑郁，63～72分为中度抑郁，73分以上为重度抑郁。

参考文献

[1] 陈孝平，张英译，兰平. 外科学 [M]. 10版. 北京：人民卫生出版社，2024.

[2] 吴欣娟，马玉芬. 外科护理学 [M]. 北京：人民卫生出版社，2024.

[3] 苗雄鹰，李清龙. 常见肝胆胰外科疾病防治365问 [M]. 长沙：湖南科学技术出版社，2013.

[4] 邵志敏，沈镇宙，徐兵河. 乳腺肿瘤学 [M]. 3版. 上海：复旦大学出版社，2022.

[5] 中华医学会外科学分会乳腺外科学组. 早期乳腺癌保留乳房术中国专家共识（2019版）[J]. 中华外科杂志，2019，57（2）：81-84.

[6] 中国抗癌协会乳腺癌专业委员会. 中国抗癌协会乳腺癌诊治指南与规范（2017年版）[J]. 中国癌症杂志，2017，27（09）：695-759.

[7] Ferlay J, Colombet M, Soerjomataram I, et al. Estimating the global cancer incidence and mortality in 2018: GLOBOCAN sources and methods[J]. International Journal of Cancer, 2019.

[8] 郭笑丹. 左甲状腺素片治疗结节性甲状腺肿80例 [J]. 陕西医学杂志，2016，45（9）：1247-1248.

[9] 于锋，万文博. 超声引导下微波消融术对结节性甲状腺肿的疗效 [J]. 中国现代普通外科进展，2019，22（5）：381-385.

[10] 陈毓菁. 结节性甲状腺肿合并甲状腺癌的超声诊断 [J]. 广州医学院学报，2014（2）：62-64.

[11] 曹龄之，谢建平，彭小东. 甲状腺癌的流行现状及危险因素 [J]. 国际肿瘤学杂志，2014，41（4）：267-270.

[12] Torres J, Mehandru S, Colombel J F, et al. Crohn's disease[J]. Lancet，2017，389（10080）：1741-1755.

[13] Moller F T, Andersen V, Wohlfahrt J, et al. Familial risk of inflammatory bowel disease:a population-based cohort study 1977-2011[J].Am J Gastroenterol，2015，110（4）：564-571.

[14] Van V N, Simons M, Hope W, et al. Correction to: Consensus on international guidelines for management of gro in hernias[J]. Surg Endosc，2020，34（6）：2378.

[15] Hernia Surge Group. International guidelines for groin hernia management[J]. Hernia，2018，22（1）：1-165.

[16] 唐健雄. 我国腹股沟疝治疗现状和急需解决的几个问题. 中国实用外科杂志 [J].2017，37（11）：1197-1201.

[17] 白晓东. 烧伤整形修复重建美丽防线 [M]. 北京：中国科学技术出版社，2015.

[18] 祁佐良，李青峰. 外科学·整形外科分册 [M]. 北京：人民卫生出版社，2016.

[19] 林琳，刘英娇，刘丽娟. 实用整形美容外科及烧伤科护理手册 [M]. 北京：化学工业出版社，2020.

[20] 中华医学烧伤外科学分会，中国医师协会烧伤科医师分会. 烧伤康复治疗指南（2013版）[J]. 中华烧伤杂志，2013，29（6）：497-504.

[21] Jeffrey E, Janis. 整形外科临床精要 [M]. 李战强，译. 北京：人民军医出版社，2011.

[22] 王永久. 临床常见的几种重睑术式与需求 [J]. 中国医疗美容，2020，10（08）：37.

[23] 周丽华，伍艳群. 整形美容护理细节问全书 [M]. 北京：化学工业出版社，2020.

[24] Rebecca Small, et al. 肉毒杆菌毒素注射美容实用指南 [M]. 郑罡，等，译. 北京：北京大学医学出版社，2014.

[25] Viner RM, Forton JT, Cole TJ, et al.Growth of long-term survivors of liver transplantation[J].Archives of Disease in Childhood, 1999, 80（3）：235.

[26] 闫鹏飞，朱修明. 儿童肝移植术后心理社会干预综述 [J]. 中国医学伦理学，2019，32（9）：1166-1169.

[27] 宋玉伟，朱志军，孙丽莹，等. 儿童肝移植术后生长发育的临床研究 [J]. 器官移植，2015，6（4）：235-239.

[28] 中华医学会器官移植学分会.中国儿童肝移植操作规范（2019 版）[J].中华移植杂志（电子版），2019，13（3）：181-186.

[29] 中华医学会器官移植学分会.中国肝移植受者选择与术前评估技术规范（2019 版）[J].临床肝胆病杂志，2020，36（1）：40-43.

[30] 中华医学会器官移植学分会.中国肝移植术操作规范（2019 版）[J].临床肝胆病杂志，2020，36（1）：36-39.

[31] 中华医学会器官移植学分会.中国肝移植麻醉技术操作规范（2019 版）[J].中华移植杂志（电子版），2020，14（1）：13-16.

[32] 中国医师协会器官移植医师分会，中华医学会器官移植学分会肝移植学组.中国肝移植受者代谢病管理专家共识（2019 版）[J].器官移植，2020，11（1）：19-29.

[33] 谢秀华，孔心涓，饶伟.肝移植术后感染并发症的研究现状及进展 [J].实用器官移植电子杂志，2017，5（1）：61-64.

[34] 中华医学会器官移植学分会.中国肝移植术后并发症诊疗规范（2019 版）[J].器官移植，2021，12（2）：129-133.

[35] 中华医学会器官移植学分会.中国肝移植术后随访技术规范（2019 版）[J].中华移植杂志：电子版，2019，13（4）：278-280.

[36] 中华医学会器官移植学分会，中国医师协会器官移植医师分会，中国医师协会器官移植医师分会移植学组，等.肝移植常见并发症病理诊断指南（2024 版）[J].实用器官移植电子杂志，2024，23（8）：1001-1021.

[37] 郑树森.不断提高我国肝癌肝移植规范化水平 [J].中华普外科手术学杂志：电子版，2014，8（1）：1-3.

[38] 中华医学会器官移植学分会.器官移植病理学临床技术操作规范（2019 版）——肝移植 [J].器官移植，2019，10（3）：268-277.

[39] 中华医学会器官移植学分会.中国成人活体肝移植操作规范（2019 版）[J].临床肝胆病杂志，2019，35（12）：2703-2705.

[40] 中华医学会器官移植学分会.中国儿童肝移植麻醉技术操作规范（2019 版）[J].中华移植杂志：电子版，2020，14（2）：65-71.

[41] 中华医学会器官移植学分会.中国肝移植免疫抑制治疗与排斥反应诊疗规范（2019 版）[J].器官移植，2021，12（1）：8-28.

[42] 中华医学会器官移植学分会.中国肝移植术后原发病复发诊疗规范（2019 版）[J].中华移植杂志：电子版，2019，13（4）：273-277.

[43] 陈实.器官移植 [M].北京：人民卫生出版社，2014.

[44] 饶伟，解曼.揭秘肝移植 [M].北京：清华大学出版社，2021.

[45] 陈刚.肾移植手术技术操作规范（2019 版）[J].器官移植，2019，10（05）：483-488，504.

[46] 石炳毅，林涛，蔡明.中国活体供肾移植临床指南（2016 版）[J].器官移植，2016，7（06）：417-426.

[47] 林涛.活体肾移植临床技术操作规范（2019 版）[J].器官移植，2019，10（05）：540-546.

[48] 刘锋，朱有华.肾移植操作技术规范（2019 版）——适应证、禁忌证、术前检查和准备 [J].器官移植，2019，10（05）：469-472，482.

[49] 戴兵，曾力，张雷，等.器官移植相关的血液净化技术规范（2019 版）[J].器官移植，2020，11（02）：208-221.

[50] 石炳毅，袁铭.中国肾移植受者免疫抑制治疗指南（2016 版）[J].器官移植，2016，7（05）：327-331.

[51] 田普训，敖建华，李宁，等.器官移植免疫抑制剂临床应用技术规范（2019 版）[J].器官移植，2019，10（03）：213-226.

[52] 王长希，张桓熙.中国儿童肾移植临床诊疗指南（2015版）[J].中华移植杂志（电子版），2016，10（01）：12-23.

[53] 朱有华，赵闻雨.儿童肾移植技术操作规范（2019版）[J].器官移植，2019，10（05）：499-504.

[54] 石炳毅，李宁.肾移植排斥反应临床诊疗技术规范（2019版）[J].器官移植，2019，10（05）：505-512.

[55] 张雷，朱有华.器官移植供者来源性感染诊疗技术规范（2019版）[J].器官植，2019，10（04）：369-375.

[56] 付迎欣.肾移植术后随访规范（2019版）[J].器官移植，2019，10（06）：667-671.

[57] 陈荣鑫，赖兴强，张磊，等.肾移植受者发生移植后糖尿病的危险因素分析及预测模型的构建[J].器官移植，2021，12（03）：329-335.

[58] 叶倩倩，尹桃，伍列林，等.中草药、食物及膳食补充剂对肾移植患者用药及肾功能的影响[J].中南药学，2019，17（11）：1890-1894.

[59] 段亚哲.八段锦运动方案在提高某三甲医院肾移植受者生活质量中的应用研究[D].中国人民解放军海军军医大学，2020.

[60] 陈红，胡爱玲.肾移植受者体力活动的研究进展[J].护理与康复，2020，19（08）：20-24.

[61] 刘佳，谢建飞，刘敏，等.肾移植患者妊娠及生育健康教育的研究进展[J].中华护理杂志，2018，53（08）：1018-1021.

[62] 常玥，张丽江.肾移植术后妊娠及分娩[J].中国妇产科临床杂志，2007（02）：156-157，128.

[63] 曲珊，明茗.肾移植术后家庭指导的护理进展[J].中国医学创新，2014，11（28）：154-156.

[64] 王小琴，曾流芝.24h眼压与青光眼相关性研究进展[J].四川医学，2020，41（02）：202-205.

[65] 薛娟.非接触眼压计对青光眼患者筛查的临床价值分析[J].山西医药杂志，2019，48（08）：926-927.

[66] 刘雯婷，沈念慈，朱力，等.高眼压症及原发性开角型青光眼患者的24 h眼压波动规律[J].中国眼耳鼻喉科杂志，2020，20（05）：369-374.

[67] Casson Robert J, Chidlow, Glyn, et al. Definition of glaucoma: clinical and experimental concepts[J]. Clinical & Experimental Ophthalmology，2012，40（4）：341-349.

[68] 葛坚，王宁利.眼科学[M].3版.北京：人民卫生出版社，2017.

[69] 韦瑞博.青光眼筛查.北京：人民卫生出版社，2016.

[70] 马景学，赵堪兴，王宁利，等.眼科学[M].8版.北京：人民卫生出版社，2013.

[71] 范琳琳，杜刚，陈静，等.不同眼球按摩方式对青光眼小梁切除术后患者的影响[J].护理学杂志，2018，33（20）：36-37.

[72] Ge Z H, Miao P J, Wang T T, et al. Effect on early tear film function of different adjustable suture in glaucoma trabeculectomy[J]. Int Eye Sci，2015，15（1）：256-263.

[73] 姜彬.青光眼小梁切除术后不同眼球按摩方式对眼压及手术成功率的影响[J].护士进修杂志，2016，31（14）：1314-1316.

[74] 张纯，冬雪川，张弛，等.青光眼与心理[J].眼科，2015，24（04）：278-280.

[75] 秦文华，曹绍丽.复方托品酰胺与阿托品滴眼液散瞳验光的效果比较[J].山东医药，2007（07）：32.

[76] 韦乐强，荣德彦.两种散瞳剂在儿童白内障术中应用的疗效比较[J].右江民族医学院学报，2013，35（01）：48-49.

[77] Robert Ritch, M BruceShields. Theodore Krupin The Glaucomas 2nd edLouis, Missouri：Mosby-yearBookIne, 1996: 1527-1528.

[78] 林丁，蒋幼芹，吴振中，等.瞳孔阻滞的研究与进展[J].眼科，1993：244-247.

[79] Asrani S, Zeimer R, Wilensky J, et al.Large diurnal fluctuations in intraocular pressure are an independent risk factor in patients with glaucoma [J].Journal of Glaucoma，2000，9（2）：134-142.

[80] Nouri-Mahdavi K, Hoffman D, Coleman A L, et al.Predictive factors for glaucomatous visual field progression

in the Advanced Glaucoma Intervention Study[J]. Ophthalmology，2004，111（9）：1627-1635.

[81] Gupta S K, Agarwal R, Galpalli N D, et al. Comparative efficacy of pilocarpine, timolol andlatanoprost in experimental models of glaucoma[J].Methods Find Exp Clin Pharmacol，2007，29（10）：665-671.

[82] Kałuzny J J, Szaflik J, Czechowicz-Janicka K, et al. Timolol 0.5%/dorzolamide2%fixed combination versus timolol 0.5%/pilocarpine 2%fixed combination in primary open-angle glaucoma or ocular hypertensive patients[J]. Acta Ophthalmol Scand，2003，81（4）：349-354.

[83] 赵颖. 眼用β肾上腺受体阻滞剂临床应用进展 [J]. 国外医学分，1998，22：227-233.

[84] 孙兴怀. 青光眼手术治疗的进展及其选择 [J]. 继续医学教育，2006（21）：40-48.

[85] 李凤鸣, 谢立信. 中华眼科学. 3版. 北京：人民卫生出版社，2014.

[86] Sharpe R A, Kammerdiener L L, Williams D B, et al. Efficacy of selective laser trabeculoplasty following incisional glaucoma surgery[J]. Int J Ophthalmol，2018，11（1）：71-76.

[87] Weinreb R N, Aung T, Medeiros F A. The pathophysiology and treatment of glaucoma: a review[J]. JAMA，2014，311（18）：1901-1911.

[88] 张秀兰, 王家伟. 难治性青光眼的治疗策略 [J]. 眼科，2015，24（03）：214-216.

[89] 杨培增, 范先群. 眼科学 [M]. 9版. 北京：人民卫生出版社，2018.

[90] 张凤勤. 青光眼患者术前术后的护理探讨. 中国社区医师，2015，31（26）：130-132.

[91] Bindlish R, Condon G P, Schlosser J D, et al. Efficacy and safety of mitomycin-C in primary trabeculectomy: fiveyear follow-up[J]. Ophthalmology，2002，109（7）：1336-1341.

[92] Stamper R L, McMenemy M G, Lieberman M F. Hypotonous maculopathy after trabeculectomy with subconjunctival 5-fluorouracil[J]. Am J Ophthalmol，1992，114（5）：544-553.

[93] Leung D Y, Tham C C. Management of bleb complications after trabeculectomy[J]. Semin Ophthalmol，2013，28（3）：144-156.

[94] 杨永辉. 原发性青光眼滤过术后发生恶性青光眼的危险因素回顾性分析 [J]. 当代医学，2018，24（11）：83-85.

[95] 韦企平, 路明, 邓慧娟. 青光眼患者必读 [M]. 2版. 北京：人民卫生出版社，2014.

[96] 陆叶. 急性闭角型青光眼术前术后护理体会 [J]. 饮食保健，2019，6（40）：196-197.

[97] 祁盈, 陈蒙蒙, 张晓慧. 中医辨证护理对青光眼术后患者视觉功能与眼压的影响 [J]. 光明中医，2020，35（11）：1740-1742.

[98] 中国高血压防治指南修订委员会，高血压联盟（中国），中国医疗保健国际交流促进会高血压病分会，等.中国高血压防治指南（2024 年修订版）[J]. 中国高血压杂志（中英文），2024，32（7）：603-700.

[99] 国家卫生健康委. 关于发布《静脉血液标本采集指南》等两项推荐性卫生行业标准的通告. 国卫通〔2020〕3号. http ://www.nhc.gov.cn/fzs/s7852d/202004/a9d70f5488664e3c975df452aa51bc92.shtmL.

[100] 万学红, 卢雪峰. 诊断学 [M]. 9版. 北京：人民卫生出版社，2018.

[101] 尤黎明, 吴瑛. 内科护理学 [M]. 7版. 北京：人民卫生出版社，2024.

[102] 李小寒, 尚少梅. 基础护理学 [M]. 7版. 北京：人民卫生出版社，2022.

[103] 徐克, 龚启勇, 韩萍. 医学影像学 [M]. 8版. 北京：人民卫生出版社，2018.

[104] 梁萍, 冉海涛. 医学超声影像学 [M]. 2版. 北京：人民卫生出版社，2022.